海洋生物材料

Marine Biomaterials

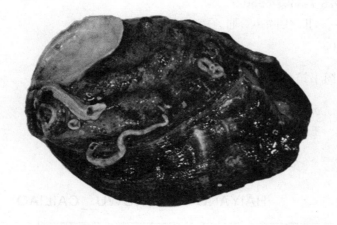

主　编　陈景帝

副主编　潘盼盼

山东大学出版社

SHANDONG UNIVERSITY PRESS

·济南·

内容简介

本书主要阐述海洋生物材料的发展、分类、常用产品形式、生物学评价方法及相关标准,并依据海洋生物材料的分类重点阐述了不同海洋生物材料针对特定器官或组织的生物医学应用,包括骨组织修复、口腔修复、创伤组织修复、皮肤愈合、药物载体等。

本书涉及多学科交叉,可供海洋科学、材料科学、生物医学工程、药学、生物学、化学、环境科学等相关专业的本科生及研究生选作教材,或供科技人员以及高等院校相关专业的师生参考。

图书在版编目(CIP)数据

海洋生物材料 / 陈景帝主编 . —济南:山东大学
出版社,2022.12
　ISBN　978-7-5607-6950-9

　Ⅰ.①海…　Ⅱ.①陈…　Ⅲ.①海洋生物—生物材料
Ⅳ.①R318.08

中国版本图书馆 CIP 数据核字(2023)第 003696 号

责任编辑　祝清亮
封面设计　王秋忆

海洋生物材料
HAIYANG　SHENGWU　CAILIAO

出版发行	山东大学出版社
社　　址	山东省济南市山大南路20号
邮政编码	250100
发行热线	(0531)88363008
经　　销	新华书店
印　　刷	山东和平商务有限公司
规　　格	787毫米×1092毫米　1/16
	14.25印张　354千字
版　　次	2022年12月第1版
印　　次	2022年12月第1次印刷
定　　价	56.00元

前　言

本书起于南海，兴于东海，成于黄海之畔、渤海之滨。

从讲授海洋生物材料课程以来，笔者一直想找本适合作为教材的参考书，却发现没有合适的书籍。经山东大学（威海）教学研究与教学改革立项后，在团队所有老师、同学的集体努力下，编写了本书，以供教学选用。

本书主要阐述了海洋生物材料的发展、分类、常用产品、生物学评价方法及相关标准，并重点阐述了海洋生物材料在骨科、口腔医学、皮肤与创伤修复、药物递送系统等领域的应用。本书可供海洋科学、材料科学、生物医学工程、生物学、化学化工、环境科学等相关专业的本科生及研究生选作教材，也可供相关领域的科研人员参考。

参与本书编写的人员主要有陈景帝、潘盼盼、曹淑君、杨发明、杜明足、邢化冉、史超、刘凯华、胡乐、杨一凡、刘庆、于慧、王春晓、郭良雨、范一诺、夏一凡等。创新点团队其他成员也在成书过程中付出了许多努力。同时，国家自然科学基金、国家重点研发计划的前期资助，特别是福建省社会发展引导性（重点）项目、山大杰出中青年学者项目给予了诸多支持，使笔者在海洋生物材料的研究开发领域笃定前行。在此，一并致以诚挚的感谢。

本书得到了山东大学高质量教材出版资助项目的资助，在此表示感谢。

在本书的编写过程中，还参考了国内外相关的论著和资料，在此谨向相关作者致以深深的谢意。

由于水平所限，且本书涉及多学科的交叉融合，书中难免存在疏漏之处，真诚希望各位读者批评、指正，以便本书进一步完善。

陈景帝

2022 年 12 月于威海

目　录

绪　论

第一节　海洋生物材料及其作用

一、海洋背景介绍

海洋是地球表面被陆地分隔的、彼此相连的广阔水域，是地球水圈的主要组成部分，占据了地球表面绝大部分空间。海洋蕴藏着丰富的资源，具有很高的可开发利用的生态及经济价值。其中，海洋生物资源、海洋化学资源、海洋矿产资源、海洋能源以及海上航运交通皆是国际上海洋资源开发的热点。我国拥有 473 万平方千米海域、约 1.8 万千米大陆海岸线，辽阔的海域提供了广阔的发展空间，同时也构成了交通的通道、防御外敌入侵的天然屏障。科学合理地开发利用海洋、发展海洋事业与人类文明发展息息相关。

我国是一个陆海兼备的发展中国家，建设海洋强国是中国特色社会主义事业的重要组成部分。近年来，随着科技水平的进步和人口的持续增加，生物资源逐渐成为全球各国的重要需求之一，沿海国家纷纷把目光投向海洋，从而引发了世界范围内的海洋发展浪潮。海洋的战略地位与价值备受关注，以争夺海洋资源、控制海洋空间、抢占海洋科技制高点为主要特征的 21 世纪国际海洋权益斗争日益加剧（见图 0-1）。2013 年 7 月，十八届中共中央政治局就建设海洋强国进行第八次集体学习。习近平在主持学习时指出："我们要着眼于中国特色社会主义事业发展全局，统筹国内国际两个大局，坚持陆海统筹，坚持走依海富国、以海强国、人海和谐、合作共赢的发展道路，通过和平、发展、合作、共赢方式，扎实推进海洋强国建设。"2015 年 10 月，党的十八届五中全会通过《中共中央关于制定国民经济和社会发展第十三个五年规划的建议》，提出要"拓展蓝色经济空间。坚持陆海统筹，壮大海洋经济，科学开发海洋资源，保护海洋生态环境，维护我国海洋权益，建设海洋强国"。2017 年 10 月，党的十九大报告中提出了"坚持陆海统筹，加快建设海洋强国"的要求。2022 年 10 月，党的二十大更是明确了"发展海洋经济，保护海洋生态环境，加快建设海洋强国"的战略目标，为发展海洋强国再一次吹响号角。

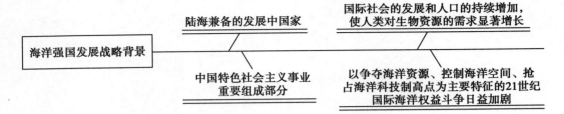

图 0-1　海洋强国发展战略背景概述

二、生物材料简介

生物材料,即生物医用材料,是一种与生物系统相互接触后可以对生物体的组织、器官或功能进行诊断、治疗、可增强或可替代的材料[1,2]。大多数生物材料的共同特征是它们的生物"惰性",即尽量减少机体对异物的免疫反应。从第二次世界大战发展至今,已有数以千万计的人使用由这些"惰性"生物材料制成的植入体,他们的预期寿命也随之提高了5~25年。生物材料学是一门涉及基础生物学、医学、工程学和材料学等不同领域的交叉学科,主要研究生物材料及其与生物环境的相互作用,包括材料力学性能或植入体表面改性等与材料学相关的内容[2,3],并结合了免疫、毒理和创伤修复过程等生物学内容[4]。但是,无论生物材料学涉及上述哪个方面的内容,都不能忽略其中的"生物"二字。由于研究生物材料的最终目的是开发可以植入人体内的材料,故生物材料学中最重要的概念之一就是生物相容性(biocompatibility)。生物相容性是指生命体组织对非活性材料产生反应的一种性能,是指材料与宿主之间的相容性[5]。因此,在研究如何开发出性能优异的植入体并使其具有最大生物相容性的过程中,改变生物材料的组成和(或)加工过程,以及控制材料的生物学响应极为重要;同时,也必须考虑到材料性质和生物反应,以确保所选择的材料适合既定的应用目的。

三、海洋生物材料概述

生物材料产业在全球范围内的产业技术附加值近十年一直保持在15%~20%的年增长率,是世界经济中最有生机的高技术产业之一。值得注意的是,近年来全球环境污染和能源短缺促使人类寻求可再生和环境友好型资源,海洋似乎是一个完美的选择。海洋生物材料(marine biomaterials)大分子有着独特的物质结构与功能,是生物材料研发的优良新型原材料,对其进行开发利用可以极大地提高海洋生物资源的附加值。海洋生物高值利用是海洋生物资源可持续利用的重要方面,是全球科技创新中最具实效性和创新性的领域之一。但是,目前我国对海洋生物的利用主要集中于食品工业,海洋生物资源开发利用远未达到理想的高值利用和可持续利用,海洋蕴藏的经济效益也未完全开发出来。现今,我国已对海洋生物制定了各种各样的保护策略,借助于现代生物技术开展海洋生物高值利用研究,开发海洋生物化学资源、海洋微生物资源、海洋生物基因资源,获得海洋食品、海洋药物、海洋功能制品、海洋生物质能等高值制品,这将成为海洋生物资源可持续利用的重要研究方向和突破口。同时,海洋生物材料作为生物材料的分支,也是生物材料的热点研究方向之一,符合"绿色产业、低碳经济"的发展趋势,发展前景非常可观[6]。目前已有的海洋生物材料虽然由简单的生物聚合物和功能因子组成,但也具有许多复杂而有效的设计,具有种类繁多、功能优良、安全性好且低廉易得的特点,有潜力成为强有力的新兴生物材料。

海洋生物材料到底该如何定义呢? 海洋生物材料也称海洋生物医用材料(marine biomedical materials),它以海洋中的天然材料为基质,用于人工器官制造、人体组织修复或再生、理疗康复、诊断检查、治疗疾病等医疗和保健领域,是对人体无不良影响的功能性材料[7]。海洋生物材料的研究领域不仅涉及海洋多糖、海洋蛋白、海洋矿物,还涉及一些海洋生物活性物质的提取、制备及其生物相容性研究,具有广泛的研发范围。海洋生物材料的基本原材料主要来源于海洋中的生物资源,如海带、珊瑚以及水产品加工过程中的下脚料等。相关研究表明,以海带为原料生产的海藻酸、以鱼皮为原料生产的胶原蛋白等材料在不同程度上具有止血、镇痛、促愈合、促进正常组织细胞再生等生物学功能。而水产品加工过程中的下脚料,以虾/蟹壳为例,可经深加工制成甲壳素、壳聚糖等衍生物,除用于常规领域以外,还可以作为功能性生物医用材料的优质原料。由于海洋环境的独特性,海洋生物材料具有陆地生物材料所不具备的理化特性,因此成为开发具有高科技含量的生物材料制品的重要来源。

四、海洋生物材料的作用

生物材料为人类的健康做出了不可替代的贡献,生物材料及其制品已成为临床治疗和康复的重要因素,尤其是海洋生物材料。由于海洋生物材料具有许多陆地生物材料所无法比拟的独特的生物活性,如抗癌、抗凝血、抗感染和抗病毒等(见图0-2),因此以海洋生物为原料的海洋生物材料已成为临床研发的重点和热点。应用于临床的海洋生物材料产品很多,主要是利用其特有的生物活性。

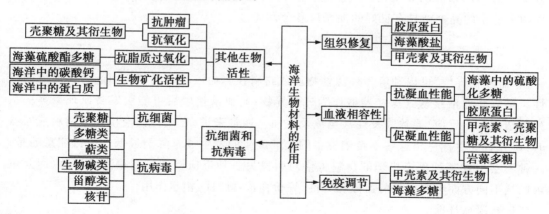

图0-2　海洋生物材料独特的生物活性

(一)组织修复

组织工程是利用生命科学和材料学的原理与方法,以及适当的生物化学、物理化学因素的组合,来恢复、维持、改进或取代不同类型的生物组织。可形成功能性组织的过程有两种:修复(repair)与再生(regeneration)。在组织修复过程中,缺损部位被瘢痕组织取代,瘢痕组织与自然组织相比有不同的结构、生化组成及力学性能。在组织再生过程中,缺损部位则被与伤口产生前相同的组织所取代。这种情况下,在缺损部位形成的是正常组织,即缺损部位被完全修复。基于海洋生物大分子广泛的生物活性,海洋生物成为一种特殊的天然材料来源,多样化的海洋生物大分子可用于开发具有组织修复或再生功能的组织替代品。

1.胶原蛋白

胶原蛋白是人体大多数器官中最重要的结构蛋白,目前已经鉴定出人体内含有29种不同的胶原蛋白。胶原蛋白具有多种类型,均表现为典型的三股螺旋结构,并在此结构的基础上交联形成纤维网络,对细胞起到锚定和支持作用,为不同类型的细胞提供细胞外基质的骨架及生长、增殖的微环境,从而参与细胞附着、迁移、增殖、分化等生理过程。

2.海藻酸盐

海藻酸盐具有生物相容性好、亲水性强及无毒等优点,已作为一种生物高分子材料被广泛应用于药物制剂、医用敷料等方面。海藻酸盐创面敷料能够维持生理潮湿微环境,减少细菌感染,促进伤口血管增生[8]。研究表明,基于海藻酸盐的生物医用材料可影响血管组装的生长因子和细胞的传递,生长因子的包封能够让蛋白质持续释放并防止材料降解。在海洋生物材料备受关注的今天,通过改性、与其他天然高分子化合物联合应用等方式,海藻酸盐将在生物医药领域有更广阔的应用前景。

3.甲壳素及其衍生物

甲壳素及其衍生物是海洋多糖的重要组成部分,具有良好的理化特性,在止血、抗菌、免疫增强等方面具有突出的生物活性,故长期以来被用于促伤口愈合和皮肤组织工程等方面。对不同来源的壳聚糖(甲壳素衍生物)的生物和生理特性的研究表明,来源于海洋生物大分子的壳聚糖具有良好的促伤口愈合性能。

(二)血液相容性

"血液相容性"可以理解为外源性物质或材料在与血液接触时不会引起有害反应的特性。植入式血液接触式医疗器械作为外来异物,与血液接触后可能引发凝血现象等一系列复杂的生化反应,导致并发症甚至危及生命。通常来讲,在设计血液接触型材料或器械时,研究者的目标是将这些不希望发生的血液反应的发生概率降至最低。值得注意的是,一种不会引发某种反应机理的材料也许对引发另一种反应机理具有很高的活性,因此也可以从不同方面考查材料的血液相容性,评价血液-材料的相互作用。

1.抗凝血性能

当材料、器械与血液接触时,大部分人工器械的表面会先形成一层血浆蛋白吸附层,并随着时间的推移,介导血小板和其他血细胞的吸附导致血小板聚集和血栓形成。在有抗凝血剂存在的情况下,初期血小板发生类似自吸附凝血现象,附着到不同种类器械的表面,血小板聚集功能障碍可导致炎症、心血管功能紊乱、静脉血栓形成、血栓堵塞等一系列疾病。具有良好的抗凝血性能是对植入材料的最基本要求,海洋生物材料在这方面具有独特的优势。

来源于海藻的硫酸化多糖具有优异的抗凝血性能,目前源自海洋的棕色藻类硫酸化多糖、褐藻糖胶已引起人们对新型抗凝药物的广泛兴趣。从海藻中分离出的硫酸化多糖包括半乳聚糖类(如琼脂、角叉菜胶)和岩藻聚糖。其中,最主要的是硫酸化糖胺聚糖,其结构与肝素相似,对凝血酶和凝血因子Xa具有抑制作用,从而具有抗凝血活性。硫酸化多糖的抗凝血活性取决于糖的组成、分子量、硫酸化比例及分布[9]。

2. 促凝血性能

止血是紧急医疗护理中至关重要的一步,有效、快速地止血对于处理紧急创伤至关重要,尤其是对于在战场和其他复杂情况下引起的创伤[10]。目前,市场上可获得的海洋生物材料类的止血材料主要包括胶原蛋白、明胶、海藻酸盐、壳聚糖等。

胶原蛋白能与血小板结合、聚集形成血栓,故在止血方面具有较好的性能,其止血活性与胶原聚集体的大小和分子的天然结构相关。研究表明,海洋中的胶原蛋白能够有效诱导血小板聚集,且其活性不受初始剂量、浓度等因素的影响[11, 12]。

甲壳素、壳聚糖及其部分衍生物都具有良好的止血活性,一般认为其止血机制为:甲壳素与血小板通过蛋白中介相互黏附,形成甲壳素-血小板复合物,加速纤维蛋白单体聚合,共同形成凝块。另外,甲壳素可诱导红细胞聚集,刺激血管收缩致血栓形成。

岩藻多糖是从褐藻中提取的一种硫酸化多糖,改变作用浓度可以使它们在体外表现出促进或者抑制凝血的作用。同时,岩藻多糖可以通过阻断组织因子通路抑制剂(TFPI)介导促凝血作用。有研究者通过开展全身止血和标准凝血试验来评价岩藻多糖的促凝血和抗凝血活性,结果表明,岩藻多糖可以改善相关的凝血参数。

(三)免疫调节

当机体组织受到损伤时,机体可以感知微生物成分,激活免疫系统,使其协助机体防御微生物感染。非感染性的异物(蛋白质、多糖等)也会引起免疫反应,有时会引起严重的组织损伤,但有时也对免疫反应起着积极调节的作用。植入材料与机体的相互作用主要体现在材料反应与宿主反应两个方面[13]。材料反应即机体对植入材料的作用,包括生物环境对植入材料的腐蚀、降解、磨损和性质退化,甚至破坏;宿主反应即植入材料对机体的作用,包括引起局部反应和全身反应,如炎症、细胞毒性、凝血、过敏、癌症、畸形和免疫反应等,其可能导致材料对机体的毒性作用和机体对材料的排斥。胶原蛋白具有低免疫原性的特点,尤其是不含端肽的胶原蛋白,人们甚至曾认为胶原蛋白不具有抗原性。

甲壳素及其衍生物以及海藻多糖类等海洋生物材料在炎症和免疫反应中具有良好的调节作用。将来源于海洋的多糖作为原材料制备支架材料的研究已经成为组织工程支架材料研究的热点之一,其研究的重点是这种支架材料对巨噬细胞及炎症和免疫调节活性的影响。多糖类生物材料对巨噬细胞的影响大多是通过与巨噬细胞表面的相关受体结合,促进各种因子的释放,激活特定信号,从而达到细胞极化的效果。多糖类生物材料的抗感染作用过程错综复杂,可以通过多条信号通路使巨噬细胞极化,这些作用已通过动物实验证实。

（四）抗细菌和抗病毒

1. 抗细菌

已有研究表明,壳聚糖具有良好的抗菌活性,相比于其他消毒剂,壳聚糖具有抑菌性能好、细胞毒性低等优点。一般认为其抗菌机制是带正电的分子与细菌表面的N-乙酰胞壁酸、唾液酸、神经氨酸等阴离子组分结合,即pH<6.5的壳聚糖与带负电荷的细胞膜相互作用导致细胞通透性改变。

低分子质量壳聚糖可以穿过细菌的细胞壁与DNA结合,抑制mRNA的合成和DNA转录;高分子质量壳聚糖可与细胞表面相互作用,从而改变细胞通透性,在细胞外形成不透水层,从而阻断溶质进入细胞。在pH较低时,随着脱乙酰基团比例的增加,细菌菌体对壳聚糖的吸收能力有所增强。

2. 抗病毒

海洋生物是抗病毒活性物质的重要来源,从中可分离出一系列抗病毒活性物质,如多糖类、萜类、生物碱类、甾醇类、核苷等化合物。以从红藻中提取的多糖为例,该多糖能够对多种人类致病因子产生抗病毒活性,包括人类免疫缺陷病毒(HIV)、单纯疱疹病毒(HSV)、水疱性口炎病毒(VSV)、巨细胞病毒(CMV)等[14]。具有抗病毒活性的多糖显示出高度硫酸化,带负电荷的多糖通过静电吸引作用阻止病毒在细胞上的黏附识别,从而阻止病毒进入宿主细胞。

硫酸化多糖是一类新兴的抗病毒化合物,可以模仿病毒的表面受体,阻止病毒与细胞黏附,进而防止病毒进入细胞引起感染。海藻中的硫酸化多糖能够抑制包膜病毒复制,包括HSV、HIV、CMV、登革病毒和呼吸道合胞病毒。近年来,海洋硫酸化多糖对Ⅰ型单纯疱疹病毒(HSV-1)和Ⅱ型单纯疱疹病毒(HSV-2)的抗病毒活性研究也取得了进展。

（五）其他生物活性

1. 抗肿瘤

从不同海洋生物中可以分离出大量具有一定抗癌活性的新化合物。大量研究表明,这些化合物依赖于p53抗增殖基因起作用,包括凋亡、影响微管蛋白、微管平衡或抑制血管生成等。在各类海洋生物中,从海绵中分离出的化合物被广泛用于诱导细胞凋亡的抗癌活性研究。壳聚糖通过诱导细胞凋亡达到抑制肿瘤的作用,通过半胱氨酸-天冬氨酸特异性蛋白酶Ⅲ的活化,诱导膀胱肿瘤细胞凋亡;此外,壳聚糖纳米颗粒也可诱导细胞凋亡。一般而言,分子质量较高的壳聚糖抗肿瘤活性较低,有研究发现壳聚糖的分子质量从20万Da降低到1万Da并不影响其对人肺癌细胞株A549的体外细胞毒性。在预防癌症方面,海洋生物提取物及其制成的材料通过防止DNA氧化损伤,激活巨噬细胞来抑制肿瘤的生成。相关研究显示,从各种海洋动物中分离出的多糖具有抑制多种肿瘤的功能。

2. 抗氧化

"抗氧化"是抗氧化自由基的简称。自由基可能由于辐射、呼吸、外部污染等各种不确定因素的作用而产生,在大多数情况下,材料与人体组织或器官接触时也会使人体产生自由基致使发生氧化反应。当前,抗氧化活性是市场上对生物材料最重要的功能诉求之一,已被列为医疗器械企业和临床医学的主要研究和发展方向之一。许多海藻中的硫酸化多糖具有明显的抗氧化能力。近年来,壳聚糖及其衍生物的抗氧化活性研究备受重视。有报道称,壳聚糖及其衍生物能够清除体外检测的羟基、超氧化物等氧自由基,以及高度稳定的螯合 2,2-联苯基-1-苦基肼基(DPPH)自由基,从而起到抗氧化的作用。低分子质量壳聚糖比高分子质量壳聚糖更活跃,高度去乙酰化(90%)的壳聚糖更适合清除 DPPH、羟基、超氧化物和碳中心自由基。虽然自由基清除的确切机制尚不清楚,但这与氨基和羟基(连接在吡喃糖环的 C2、C3 和 C6 位置)与不稳定自由基反应,从而形成稳定的大分子自由基相关。

3.抗脂质过氧化

海藻硫酸酯多糖在高血脂动物模型中具有降脂等有益作用。相关研究表明:墨角藻提取物能有效降低氯诱导的高脂血症大鼠血清甘油三酯和总胆固醇水平;石莼聚糖可降低血清总胆固醇和 LDL-胆固醇而不影响血清甘油三酯;低分子量和固有黏度的石莼聚糖衍生物不能降低血清胆固醇,但能使动物高甘油三酯血症恢复正常,升高 HDL-胆固醇;海藻酸多糖在治疗高脂血症和缓解某些药物的毒性方面效果良好;匍枝马尾藻岩藻聚糖能够有效预防由乙酰氨基酚诱导的毒性肝炎引起的血清和肝组织胆固醇升高、甘油三酯升高。

4.生物矿化活性

天然生物材料几乎都是基于纳米级结构的复合材料,如海洋中的碳酸钙,在软体动物中十分常见。蛋白质在生物矿化中起到重要作用,包括抑制溶液中自发形成矿物质,抑制现有晶体的生长,自组装成有序阵列,指导有组织的矿化结构的形成。相关研究表明:胶原-羟基磷灰石支架具有良好的骨传导和骨诱导能力,是骨组织工程的理想材料;壳聚糖能促进成骨细胞的生长和大量矿化基质的沉积;壳聚糖-海藻酸盐多孔支架能够在没有成骨介质的情况下,借助成骨细胞的附着,促进体外矿物质沉积、血管化和组织沉积,并在支架各处形成钙化基质。壳聚糖良好的酶生物降解性及其氨基和羟基的可重构性使得壳聚糖能够形成复合物,并可根据特定用途引入所需的功能。

第二节 海洋生物材料的发展及其优势

一、现实需求

我国人口众多,人群中出现的疾病种类也十分多样。研究发现,海洋生物材料可用于治疗多种临床疾病,例如心血管疾病、糖尿病、子宫肌瘤、老年性骨质疏松症、骨缺损、肢体残疾等。此外,需整形、修复、美容的人群以及需治疗软组织疾病、血液和器官疾病的人群也不在少数,当前的临床诊治仍需要大量质优价廉且与各疾患相匹配的多种海洋生物材料及器件,这为整个海洋生物材料产业的可持续发展提供了巨大空间。目前我国仅有几十家海洋生物材料生产企业,而从上述产品应用领域及市场容量估计,目前的海洋生物材料企业数量远未达到我国潜在的市场需求。可见,我国的海洋生物材料仍有巨大的发展空间。

二、发展概述

(一)生物材料发展概述

21世纪初,生物材料被人们广泛应用于医学和生物技术等领域,生物材料的发展历史可分为四个阶段:历史前期、外科医生阶段、设计生物材料(工程化生物装置)阶段、跨入21世纪的现阶段。第一阶段是人们对天然材料的简单应用,但是将非生物材料引入人体内早在史前也有过相关的记载。第二阶段是第二次世界大战后期,高性能金属、陶瓷,特别是聚合物材料等由军用转向了民用,这些新型耐久的惰性材料立刻激发了外科医生为患者替换病变或受损器官的设想。原先那些用于制造飞机和汽车的材料被外科医生用于医学研究。早期的生物材料包括硅酮、聚氨酯、特氟隆、尼龙、聚甲基丙烯酸甲酯、钛和不锈钢。第三阶段,不仅天然材料得到发展,更重要的是合成材料在临床医学上也得到了广泛的利用。第四阶段,随着现代生物学的快速发展,出现了现代生物材料学,该学科是利用工程化的生物材料来控制特定的生物反应。

生物材料的发展有赖于生物材料领域的研究者从生物学中借鉴相关的概念,同样也要从材料科学里借鉴一些概念,如相分离、阳极化、自组装、表面修饰和表面分析等。总的来说,生物材料的发展经历了许多时期,从外科医生主导时期到外科医生与工程师的有限合作时期,再到由工程师与科学家主导的时期,最后发展到今天由生物学家主导的现代生物材料时期。

(二)海洋生物材料发展概述

海洋生物材料经历了从珊瑚骨移植到多糖基生物材料的发展,后者的代表是甲壳素、壳聚糖、海产胶原蛋白,以及各种海洋生物的复合材料。但无论海洋生物材料如何变化,其唯一的开发宗旨永远不会改变,那就是为不断改善人类生活质量、延长人类寿命及提高医疗效果、降低医疗成本服务(见图0-3)。

现阶段,海洋生物材料的原材料研究主要集中于三大类海洋化合物,即壳聚糖、海藻酸盐和海洋胶原蛋白。目前,已有多种研究利用这三类原材料的生物活性对其进行修饰、改性等处理,用以研发新型安全、高效的生物医疗器械。其中,壳聚糖具有分子质量低、可溶性好、易于吸收等优势,且具有止血、抑菌等生物活性,已被广泛应用于组织修复等医疗领域;海藻酸盐由于其与多种材料强大的三维交联能力,已被广泛应用于医用敷料和缓释体材料的研究;海洋胶原蛋白的制备成本低廉,可来源于水产品加工过程的废弃物,如鱼皮、鱼鳞、鱼骨等,且相比于陆地来源的胶原蛋白,其具有免疫原性低和生物安全性高等优点,是组织修复领域良好的生物材料。

迄今为止,国外已开发的海洋生物材料基产品有:①手术止血材料。在美国,急救止血材料壳聚糖基HemCon绷带、Celox止血粉均已获食品药品监督管理局(Food and Drug Administration,FDA)批准,并作为军队列装物资应用于战场;在英国等国家,壳聚糖基材料已用于止血海绵、止血膜片的研发中。②组织损伤修复材料。在加拿大,壳聚糖基跟腱修补材料已进入临床研究阶段。在英国,海藻酸盐伤口护理敷料已进入产业化多年,心脏补片等外科创伤修复材料也均在研究中[6]。③组织工程材料。如皮肤组织、骨组织、角膜组织、神经组织、血管组织等组织工程材料,目前已进入开发阶段[15]。④药物运载缓释材料和细胞固定化材料。如自组装药物缓释材料、凝胶缓释载体等,皆已进入研发阶段。

　　经过多年努力,我国海洋生物材料的研究队伍已初具规模,涉及全国许多高校和研究院所,研究内容和进展包括:①原料产品的衍生化工艺、性质与功能等应用基础研究。有很多单位从事海洋生物材料的应用基础研究,例如中国海洋大学和武汉大学在壳聚糖及其衍生物的医用领域有较深入的研究和积累。②创伤修复止血功能材料研究开发。目前已产生一批高水平的科研成果,部分成果已进入产业化阶段。例如,青岛某公司的体内植入手术止血新材料取得了重大技术突破,壳聚糖基止血非织布产品已通过临床试验,结果表明其在止血功能、促进创面愈合功能和生物降解吸收性等方面超越了美国强生公司在临床广泛使用的氧化纤维素止血产品,以上产品的关键技术已申请国家发明专利和国际发明专利保护。③组织工程支架材料研究。角膜组织工程支架材料、骨组织工程支架材料、神经组织工程支架材料、血管组织工程支架材料等已取得阶段性研究成果,但目前该技术仍处于实验室研究阶段,主要的技术瓶颈是支架材料的生物相容性和诱导组织再生及生理功能恢复问题。④药物缓释载体材料及技术研究。目前从事药物缓释载体研究的单位很多,如四川大学、浙江大学的自组装缓释材料,中国科学院过程工程研究所、中国科学院大连化学物理研究所的缓释微球材料等。药物缓释技术目前处于实验研究阶段,主要的技术瓶颈是缓释材料的生物相容性和恒速缓释问题。⑤材料的质量标准和评价方法研究。由中国食品药品检定研究院牵头,多家单位参与,在2011年发布相关国家行业标准,指导壳聚糖、海藻酸盐等相关医用产品行业的健康发展[6]。

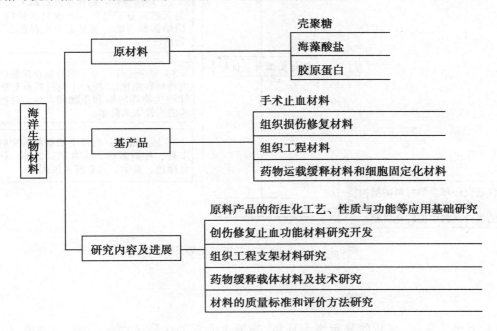

图0-3　国内外海洋生物材料的研发进展

　　近年来,我国对海洋生物材料的发展愈加重视,对生物材料的药品监督规范也在不断完善。2020年12月22日,国家药品监督管理局药品审评检查长三角分中心、医疗器械技术审评检查长三角分中心在上海浦东挂牌成立;次日,国家药品监督管理局药品审评检查大湾区分中心、医疗器械技术审评检查大湾区分中心在深圳正式揭牌。海洋生物材料在我国正迎来其发展的加速阶段。

三、优势

(一)海洋领域热点趋势

拓展蓝色经济空间、发展海洋经济、开发海洋资源、建设海洋强国已经成为我国今后海洋资源利用的主要方向(见图0-4)。进入21世纪,海洋经济已成为拉动国民经济发展的有力引擎。依据国家海洋发展战略,海洋医药是海洋经济的重要领域之一,其重点方向是海洋生物材料及其制品。随着海洋经济的发展,国际上有关海洋医药,尤其是海洋生物材料的研究日新月异。我国从事海洋生物材料研究与开发的人员和企业逐年增多,研发内容大多以海洋物质作为基质材料、改性材料和生物活性物质。

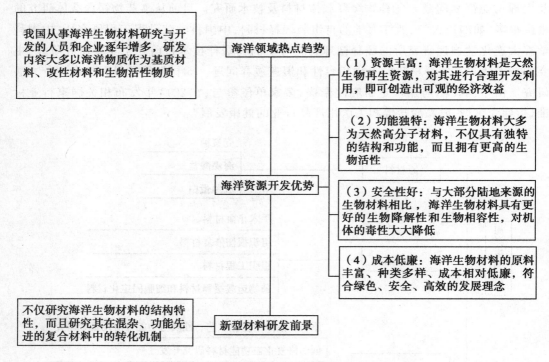

图0-4 海洋生物材料发展的优势及前景

(二)海洋资源开发优势

由于海洋高压、高盐的复杂生态环境,来源于海洋的生物活性化合物,如多糖、脂肪酸、多酚、蛋白质、肽、维生素等,皆具有其独特的理化性质,因此在从海洋资源中开发高价值生物材料方面有着巨大的潜力。在过去十年中,已有许多研究者从海洋生物中提取活性成分,用以制造具有一定医用功能的海洋生物材料。海洋生物材料的原材料资源丰富,材料结构、性质、功能独特,且生物安全性良好,因此成为生物材料学的重要研究方向[6]。海洋生物材料的优势包括:①资源丰富。海洋生物材料是天然生物再生资源,对其进行合理开发利用,即可创造出可观的经济效益。②功能独特。海洋生物材料大多为天然高分子材料,不仅具有独特的结构和功能,而且拥有更高的生物活性。③安全性好。与大部分陆地来源的生物材料相比,海洋生物材料具有更好的生物降解性和生物相容性,对机体的毒性大大降低。④成本低廉。海洋生物材料的原料丰富、种类多样、成本相对低廉,符合绿色、安全、高效的发展理念。

(三)新型材料研发前景

未来,人们将采用多学科和多尺度的方法,不仅研究海洋生物材料的结构特性,而且研究其在混杂、功能先进的复合材料中的转化机制,这些复合材料是根据目标在特殊处理和修改过程中分层构建的,是对新一代生物启发复合材料的创造及其对未来现代技术投入的大规模仿生学的影响的全面理解,并通过一种现代多层面的方法来实现。由于微塑料废物对海洋造成了严重的、全球性的污染威胁,人类对合成塑料材料的需求急剧减少。在这样的背景下,海洋生物材料将得到积极研究,因为它们对海洋生物经济的发展具有积极的推动作用。

第三节 展 望

在过去几十年中,运用海洋生物材料作为治疗疾病和减轻痛苦的有效方法引起了人们广泛的关注。现在治疗疾病不再使用单一的传统方法,而是将生物材料与治疗方法相结合。海洋生物材料科学将不同学科背景的研究者聚集在一起,他们彼此间需要更为密切的交流与合作。海洋生物材料已经在近千种不同的医药器械中得到应用,应用领域包括骨骼修复、心血管功能恢复、器官替代、组织或神经的修复等[1,3]。当海洋生物材料被科学地整合进医用装置,而后被植入组织和器官中时,研究人员需对调控正常和异常细胞、组织、器官的关键原理进行研究,对控制正常和异常组织结构及功能的技术以及对各种疾患过程的基本机理进行探讨。

海洋生物材料不仅是生物材料的重要组成部分,而且是我国的朝阳产业。海洋生物材料研究的进展主要归功于其强大的跨学科性质:海洋生物与结构生物学、生物矿物学、仿生学、生物力学和固体物理学等领域皆与海洋生物材料的研究有关,提高不同领域的专业知识交流是提高这一现代研究领域科学和实践水平的关键。海洋生物材料从多个不同方面进行多学科交叉,具有材料多样性、需求拉动效应、巨大市场效益和风险效果并存等特性,充分体现了生物材料科学领域的多姿多彩,具有广阔的发展前景。从这一背景来看,海洋生物材料的多学科性质是不可避免的。21世纪的生物材料学将面临更大的挑战,需要把更复杂的生物学知识融合到改进海洋生物材料的设计中。我们相信在这些领域必将进行知识的交叉。在本书中,交叉学科中的问题,也就是表征方法和存在争议的问题没有作为孤立的章节来介绍,而是贯穿全书。希望本书的出版能够为未来海洋生物材料学的发展奠定坚实的基础。

参考文献

[1] 殷实.生物材料与钙化病理关系的探讨[J].科技信息,2010(7):163-165.

[2] 霍润兰.材料表面吸附蛋白对成骨细胞的影响[D].重庆:重庆大学,2011.

[3] 宋长江.ZM61Ca0.5微观组织与仿生耐蚀性能关系的研究[D].重庆:重庆大学,2013.

[4] 刘玥.壳聚糖及其化学改性产物诱导微血管再生的研究[D].天津:南开大学,2013.

[5] 杜博.两步电化学沉积方法在金属钛表面沉积荆棘状微纳结构羟基磷灰石涂层[D].杭州:浙江大学,2013.

[6]《中国组织工程研究与临床康复》杂志社学术部.海洋生物医用材料的发展[J].中国组织工程研究与临床康复,2011,15(42):7885-7886.

[7] 倪军.电泳沉积羟基磷灰石及其复合涂层的研究[D].福州:福建师范大学,2005.

[8] 张鸿鑫.海藻酸动态共价交联水凝胶的制备及自愈性能研究[D].广州:暨南大学,2016.

[9] 王丽波.κ-卡拉胶羧甲基化、硫酸酯化衍生物的合成及性能研究[D].武汉:武汉理工大学,2012.

[10] 杨志远,窦桂芳,甘慧,等.壳聚糖改性材料的研究及在止血领域的应用[J].国际药学研究杂志,2020,47(8):609-613.

[11] 王德伟.类人胶原蛋白的生物相容性研究[D].西安:西北大学,2006.

[12] 吴倩.胶原蛋白可吸收防粘连膜的研制[D].上海:东华大学,2015.

[13] 高雅男,徐政,顾其胜.几丁聚糖在医用不锈钢表面作生物涂层的可行性[J].上海生物医学工程,2006(1):44-51.

[14] 马明华,易杨华,汤海峰.多糖抗病毒作用的研究概况[J].药学服务与研究,2004(4):305-308.

[15] 王燕,陈华.海洋源多糖和蛋白类医用材料研究与应用进展[J].现代化工,2018,38(6):33-37,39.

第一章 海洋生物材料的分类

第一节 海洋蛋白生物材料

科学家在充分挖掘海洋资源潜力方面做出了巨大的努力,从海洋中寻找蛋白生物材料成为新阶段的首要任务,并先后取得了重大突破。从研究贻贝等海洋生物的黏附策略,到深入探究黏附蛋白的化学组成和分子机制,再到最后成功实现贻贝黏附聚合物的产品化;从解析贝壳的分层结构,到深入了解珍珠层蕴含的价值,再到充分利用贝壳有机质进行龋齿修复等生物医学研究应用;从胶原蛋白的分子解析到胶原膜实际推向临床……对海洋蛋白生物材料的探索收获颇丰,成效显著。

本章就海洋生物材料中蛋白类有机质衍生材料进行深入探讨,旨在寻找具有较高开发潜力的海洋生物材料。

一、黏附蛋白的开发及应用

(一)贻贝黏附蛋白

虽然贻贝黏附机理很难代表所有海洋生物的黏附策略,但它确实为研究海底生物黏附提供了一个特别好的模型系统[1]。贻贝通过足丝附着在湿滑表面,足丝内部是一束体外的微小肌腱,通过将根插入足丝的牵拉器肌肉中,可实现从远端连接到异物表面(见图 1-1)[2,3]。

这些黏附斑块提供了具有强大黏附强度的各种湿基板。研究者从贻贝足腺中提取了一组具有高碱性的黏性蛋白,并对其进行纯化[3-5]。进一步分析表明该蛋白含有大量的多巴、赖氨酸、3-羟脯氨酸和4-羟脯氨酸,这被认为是湿黏着的原因。后来,至少有15种不同的蛋白被鉴定出来,其中8种蛋白只存在于黏附斑块中,其余的也存在于足丝的其他部位。例如,Mfp-1蛋白是保护表皮的主要成分,覆盖了所有暴露的足丝,包括斑块;Mfp-2是斑块基质中富含半胱氨酸的结构元件,呈泡沫状;Mfp-3和Mfp-5存在于所有贻贝足蛋白中质量最低、多巴含量最高的斑块中;Mfp-4位于斑块的螺纹连接处,介导胶原与泡沫蛋白的接触,其分子质量为 93 kDa,含有丰富的组氨酸、赖氨酸、精氨酸和天门冬氨酸等[6]。

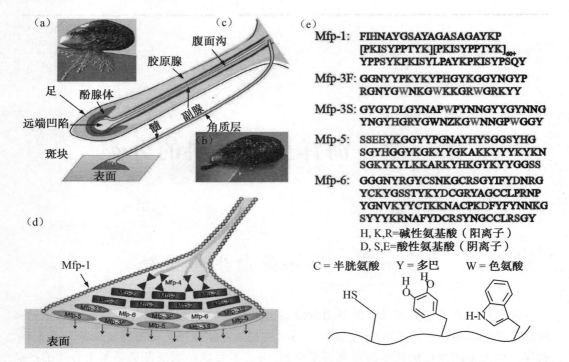

图1-1　贻贝黏附蛋白的研究：(a)~(c)海洋贻贝附着器官足丝的结构；(d)贻贝足蛋白(Mefps)生物分布；(e)Mefps的氨基酸组成[2,3]

考虑到所有这些蛋白都含有相当数量的多巴，并且多巴含量是黏附斑块蛋白中含量最高的，所以很自然地将黏附特性归因于多巴。有人提出多巴可与不同表面形成双齿状氢键、共价键或共价氧化交联、疏水键、π-π键和阳离子-π相互作用[7,8]。后来，各种生物物理学研究证实了这一假说。

（二）多巴在贻贝足丝蛋白中的介导作用

海洋贻贝分泌的黏附蛋白在水环境中与几乎所有的无机和有机表面都有很强的结合，而大多数胶黏剂在这种环境中性能都很差。很多聚合物研发工程师都专注于使用左旋多巴（即3-羟基-L-酪氨酸），这是一种特殊但丰富的儿茶酚氨基酸，存在于贻贝黏附蛋白中[9]。

贻贝附着的总体情况体现了一种独特的化学多样性，这种多样性使得贻贝在有机和无机表面都具有很强的附着性。酪氨酸向多巴的转化是贻贝黏附蛋白加工过程中的一个重要环节，是形成多黏着剂的基础。

深入研究发现，在水下贻贝黏附中，赖氨酸(Lys)的位置控制着儿茶酚介导的表面黏聚和黏附（见图1-2）[10]。赖氨酸分子在界面黏附蛋白中经常侧连多巴残基，它们在表面黏附和聚合中具有协同作用和反协同作用。界面黏附蛋白中的每个多巴分子通过控制侧翼Lys的存在，以不同的方式参与表面黏附和黏聚。这为后续设计黏附蛋白提供了新的思路。

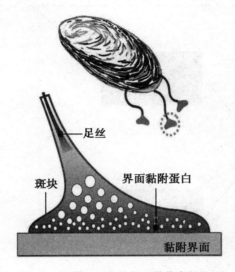

图 1-2 侧翼 Lys 增强表面附着力的机理

（三）贻贝仿生的合成聚合物

虽然多巴确实具有不同的内聚和黏附相互作用的潜力，但如果对贻贝生物学没有更深入的了解，这些潜力将很难在合成同源物中表现出来。也就是说，要在不同的长度和时间尺度上，研究贻贝如何调节其黏附蛋白的反应活性。以海洋贻贝为灵感，人们开发了含有儿茶酚的材料，如黏合剂、自愈水凝胶、防污涂料等。

贻贝附着在有机和无机表面的非凡能力，可能与海洋 pH 下多巴和多巴醌之间的平衡有关，这使得两种物质都能与表面相互作用。为了在目标表面沉积黏附蛋白，贻贝足丝创建了一个具有极端反应条件的"绝缘反应室"，如低 pH、低离子强度和高还原性平衡。这些条件使黏附蛋白能够进行受控的流体相分离、表面吸附和扩散，形成微观结构，最后固化[9]。

同样值得注意的是，多巴与有机和无机表面在有水存在的情况下形成了牢固的结合，这可能是在潮湿的海洋环境中起作用的蛋白质黏合剂的一个重要特征。随着对贻贝黏附机理的深入了解，利用这些信息进行实际应用的前景也越来越广阔。近年来，多巴和相关儿茶酚的使用成为一种有前途的方法，用于将生物大分子锚定在氧化表面上，并应用于医疗领域。

Tang 等人[11]发现了一种含儿茶酚的纤维素基组织胶黏剂（见图 1-3）。它是在纤维素上添加儿茶酚基团，以 Fe^{3+} 为交联剂，通过 Fe^{3+} 与儿茶酚配位结合，提高胶黏剂的黏附强度，具有较强的机械强度、细胞黏附力、增殖能力和生物相容性。这一发现足以证明儿茶酚在生物工程领域中具有广阔的应用前景。

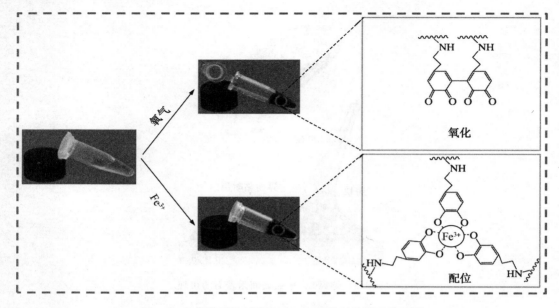

图1-3　含儿茶酚的纤维素基组织胶黏剂的凝固机理[11]

1. 黏性水凝胶

理想的水凝胶黏合剂应同时具有止血、黏合组织、预防感染、促进伤口愈合等多种功能[12]。壳聚糖由于其固有的组织黏附性、抗菌性和止血性,是制备黏合剂最常用的天然聚合物之一[13]。然而,潮湿条件下的有限组织黏附能力在很大程度上阻碍了其作为外科黏合剂的应用。

根据海洋贻贝黏附性能的机理,利用多巴增强固体底物黏附能力的研究越来越受到重视。多巴含有独特的儿茶酚基团,多巴胺(dopamine, DOPA)的化学名为3,4-二羟基苯乙胺,与多巴在结构上具有相似性。多巴胺的两个碳(C1、C2)上的羟基带强正电荷,易被亲核试剂攻击,表现出较强的金属螯合能力。在这方面,Zhang等人[14]开发了一种有效的伤口敷料——以温度敏感型羟丁基壳聚糖(HBC)为基础的不同浓度复合水凝胶(见图1-4)。经检测,羟丁基壳聚糖-壳聚糖-多巴胺(HCS-DOPA)复合水凝胶在生理温度下表现出溶胶与凝胶间的相变能力。HCS-DOPA复合水凝胶具有较低的溶血率和较短的凝血时间。该材料对L929细胞无细胞毒性。在体外抗菌研究中,HCS-DOPA复合水凝胶对金黄色葡萄球菌的抑制作用可以持续8 h以上。HCS-DOPA复合水凝胶将成为伤口快速止血材料应用研究的重要对象。

此外,研究者将聚乙二醇(PEG)用于开发具有优异亲水性和生物相容性的水凝胶,并取得了成功。有企业已将多巴或邻苯二酚作为功能性端基或侧基并入具有不同结构的聚乙二醇(例如线型、超支化和块状)中[15],且进一步研究了邻苯二酚修饰的聚乙二醇黏合剂水凝胶的体内性能,其中原位氧化凝胶在1 min内被诱导,移植的胰岛被固定在肝外组织上长达一年,且引发最小的炎症反应[16]。相信随着研究的深入,更多材料的应用潜力将被发掘。

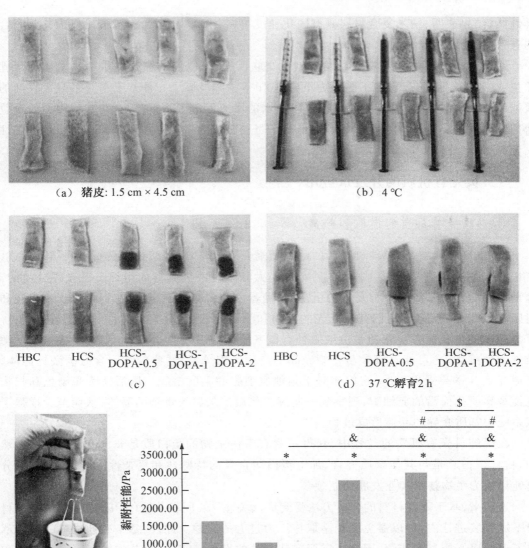

（a）猪皮: 1.5 cm × 4.5 cm

（b）4 ℃

HBC　　HCS　　HCS-DOPA-0.5　　HCS-DOPA-1　　HCS-DOPA-2

（c）

HBC　　HCS　　HCS-DOPA-0.5　　HCS-DOPA-1 DOPA-2

（d）37 ℃孵育2 h

（e）

（f）

图 1-4　HCS-DOPA复合水凝胶黏附效果：(a)～(e)猪真皮与HCS-DOPA复合水凝胶结合2 h后搭接剪切下断裂的照片；(f)HCS-DOPA复合水凝胶的黏附强度[14]

\$、#、&、*代表显著性差异($p < 0.05$)

2.聚酯胶

科学家将黏合剂多巴衍生物与生物相容性聚酯结合，成功地将强组织黏合剂用作骨黏合剂。例如，Zhang等人[17]以多巴和三丙烯酸酯为单体，通过迈克尔（Michael）加成反应合成了一种超支化聚（β-氨基酯），纤维蛋白原在15 min内交联，其与湿组织表面的结合强度为37 kPa。一个月后，低细胞毒性黏合剂降解到原来质量的58.5％，通过优化聚合物组成可以调整降解率。通过纳米羟基磷灰石颗粒的增强，进一步改善了所制备的骨胶的力学性能,结果表明,纳米复合材料具有固化速度可调、承载力强的特点,可以作为胸骨闭合的有效骨胶[18]。

通过引入亲水性邻苯二酚和发生氧化交联反应,可以使胶黏剂的水解速度比纯聚乳酸快或慢,降解后的产物水下黏结力下降。Xu等人[19]报道了一种基于含儿茶酚大豆油的聚酯胶黏剂,其中疏水性脂肪基团通过阻止水的渗透促进了水下黏附(与玻璃表面的重叠剪切强度为 0.65 MPa)。此外,聚酯的低分子量使其成为一种不需要任何有机溶剂的黏性黏合剂,这在外科上具有很大的应用潜力。

二、贝壳有机质的开发及应用

(一)贝壳有机质的提取和分离

珠母贝(珍珠层)来自珠母贝属的巨型牡蛎壳,由矿物相碳酸钙以文石形式结晶而成,有机无细胞基质占珍珠层干重的2%。这些大分子是由贝壳形成组织——壳幔分泌的。这种所谓的钙化基质是一种复杂的蛋白质、糖蛋白和多糖的混合物,在钙化过程中组装和封闭在矿物相内[20,21]。它们存在于壳的晶间和晶内位置,可分为可溶性和不溶性两类[22]。贝类晶体的生长通常被认为是由细胞外有机基质溶液引发的。Mount等人[23]报道了一类粒细胞血细胞,它可能直接参与牡蛎壳晶的产生。据分析,这些粒细胞含有碳酸钙晶体,在通过实验诱导壳再生后,它们相对于其他血细胞的丰度增加。用活体荧光染色和扫描电镜观察矿化前沿的血细胞,观察到一些细胞释放出随后被重塑的晶体,从而至少增强了该系统中基质介导的晶体形成过程。

在提纯贝壳有机质的过程中,获得不含有害污染物的蛋白质是非常有必要的[24]。然而,目标蛋白总是与其他杂质混合,加上蛋白质自身的特殊性和复杂性,导致蛋白质的分离纯化成为生物技术产业发展的瓶颈[25]。

近年来,基于磁性材料的分离方法受到广泛关注[26]。固相萃取(SPE)中使用的磁性材料不需要装进柱内,可以避免固相萃取柱压力过大的问题。此外,基于磁性材料的固相萃取不需要离心或过滤步骤,因此不需要安装额外的设备,并且可以节省时间。在磁性固相萃取(MSPE)中使用外磁场可以节省处理时间。显然,MSPE可以提高提取效率,简化预处理流程。此外,由于采用分散萃取模式,吸附剂和分析物之间的界面面积增加,并且绝大多数磁性吸附剂可以很容易地回收和重复使用。MSPE具有操作简单、省时省力的综合优势,是一种具有广阔应用前景的样品制备技术[27]。

Marie团队[20]采用纳米级液相色谱-串联质谱法(nanoLC-MS/MS)分析用胰酶消化后的两个样本,使用MASCOT蛋白质组学搜索引擎(MASCOT proteomic search engine,V. 2.1)直接从表达序列标签(expressed sequence tag,EST)数据库中查询MS/MS谱生成的峰表,该数据库包含195192个核苷酸序列。使用这种方法,能够从两种珍珠层基质中枚举出48种不同的蛋白质。这些蛋白质中,超过80%(40种)已经被高度可靠地鉴定出来,因为它们存在于两种物种中,或者被一种以上的肽鉴定出来。有趣的是,在扁平椭圆蚌(*Elliptio complanata*)和淡水绒毛贻贝(*Villosa lienosa*)中都检测到31种已鉴定出的蛋白质(见图1-5),这证明了这两个物种的珍珠层基质组成相似。

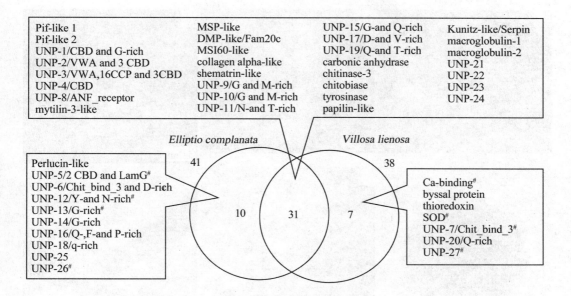

图1-5 利用质谱/质谱分析鉴定扁平椭圆蚌和淡水绒毛贻贝的珍珠层基质蛋白[20]

另有Fan团队[28]发现甲壳素作为有机骨架的主要成分参与壳的形成。甲壳素结合蛋白含有能与甲壳素特异性结合的结构域。从合浦珠母贝（PmCBP）中提取的甲壳素结合蛋白可能通过参与牡蛎壳中甲壳素结合的过程而参与珍珠层的形成。类似的发现逐日增多，人们对贝壳有机蛋白的提取手段也日益丰富。

（二）贝壳珍珠层蛋白衍生材料

贝壳是一种天然复合材料，由超过95%（质量分数）的碳酸钙和低于5%（质量分数）的有机物组成。其中，鲍鱼壳是一种微层叠材料，表现出特殊的纳米级规律性，壳层既含有片状霰石晶体，又含有棱柱状方解石晶体。因此，鲍鱼壳是良好的钙源[29]。如图1-6所示，由鲍鱼壳通过水热合成所得样品为生物羟基磷灰石（HAP）微球，具有良好的生物相容性、较大的比表面积和孔径。除无机成分外，贝壳有机质部分在材料领域也发挥着重要作用。珍珠层拥有一个层次分明的砖混结构，包含了多功能的软有机分子，在提高复合材料的力学性能方面起到了重要的作用。

生物工程天然材料含有高度有序的分子结构块，是经过精密加工的，很难在多尺度的人工社会系统中进行模拟。蛋白质在原子尺度上的分子工程与特定的材料结合单元和设计功能连接物的引入，为制造转基因高性能、强响应性的仿生复合材料提供了一种独特的方法。

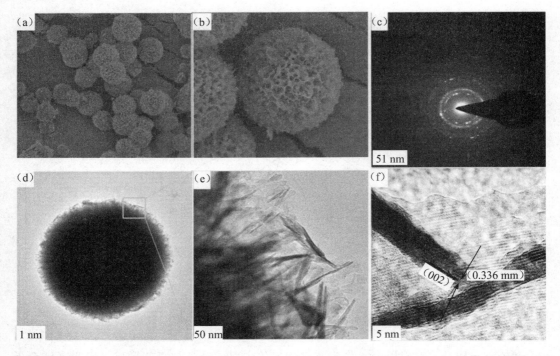

图1-6 由鲍鱼壳合成的HAP的表征:(a)、(b)SEM;(c)SAED;(d)、(e)TEM;(f)HRTEM图像[30]

Dhar等人[31]发现基因工程蛋白类珍珠层纳米复合材料具有优异的力学性能和电化学性能。研究者用两种分别具有纳米纤维化纤维素(NFC)和还原氧化石墨烯(RGO)的位点特异性分子识别能力的黏合剂蛋白修饰的节肢弹性蛋白样多肽(RLP),开发双嵌段融合蛋白复合物,有效模仿了生物系统中发现的基质介导的蛋白质。蛋白质在原子尺度上的分子工程与特定的材料结合单位和设计功能连接物的引入(见图1-7),为制造转基因高性能反应仿生复合材料提供了一种独特的方法。

在此之前,研究者发现了一种独特的富含甲硫氨酸的蛋白-文石晶体复合物——富藻双壳铰链韧带,并研究了其结构和机械功能。当双壳类软体动物收缩大的内收肌时,合页会可逆地变形。当肌肉舒张时,铰链恢复,导致外壳打开[32,33]。由于双壳类软体动物在一生中频繁地关闭和打开壳孔,铰链必须是有弹性的。相关研究团队采用生化、结构和力学分析的方法,对珍珠贝的主要蛋白质成分及超微结构的几个方面进行了研究,发现大多数韧带主要由一种极为罕见的富含甘氨酸和甲硫氨酸的蛋白质组成。部分甲硫氨酸以甲硫氨酸亚砜的形式存在。这些蛋白质的完整序列尚未被直接测定。哺乳动物细胞培养中内源性蛋白酶抑制剂(TIMP)和基质金属蛋白酶(MMP)的表达被认为与胶原蛋白纤维的形成有关,也被认为与胶原蛋白纤维的力学性能有关。这就为铰链蛋白的仿生应用提供了新的思路。

随着生理生化技术水平的提高,越来越多的相关蛋白被发现,贝壳有机蛋白的综合仿生利用也会越来越广泛。

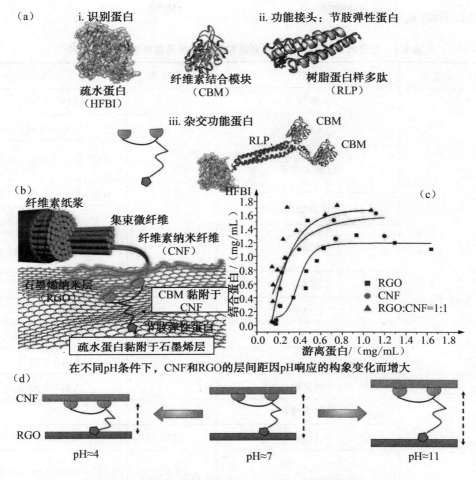

图1-7　使用基因工程蛋白质的自组装复合物合成示意图[31]

三、海洋起源的胶原蛋白及其潜在的应用

(一)概述

胶原蛋白根据其在不同组织中的具体结构而存在不同类型,其主要起结构作用。由此,它们被选为组织再生方法中的关键生物材料之一。同时,工业生产中也在不断寻找新的天然胶原蛋白来源,并改进胶原蛋白的生产方法。胶原蛋白的最常见来源是牛和猪,但也有其他生产途径,如来源于海洋生物的重组生产。人们研究不同的生物来提取其胶原蛋白,从而可以持续生产不同类型的胶原蛋白。胶原蛋白的性质取决于生物的种类、生物生存的自然环境和胶原蛋白的提取方法。胶原蛋白性质的多样性已经通过不同的方法得到了进一步的研究,从而得到了广泛的应用。

(二)提取和分离

海洋胶原蛋白可从不同来源获得。多项研究已关注到不同类型的海洋胶原蛋白及其海洋生物来源(见表1-1)[34]。

表1-1 已分离出的不同类型的海洋胶原蛋白及其海洋生物来源举例[34]

胶原蛋白类型	来源	组织来源	产率
类型 Ⅰ	大眼鲷鱼	骨	ASC:1.59%
	大鳍鳠	皮肤	ASC:10.94%
	海藻尖嘴鱼		ASC:16.8%;PSC:28.0%
	褐背蟾鱼		ASC:5.5%;PSC:33.2%
			PSC:54.3%
	卵形河豚		ASC:10.7%;PSC:44.7%
	蛇鲻	鳞片	ASC:0.79%
	金枪鱼		ASC:1.51%
	乌鱼		ASC:0.43%
	飞鱼		ASC:0.72%
	黄背鲷		ASC:0.90%
	肥壮金枪鱼	骨	—
	鱿鱼	皮肤	53%
	乌贼	皮肤	ASC:0.58%;PSC:16.23%
	海蜇	伞部	46.4%
类型 Ⅱ	棕斑竹鲨	软骨	ASC:1.27%;PSC:9.59%
	黑鳍鲨	软骨	ASC:1.04%;PSC:10.30%
	带状水母	伞部	ASC:9%～19%
类型 Ⅲ	海绵		30%

注:ASC为酸溶性胶原蛋白;PSC为胃蛋白酶可溶性胶原蛋白。

在食品加工中,鱼体的大部分(大约占体重的75%)被丢弃,包括皮肤、骨骼、鳍、鳔和鳞片等。从这些残留物中可以获得胶原蛋白,从而大大提高副产品的经济价值。然而,如果选择鱼软骨作为研究来源,也可以获得Ⅱ型胶原蛋白。

胶原蛋白的溶解性与动物年龄有关:老龄动物的胶原组织中交联剂的数量较多,这使得它们比年轻动物的胶原组织更难溶解。而且,饮食不佳的鱼(饥饿的鱼)比营养充足的鱼能够产生更多的胶原蛋白。根据胶原蛋白来源的不同,人们采用不同的技术来获得胶原蛋白大分子。但是,这些技术都包含三个重要阶段:制备、提取和分离。

制备阶段包括清洗、分离器官,切割或切碎样本,以及去除非胶原蛋白、色素或脂肪的化学预处理。以鱼为例,由于鱼皮、鱼鳞、鱼鳍和鱼骨的成分不同(例如鱼骨和鱼鳞的矿化),所以提取胶原蛋白的方法中必须有其他的制备步骤。化合物的尺寸缩小对促进酸的作用很重要。去除非胶原蛋白通常使用 NaOH 溶液。去除效果取决于时间、温度和 NaOH 溶液的浓度。除 NaOH 溶液外,还可以使用 NaCl 溶液去除鳕鱼皮肤中的非胶原蛋白。然而,与 NaOH 溶液相比,NaCl 溶液去除白蛋白和球蛋白的效率较低。脂肪和色素的去除可以通过使用醇类(即丁醇或乙醇)和过氧化氢来实现[35]。

在提取阶段,酸溶液被广泛用于胶原蛋白的溶解,得到的提取物被称为酸溶性胶原蛋白(ASC)。然而,通过该方法提取的胶原蛋白的产量通常是低的。为了克服这一问题,研究人员一直在使用一种酶处理方法,即使用胃蛋白酶进行提取,得到的提取物被称为胃蛋白酶可溶性胶原蛋白(PSC)或末梢胶原蛋白。这种处理方法非常有用,因为胃蛋白酶可以在胶原蛋白的末端肽区(非螺旋末端)特异性地裂解肽段,从而通过水解一些非胶原蛋白来提高胶原蛋白的纯度。它能更有效地提取胶原蛋白,因为它能使样品溶解,同时降低端肽引起的抗原性[36]。因此,通常在提取 ASC 后使用这种蛋白水解方法,得到 PSC。胶原蛋白的抗原性不仅来源于其端肽,还与胶原蛋白、非胶原蛋白、细胞和细胞残余物的存在有关。

对于分离阶段,需要沉淀胶原蛋白,一般通过向最终浓度的溶液中添加 NaCl 溶液来实现,在 Tris-HCl(pH=7.5)中,NaCl 溶液的浓度可以控制在 2.3~2.6 mol/L。所得沉淀需经离心收集。然后,将该沉淀通过 Na_2HPO_4 溶液进行透析,产生沉淀的胶原蛋白通过离心分离。生产的胶原蛋白可通过再沉淀法提纯:在醋酸中溶解,加入固体 NaCl 进行沉淀。ASC 也可以被胃蛋白酶消化,以获得 PSC。

(三)应用

胶原蛋白在许多领域中都有应用,根据不同的应用和需要的配方,可以采用不同的策略来加工来自海洋的胶原蛋白。原则上,与处理哺乳动物胶原蛋白相似的处理方法可以用于处理海洋胶原蛋白,但由于海洋胶原蛋白的特殊性能,可能需要对这些方法进行调整。

1.组织工程与再生

海鱼胶原蛋白被用于各种生物医学领域,其中骨组织工程是研究的重要内容。例如,Hoyer 等人[37]基于仿生矿化原理,将三文鱼皮肤胶原蛋白与羟基磷灰石结合,制成骨再生支架。除了机械弹性特性外,它还具有良好的吸收特性,气孔之间具有相互连接结构,这使得人骨髓间充质干细胞(hMSCs)能够黏附和增殖,为成骨分化提供了良好的基础。在 Nagai 及其同事的工作中[38],从鲑鱼中提取的胶原蛋白与 1-乙基-3-(3-二甲基氨基丙基)碳酰二亚胺盐酸盐(EDC)交联,也与用于牙周再生的脱氢热处理(DHT)交联。Terada 等人[39]利用从罗非鱼鳞片中提取的胶原蛋白,研制出具有口腔黏膜再生功能的壳聚糖-胶原复合支架。

海洋海绵也是胶原蛋白的有效来源,海绵胶原蛋白已被证明可与脊椎动物的胶原蛋白相媲美。Heinemann 等人[40]利用肾海绵(*C. reniformis*)衍生的胶原蛋白,结合二氧化硅模板制备水凝胶,支持人骨髓间充质干细胞向成骨细胞的黏附、生长和分化。越来越多的研究表明,海绵骨胶原蛋白是骨组织工程支架的良好基底。从肾海绵中分离出的胶原蛋白也被用于通过乳化和交联制备微粒,然后将其加入水凝胶中,并评估其对药物稳定性和真皮给药的影响。此外,壳聚糖、羟基磷灰石和褐藻胶原蛋白的复合材料也可采用冷冻干燥法制备,其中 MG-63 成骨细胞能够黏附和增殖,可用于骨组织修复。

水母是一类胶质状的浮游生物,属刺胞动物门,种类多,分布广,我国近海海域水母资源丰富。大型水母伞部直径可达 2 m,中胶层非常厚实,其中胶原蛋白(122.64~693.92 mg/g,干重)约占总蛋白含量的 50%。因此,水母胶原蛋白可作为组织工程的基质成分。Addad 等人[41]则提出可以将与 EDC-NHS 交联的水母胶原蛋白替代牛或人胶原蛋白应用于生物医学领域。

从海洋腹足类动物中提取的胶原蛋白,特别是从生物不同的身体部位提取的胶原蛋白,可以与壳聚糖、羟基磷灰石和戊二醛等几种试剂交联后形成多孔结构,以进一步用于生物医学领域。虽然在组织工程和再生应用时,海洋胶原蛋白被认为具有较低的抗原性,但在体内的研究应该考虑其抗原性,以确定在人体植入物中使用所选胶原蛋白的可行性。

2. 化妆品、皮肤护理和其他医疗应用

胶原蛋白因其生物作用而被认可,在化妆品领域有着巨大的应用潜力。新一代胶原蛋白的研发为美容养颜产品的开发带来了新的目标,人们也在不断地寻找安全、廉价的成分。在这方面,目前海洋蛋白(特别是海洋胶原蛋白)被认为是化妆品行业的优良功能成分。例如,它的特性使面霜和凝胶具有高保湿作用,同时也可预见其他作用,如抗衰老、抗皱或防紫外线辐射。对于化妆品行业而言,海洋胶原蛋白是从鳕鱼、黑线鳕和鲑鱼等冷水性鱼类的鱼皮中提取的;此外,鱼鳞经过脱钙和酶解后也会产生胶原蛋白。研究发现,海洋胶原蛋白可以用于不同创伤(烧伤、移植、溃疡等)的愈合,胶原蛋白基材料主要用于防止受伤组织的水分和热量损失,同时提供一个微生物渗透屏障。此外,它们还被用于药物传递系统,如眼科学中的胶原角膜盾、蛋白传递的微丸和片剂、结合脂质体的凝胶制剂(作为透皮传递的控制材料)、基因传递的纳米颗粒等。

第二节　海洋多糖生物材料

海洋多糖是一类从海洋生物、湖泊生物体内分离、纯化得到的多糖。海洋藻类产生多种结构各异的生物活性化合物,具有多种有意义的生物活性。海洋藻类被认为是硫酸化多糖的丰富来源,硫酸化多糖包括褐藻胶、褐藻酸盐、卡拉胶、琼脂糖、卟啉和石莼胶聚糖[42]。甲壳素、壳聚糖和低聚糖是从海洋甲壳动物的外骨骼中提取的。海洋多糖的三大来源包括海洋植物多糖、海洋动物多糖、海洋微生物多糖。

海洋植物多糖特别是海藻多糖广泛分布在海洋植物中,是海洋生物中含量最丰富的多糖。而且,海藻的多糖含量非常高,占干重的 50% 以上,因此海藻多糖是开发海洋多糖药物非常重要的资源。绿藻中的主要细胞壁多糖是石莼,红藻中的主要细胞壁多糖是琼脂和角叉菜胶,棕色海藻中的细胞壁多糖是藻酸盐和岩藻。近年来,从海藻中分离出的大量多糖引起了人们将其应用于功能性食品、药品和化妆品领域的极大兴趣,其中海藻多糖与部分抗凝血剂、抗氧化剂、抗肿瘤剂和免疫调节剂等物质的药理活性密切相关。对海藻多糖化学物理性质和生物活性的基本了解对于其在功能性食品中的成功应用至关重要,并将有助于将其应用于更多领域。

海洋动物富含多糖,来源于海洋鱼类、贝类和软体动物的多糖往往具有广泛的药理活性。海洋动物多糖通常包括源自甲壳类动物的壳聚糖、来自软骨鱼类的硫酸软骨素、来自海绵的硫酸化多糖以及来自扇贝和鲍鱼的糖胺聚糖。甲壳素是N-乙酰葡萄糖胺的长链聚合物,是含量最丰富的多糖之一,通常由蟹壳和虾壳制备。壳聚糖是N-乙酰葡萄糖胺部分脱乙酰化聚合物,通过甲壳素的脱乙酰商业化生产。商业生产的壳聚糖的分子质量通常为3800~20000 Da。壳聚糖是一种线型杂多糖,由β-1,4-糖苷键连接的2-乙酰氨基-2-脱氧-D-吡喃葡萄糖和2-氨基-2-脱氧-D-吡喃葡萄糖单元组成。甲壳素和壳聚糖的化学修饰可以生成新的生物功能产物,具有良好的生物活性和理化性质。此外,据报道,从软骨鱼类中分离的海洋多糖除了半乳糖胺和葡萄糖醛酸外,还含有微量中性甘露糖、木糖和鼠李糖,具有一定的结构特异性。

海洋微生物,包括细菌、真菌和微藻,作为大量生物活性产物的优良新来源,具有相当重要的意义。其中,一些物种生活在高压、高盐、低温和缺乏营养的环境中,这种环境为海洋微生物产生与陆地生物不同的独特活性物质提供了机会。对于海洋微生物多糖,按在自然界的三种主要存在形式可分为黏附在细胞表面的海洋微生物多糖、分泌到培养基中的海洋微生物多糖、构成细胞成分的海洋微生物多糖,按在细胞内外的存在形式可分为胞壁多糖、胞内多糖、胞外多糖三类。胞壁多糖是黏附在细胞表面,构成细胞壁的主要成分和维持细胞正常形态的结构性多糖;胞内多糖存在于质膜以内或是质膜组分中,主要以糖原的形式存在,起着储存能量的作用;胞外多糖是指分泌到培养基中的多糖,它包括细菌的糖被和各种分泌到胞外的真菌多糖。按多糖的单糖组成可将微生物多糖分为同聚多糖(完全水解后生成同种单糖)和杂聚多糖(由两种或两种以上的单糖聚合而成)。按多糖上缀合基团的不同可将微生物多糖分为硫酸化多糖、磷酸化多糖、N-乙酰化多糖等。按组成结构可将微生物多糖分为重复单元聚合物(如黄原胶和K30抗原)、重复聚合物(纤维素)和非重复聚合物(海藻酸)。综上所述,具有新颖化学成分和结构特征的海洋微生物多糖在医药、食品添加剂、工业废物处理等领域具有潜在的应用前景。

一、甲壳素及其衍生物

(一)甲壳素

1.概述

甲壳素又称甲壳质、几丁质,化学式为$(C_8H_{13}O_5N)_n$,其结构式如图1-8所示,是一种由N-乙酰葡萄糖胺单元组成的聚合物,由β-1,4-糖苷键与少量脱乙酰单体单元(2-氨基-2-脱氧-D-葡萄糖)相互连接。甲壳素具有强大的分子内和分子间氢键网络,使得这种聚合物在常见有机和无机溶剂中具有不溶性。甲壳素不溶于一些常见的溶剂,如水、酸溶液、碱溶液、有机溶剂等,但溶于高浓度无机酸,如盐酸、硫酸和磷酸。

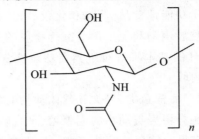

图1-8 甲壳素的结构式

甲壳素可用于生物和生物医学领域,尤其是作为组织修复的生物材料,以及包裹药物用于药物递送。

2. 分布及来源

1)分布

甲壳素在生物圈中含量丰富,是许多生物外骨骼的基本成分,通常存在于无脊椎动物中,如甲壳类动物的壳或昆虫的角质层,但也存在于绝大多数真菌、一些蘑菇外壳、绿藻、细胞壁中。

2)来源

(1)甲壳类动物。数十年来,甲壳素的甲壳类动物来源已被确定,且仍在开发中。甲壳素通常来源于甲壳类动物的外骨骼,特别是从虾壳和蟹壳中可以产生 α-甲壳素。与商用的生物聚合物相比,从虾壳中提取的甲壳素及其衍生物对革兰氏阴性菌具有较强的抑菌活性。

(2)软体动物。β-甲壳素是一种更易脱乙酰化的形式,主要来源于鱿鱼。β-甲壳素主链的平行结构导致分子间氢键较弱,使其比 α-甲壳素具有更强的溶解性、反应性、溶剂亲和力和溶胀性。

(3)真菌。除甲壳类动物外,真菌是甲壳素的第二大来源。甲壳素占真菌细胞壁质量的1%~15%,其组成与从甲壳类动物中提取的甲壳素相似。甲壳素通常存在于几种不同的真菌门中,如担子菌门、子囊菌门和接合菌门。真菌甲壳素也存在于菌丝体、茎和孢子的功能膜和细胞壁中。

(4)昆虫。昆虫体内含有30%~45%的蛋白质、25%~40%的脂肪和10%~15%的甲壳素。甲壳素聚合物存在于节肢动物、线虫和软体动物的表皮,以及昆虫的肠道中,通常从节肢动物甲壳素基组织的外骨骼中提取。在一些方面,昆虫来源的甲壳素衍生物比甲壳类动物来源的甲壳素衍生物表现出更好的效用,如在对抗沙门氏菌方面。此外,与传统来源的甲壳素相比,昆虫来源的甲壳素在提取技术、化学消耗、时间和产量方面表现出一定优势。

(5)其他。一些微藻物种的细胞壁中含有甲壳素,并且从微藻中提取的甲壳素及其衍生物在抗菌、伤口愈合和纳米胶囊形成特性等方面表现出优良特性。通过绿色微藻、酵母细胞壁、海洋硅藻、珊瑚藻和软体动物与强酸和强碱的化学反应过程来研究其性能,并在反应体系中检测出甲壳素。此外,鱼鳞也被认为是甲壳素的可能来源。

3）提取方法

除甲壳素外，甲壳中还含有蛋白质、碳酸钙等成分，需先进行酸处理，再进行碱处理，分别去除碳酸钙和蛋白质。此外，提取中常辅以脱色和净化步骤，以去除色素，获得无杂质的纯产品。

3. 应用

1）医学领域

（1）治疗神经和肌肉骨骼疾病。甲壳素已被提议作为治疗神经系统疾病的生物材料。例如，甲壳素与碳纳米管一起被用作神经生长的支架[43]。甲壳素作为一种生物可吸收管或导管被有效地用作大鼠坐骨神经缺损模型中腓肠神经移植的桥梁。甲壳素水凝胶通过保护软骨细胞免凋亡并促进巨噬细胞和软骨生成的免疫调节来修复软骨损伤。2,2,6,6-四甲基哌啶-1-氧基（TEMPO）氧化的囊状甲壳素纳米纤维（TOSCNFs）和壳聚糖活化富含血小板血浆（cPRP）的组合通过促进兔角膜（SIRC）上皮细胞中的细胞增殖和细胞迁移，在角膜损伤中诱导愈合效应。有趣的是，甲壳素不仅被认为是潜在的治疗物质，而且被认为是神经系统疾病的分子标志物。在阿尔茨海默病中，甲壳素标志物在脑内升高和积累，并促进淀粉样 β 沉积。在阿尔茨海默病患者的脑组织中也检测到了真菌甲壳素。此外，在多发性硬化症患者中发现了甲壳素积累。另外，小胶质细胞和神经元都会产生乙酰氨基葡萄糖聚合，这会导致阿尔茨海默病的神经毒性。

（2）治疗心血管和血液疾病。甲壳素已与其他物质结合用于治疗心血管疾病。例如，含有葡聚糖和石榴多酚的甲壳素通过减少肝脏和脂肪组织中的炎症标志物，恢复了伴有高脂肪饮食的载脂蛋白 E（polipoprotein E，apoE）缺陷小鼠的内皮功能。此外，甲壳素结合氧化石墨烯作为气凝胶珠，能有效地吸收血液中过量的胆红素。含有累托石纳米复合物的壳聚糖纳米凝胶可以在 121 s 内止住大鼠尾静脉的出血，与壳聚糖基止血产品相比，它具有更高的止血活性。

（3）治疗呼吸系统疾病。甲壳素渗透到人体内会产生甲壳素酶（一种调节免疫反应的酶）和甲壳素酶样蛋白 YKL-40。YKL-40 与哮喘患者病情有关。YKL-40 水平也与中性粒细胞、白细胞介素 1β（IL-1β）和血浆 IL-6 呈正相关。此外，真菌中的甲壳素在小鼠模型中可以诱导脱嗜盐渗透。甲壳素还通过诱导人支气管上皮细胞释放促炎细胞因子（包括 IL-25 和 IL-33）促进炎症反应。甲壳素被认为是免疫反应的佐剂。研究表明，在卵清蛋白诱导的气道炎症中，甲壳素通过 TLR-2 依赖性途径促进气道超敏反应。此外，甲壳素是真菌细胞壁中的主要成分。甲壳素暴露诱导巨噬细胞活化，从而上调甲壳素降解酶壳三糖苷酶的表达。壳三糖苷酶也可以治疗肺疾病，如肺结核、慢性阻塞性肺病。除了壳三糖苷酶外，急性接触性真菌病原体烟曲霉也促进了酸性哺乳动物天冬氨酸酶的功能表达，这决定了真菌哮喘的严重程度。因此，甲壳素降解酶和酸性哺乳动物天冬氨酸酶被视为呼吸道疾病的药物靶点。然而，研究证明，甲壳素类似物 AVR-25 通过抑制炎症，部分缓解了高氧诱导的实验性小鼠支气管肺发育不良模型中的肺失调。这表明，甲壳素的作用具有两面性。

（4）治疗胃肠道疾病和调节肠道微生物群。以前的许多研究已证明甲壳素对肠道疾病的潜在影响。在原脊索动物模型中，甲壳素可以保护葡聚糖硫酸钠（DSS）诱导的炎症中的肠道屏障功能。甲壳素和葡聚糖（甲壳素-葡聚糖复合物）被用作益生元。这种甲壳素-葡聚糖复合物促进了益生菌双歧杆菌在大鼠模型中的生长。有趣的是,连续3周每天在食物中摄入4.5 g甲壳素-葡聚糖复合物后,有益微生物群代谢产物增加,包括丁酸、异戊酸和己酸,而肠道微生物群组成没有发生重大变化。甲壳素也被用于制作表面脱乙酰甲壳素纳米纤维。结果表明,在大鼠非酒精性脂肪性肝炎模型中,口服80 mg/(kg·d)的表面脱乙酰甲壳素纳米纤维可减轻肝损伤和氧化应激。

(5)治疗内分泌疾病与糖尿病。甲壳素与其他化合物结合已被证明具有治疗内分泌疾病与糖尿病的效果。例如,每天口服4.5 g甲壳素-葡聚糖复合物可降低受试者体内的氧化低密度脂蛋白含量。此外,甲壳素已被用作增加生物利用度的生物材料。例如,将基于羟丙基甲壳素的可注射热敏水凝胶加入鲑鱼降钙素中,可以实现鲑鱼降钙素的长期持续释放。

(6)治疗炎症性疾病。炎症通常是人体对抗病原体、伤害或毒素的重要防御机制。甲壳素已被用作抑制炎症的生物材料。例如,在实验性特应性皮炎小鼠模型中,甲壳素纳米纤维通过抑制NF-κB来抑制皮肤炎症。然而,许多研究表明甲壳素是一种炎症诱导剂。例如,甲壳素在肥胖受试者的体外外周血单核细胞中诱导炎症,其中甲壳素通过活化2型固有淋巴细胞和γδT细胞引起炎症反应。此外,甲壳素可以增强IL-33的分泌,从而促进由猪瘟素诱导的哮喘小鼠树突状细胞分泌IL-1β。然而,研究证明,真菌甲壳素通过NOD2和TLR-9激活包括IL-10在内的抗炎细胞因子,这表明甲壳素暴露引发炎症反应,以及作为负反馈调节炎症过程的抗炎反应。

(7)治疗癌症。甲壳素有望成为一种抗癌剂和抗癌药物载体。研究表明,甲壳素酶3样蛋白1(CHI3L1)在乳腺癌细胞中被上调并促进促炎介质生成,该过程可被甲壳素抑制。此外,以各种形式制备的甲壳素可以对抗癌症。例如,银包埋的甲壳素纳米复合物促进人类乳腺癌细胞(MCF-7)的细胞毒性。甲壳素-葡聚糖-醛-槲皮素复合物在巨噬细胞癌细胞系(J774)中诱导的细胞毒性对外周血单核细胞(PBMC)没有毒性作用。此外,甲壳素已被用于抗癌药物输送。例如,甲壳素与含有阿霉素的聚(L-乳酸)复合纳米凝胶可诱导肝癌HepG2细胞的细胞毒性,并增强抗癌药物的疗效。甲壳素纳米颗粒含有抗癌天然产物鞣花酸,可抑制乳腺癌细胞生长。

(8)延缓衰老。当前,我国的人口老龄化处在不断加速的过程中,给社会和经济发展带来巨大挑战。氧化应激是衰老的主要促进因素。抗氧化剂被认为是延缓衰老的治疗剂。

甲壳素对螯合2,2-联苯基-1-苦基肼基(DPPH)自由基具有自由基清除活性。甲壳素也是制作抗氧化剂容器的生物材料。例如,含有褪黑素、维生素E和β-葡聚糖的甲壳素纳米晶体复合物在人类受试者中可以减少皱纹,并产生更好的皮肤外观。甲壳素-葡聚糖-醛-槲皮素复合物也具有强大的抗氧化活性。有趣的是,甲壳素纳米纤维和纳米甲壳素可以模拟细胞外基质,因此这些药物已被用于制作延缓衰老的药膏。

(9)促进伤口愈合。甲壳素是伤口愈合生物材料的主要成分之一。甲壳素因其安全性和快速组织恢复性能而被用于伤口缝合。此外,通过与其他成分的整合,可以提高甲壳素对伤口愈合的效果。例如,新型可吸收外科缝线双乙酰甲壳素在使用后42 d内最终被吸收,无组织反应,并促进体内皮肤更快再生。令人关注的是,甲壳素通过MyD88依赖的途径加速伤口愈合,随后是 TGF-β/Smad 途径。此外,用清洁剂次氯酸清洗瘦素缺陷型糖尿病小鼠感染铜绿假单胞菌的伤口,并以纳米纤维的形式制备银纳米粒子/甲壳素复合材料,可以降低伤口感染程度。甲壳素两亲离子/季铵盐具有抗菌和抗感染作用,也用于促进伤口愈合。甲壳素-木质素凝胶也可作为一种类似细胞外基质的支架材料,尤其是具有持续药物释放特性的含抗生素的伤口敷料。近年来,甲壳素已被用作一种组织黏合剂。含有羧甲基壳聚糖和右旋糖苷双醛的席夫碱交联水凝胶的甲壳素纳米晶须增强了材料间的黏合强度,没有细胞毒性和抗菌作用。此外,甲壳素纳米纤维也被用作生物材料。例如,将0.5%的甲壳素纳米纤维添加到壳聚糖海绵中可以比商业止血剂更快地阻止动脉出血。

2)其他领域

(1)化妆品。甲壳素及其衍生物被用于牙膏、护手霜、身体霜以及护发产品等的生产。甲壳素衍生物对皮肤的滋润度取决于其分子质量和脱乙酰程度;其对头发有保护作用,可以防止头发发生机械损伤,也有防静电作用。高分子质量甲壳素衍生物可以提高乳液的耐水性,防止阳光照射,从而提高了乳液的成膜能力。

(2)农业与食品保鲜。来自真菌细胞壁或甲壳类动物外壳的甲壳素衍生物对植物病原体,如真菌和细菌的生长具有抑制作用,并诱导植物对真菌、病毒或类病毒感染产生抗性。喷洒甲壳素衍生物的豆苗几乎不感染病毒,在土壤中添加甲壳素可以有效消除某些植物病害。一些甲壳素衍生物如磺苯甲酰壳聚糖可以作为天然防腐剂,通过抑制假单胞菌、沙门氏菌、气单胞菌等菌株的生长,可在约5℃的温度下延长食品储存时间。甲壳素衍生物还能使马铃薯致病菌分泌的半乳糖醛酸酶、果胶裂解酶和甲基酯酶失活。

(3)纺织工业。甲壳素及其衍生物可以用于纺织工业中人造纤维的生产,并作为纺织纤维的饰面、涂料和纺织助剂。然而,甲壳素及其衍生物形成的纤维具有较低的拉伸强度,因此,甲壳素及其衍生物只能作为纤维素、尼龙、棉花和羊毛纤维的涂层材料。

(4)吸附剂和酶载体。甲壳素衍生物的高孔隙率和特殊化学性质使其对重金属离子如镉离子、铬离子、铜离子、铅离子、汞离子和铀酰离子具有很强的亲和力。其吸附能力和选择性优于沸石、活性炭以及传统方法中用于减少地表水或工业废水污染的有机吸附剂。许多研究证实了甲壳素及其衍生物作为酶载体的适用性。酶可以通过化学连接或吸附固定在部分脱乙酰的甲壳素上。脱乙酰化甲壳素涂层活化的磁珠适合作为酶载体,易于从反应介质中分离。

4. 局限性

甲壳素利用的局限性在于其对人体,尤其是对人类呼吸道的潜在毒性。根据已有研究,呼吸道中的甲壳素暴露诱导了甲壳素酶的产生,这与哮喘患病率呈正相关。此外,甲壳素暴露于呼吸道可触发先天性免疫反应,尤其是激活巨噬细胞和嗜酸性粒细胞。此外,甲壳素不溶于水。然而,在13周的饮食试验中口服5%的甲壳素对大鼠的胃肠道没有明显的毒性。因此,甲壳素的不良反应似乎取决于摄入途径。与甲壳素相比,几项研究表明,口服壳聚糖和壳寡糖的毒性较小。此外,壳寡糖可以溶解于水。壳聚糖和壳寡糖已被美国食品药品监督管理局(FDA)批准为食品添加剂。

目前,甲壳素和壳聚糖已被用作促进伤口愈合和药物输送的生物材料。此外,甲壳素和壳聚糖已与其他化学物质结合,以提高治疗效果。有趣的是,甲壳素的热稳定性、化学耐受性以及甲壳素的天然来源揭示了生物材料产生的各种程序。基于这些优点,需要进一步开发甲壳素,以生产适用于治疗各种人类疾病的更好的生物材料。然而,开发用于药物应用的甲壳素还需要进一步的实验来提高其安全性和有效性。

(二)壳聚糖

1. 概述

壳聚糖是甲壳素的 N-脱乙酰基产物(见图 1-9)。甲壳素、壳聚糖、纤维素三者具有相近的化学结构:纤维素的 C2 位上是羟基,甲壳素、壳聚糖的 C2 位上分别连接一个乙酰氨基和氨基(见图 1-10)。壳聚糖是由甲壳素脱去乙酰基转变而来,其溶解性大为改善,可溶于弱酸中,如甲酸、乙酸等,但仍不溶于水。甲壳素和壳聚糖具有生物降解性、细胞亲和性和生物效应等许多独特的性质,尤其是含有游离氨基的壳聚糖,是天然多糖中唯一的碱性多糖。壳聚糖的 N-乙酰葡萄糖胺含量低于由 β-1,4-糖苷键连接的 D-葡萄糖胺。壳聚糖分子结构中的氨基基团比甲壳素分子中的乙酰氨基基团反应活性更高,使得该多糖具有优异的生物学功能并能进行化学修饰反应。因此,壳聚糖被认为是比纤维素具有更大应用潜力的功能性生物材料。

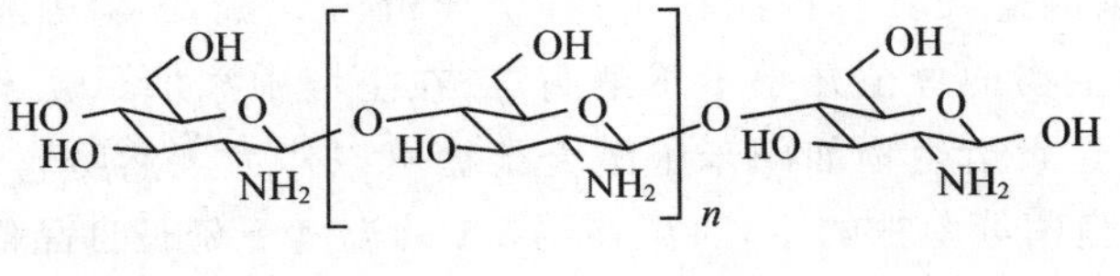

图 1-9　壳聚糖的结构

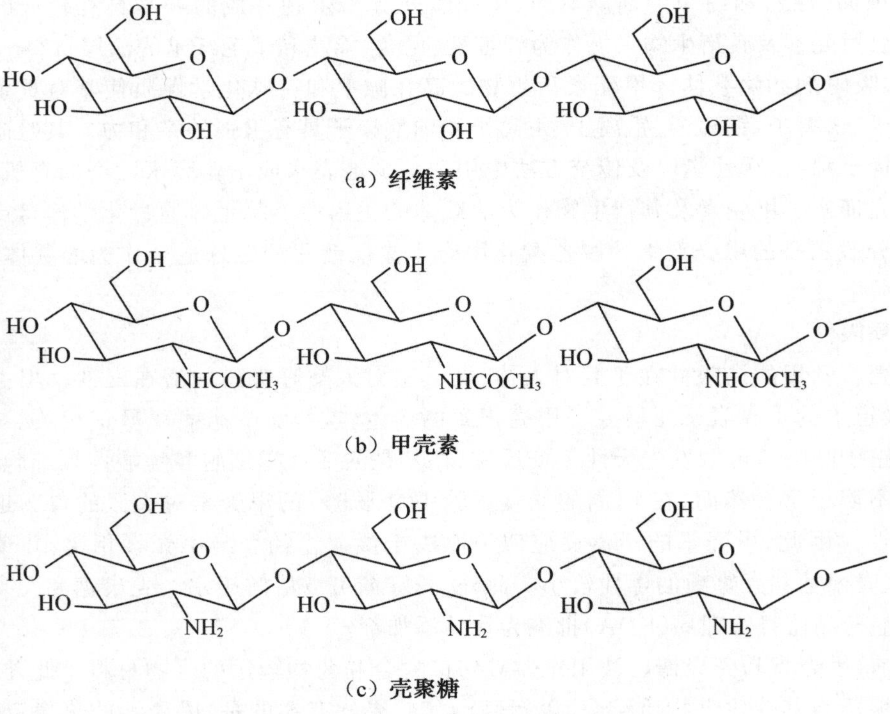

（a）纤维素

（b）甲壳素

（c）壳聚糖

图 1-10　纤维素、甲壳素和壳聚糖的结构比较

2. 理化性质

壳聚糖又名脱乙酰甲壳素、可溶性甲壳素、聚氨基葡萄糖,为类白色粉末,无臭,无味,微溶于水,几乎不溶于乙醇。壳聚糖是一种阳离子聚胺,在pH< 6.5时电荷密度高,因此可吸附于阴离子表面并可与金属离子螯合。壳聚糖是一种带有活泼羟基与氨基的线型聚电解质,可与其他物质发生化学反应。

纯净的壳聚糖为白色或灰白色半透明的片状固体,溶于稀酸呈黏稠状,在稀酸中壳聚糖的β-1,4-糖苷键会慢慢水解,生成低分子质量的壳聚糖,溶于酸性溶液形成带正电的阳离子基团。壳聚糖在溶液中是带正电荷的多聚电解质,具有很强的吸附性。壳聚糖分子中含有氨基,具有碱性,在胃酸的作用下可生成铵盐,使肠道环境转为碱性,改善酸性体质。

3. 应用

壳聚糖通常被用作生物材料,尤其是用于药物输送系统,并与其他物质结合使用以提高其疗效。壳聚糖具有生物降解性、生物相容性、抑菌、抗癌、降脂、增强免疫等多种生理功能,广泛应用于食品加工、纺织、农业、环保、美容保健、化妆品、抗菌剂、医用纤维、医用敷料、人造组织材料、药物缓释材料、基因转导载体、医用可吸收材料、组织工程载体材料等众多领域。

壳寡糖是壳聚糖的低聚物。壳寡糖的聚合度小于55,分子质量小于10 kDa。壳寡糖有多种生物医学用途,如用于开发药物输送系统、功能性食品,以及治疗寻常痤疮的药物。

1)医学领域

(1)治疗神经和肌肉骨骼疾病。与甲壳素相比,壳聚糖和壳寡糖因其对神经系统疾病,尤其是阿尔茨海默病的疗效而被广泛研究。抑制乙酰胆碱酯酶的产生是治疗阿尔茨海默病的目标。具有90%脱乙酰度和低分子质量(1~5 kDa)的壳寡糖抑制PC12细胞系中乙酰胆碱酯酶和Aβ片段(25~35 kDa)诱导的乙酰胆碱酯酶活性的蛋白质表达。此外,咖啡酸共轭壳寡糖可以有效抑制β-淀粉样前体蛋白裂解酶的活性,这是阿尔茨海默病中Aβ肽形成的限速步骤。

壳聚糖已被用作神经治疗的生物材料[44]。例如,两亲性羧甲基壳聚糖水凝胶可以提高细胞活力,并维持用于角膜重建的诱导多能干细胞的干细胞样基因表达。壳寡糖加硅酸钙和明胶用于皮质骨修复和骨折固定植入。研究发现,在冻干过程中,壳聚糖涂层改善了水分散性和载体的稳定性。壳聚糖被用于制作纳米胶囊,通过鼻腔给药将$p38$抑制剂输送到大脑。壳聚糖和聚乙烯醇纳米纤维支架通过提升细胞活力、细胞黏附力,促进细胞生长和细胞在支架上的扩散,促进骨骼肌再生。壳聚糖与层粘连蛋白和聚乳酸-乙醇酸通过促进神经再生有效修复神经损伤。壳聚糖通过促进瘢痕形成、增加神经纤维、加厚髓鞘和提高神经传导速度,在腮腺切除术兔模型中与透明质酸结合,有助于功能缺损神经的再生。此外,壳聚糖作为与间充质干细胞或角蛋白结合的桥梁,也被用于神经修复。

(2)治疗心血管和血液疾病。在载脂蛋白E缺乏小鼠模型中,在饮食中口服5%的壳聚糖可降低血清胆固醇和甘油三酯的水平。壳聚糖作为一种补充物,可以下调高脂饮食大鼠体内与肥胖有关的标志物水平,如瘦素。壳寡糖可以促进胆固醇在肝脏、胆汁和粪便中的积累,并通过胆固醇逆向转运途径降低血清胆固醇水平。此外,壳寡糖可以下调LPS诱导的选择素和细胞间黏附分子-1的mRNA表达,这是通过MAPK途径抑制神经上皮细胞炎症反应。

口服壳寡糖可以降低动脉粥样硬化的标志物水平,包括主动脉的病变区域或主动脉根部的斑块区域。在Sprague-Dawley(SD)大鼠中,与仅水灌胃相比,通过摄入壳寡糖结合运动(如跑步)可以增加脾脏/体重比和肺/体重比,从而改善免疫系统功能。有趣的是,在小鼠后肢缺血模型中,壳聚糖通过调节肠道微生物群改善血液灌注并促进血管新生。此外,壳聚糖被用作输送阿霉素的药物载体,用于血液恶性肿瘤的治疗。通过合成CD47抗体壳聚糖/透明质酸聚电解质复合物可以下调载脂蛋白E缺陷小鼠的DNLRP3炎症体表达,进而抑制动脉粥样硬化斑块的产生。

(3)治疗呼吸系统疾病。与甲壳素相比,壳寡糖已被证明对呼吸道疾病具有潜在的治疗作用。在$PM_{2.5}$诱导的肺病大鼠模型中,单剂量口服壳寡糖(500 mg/kg)可以通过降低乳酸脱氢酶、IL-8和肿瘤坏死因子α(TNF-α)来减轻$PM_{2.5}$诱导的肺部炎症。壳寡糖(100 kDa和90%脱乙酰)通过降低$p38$和ADMA(一种内源性一氧化氮合酶的抑制剂,与高血压发病率呈正相关)蛋白表达,并恢复ADMA的水解酶二甲基精氨酸二甲胺水解酶1(DDAH1)的活性,可以预防冲击诱导的小鼠肺组织中的炎症、氧化应激和凋亡。此外,通过下调包括IL-4、IL-5、IL-13和TNF-α在内的促炎症细胞因子的蛋白质水平和mRNA水平,口服16 mg/(kg·d)的低分子质量壳寡糖可减少小鼠IgE诱导的相关炎症。

(4)治疗肾脏疾病。壳聚糖和壳寡糖对肾脏疾病有潜在的治疗作用。壳聚糖与绞股蓝和益母草的组合用于通过抑制腺嘌呤诱导的慢性肾衰竭中的炎症来缓解慢性肾衰竭。壳聚糖与没食子酸的结合减少了草酸钙晶体(主要是肾结石)的形成,具有抗氧化作用。壳聚糖作为ACAT饮食改善了国际肾脏病学会(IRIS)第三和第四阶段老年猫的肾功能和生活质量。脱乙酰度超过90%的0.1%的壳寡糖可以通过降低肾二肽酶活性(急性肾衰竭的诊断标志物)预防甘油诱导的大鼠急性肾衰竭。此外,带有羧甲基的壳寡糖减轻了阿霉素诱导的肾损伤,并提高了大鼠的抗氧化能力。有趣的是,在人类肾癌细胞和异种移植肿瘤模型中,壳寡糖触发G2/M期阻滞,促进内质网应激途径,抑制肿瘤生长。此外,壳寡糖具有螯合特性,可化解人类近端肾小管上皮细胞中的贫铀细胞毒性。50 μg/mL和100 μg/mL的壳寡糖通过激活钙/钙调蛋白依赖性蛋白激酶(CaMKKβ)诱导的磷酸腺苷依赖的蛋白激酶(AMPK)通路减少了肾囊肿的生长,而不产生细胞毒性。此外,壳聚糖的解毒特性已应用于血液透析。摄入的壳聚糖通过与这些分子结合降低了吲哚硫酸盐和磷酸盐的水平。壳聚糖也被用作靶向肾脏的siRNA递送系统。例如,壳聚糖能够有效地覆盖siRNA,从而抑制PDGF-B(血小板衍生生长因子基因的一种)和PDGFRβ(血小板衍生生长因子受体的一种)的功能表达。壳聚糖还被用作生物材料,与胶原蛋白结合用于培养人肾近端小管细胞。

(5)治疗胃肠道疾病和调节肠道微生物群。壳聚糖和壳寡糖对胃肠道有益,尤其是作为动物营养补充剂和人类食品补充剂。在家畜中,壳寡糖已被用作动物饲料中的饲料添加剂。研究表明,在饲料中添加100 mg/kg的二元壳寡糖可改善断奶仔猪的生长性能,减少腹泻,提高养分消化率,以及降低断奶仔猪中的大肠杆菌感染率。此外,在日粮中添加100 mg/kg的壳聚糖和锌作为饲料添加剂,可以提高消化酶(如淀粉酶)的活性,减少腹泻,改善断奶仔猪的生长性能。然而,壳聚糖与益生菌(如粪肠球菌)的混合并没有显著降低腹泻的严重程度,并影响大肠杆菌感染的接种断奶仔猪的生长性能。此外,高分子质量壳寡糖(20~30 kDa)仅提高了断奶仔猪中紧密连接蛋白(ZO-1)的表达,并降低了IL-1β和TNF-α的mRNA表达,而不影响腹泻、平均增奶量、增重饲料比和抗氧化能力,这表明特定形式的壳寡糖在断奶仔猪中具有疾病治疗作用。此外,脱乙酰度为90%的低分子质量壳寡糖(8 kDa)可以改善断奶仔猪的消化吸收能力,增加肠绒毛长度,促进肠道细胞增殖。饮用水中口服200 mg/(kg·d)壳寡糖也可以保护肠道免受糖尿病小鼠葡萄糖代谢和肠道失调的影响。在细胞水平上,100 µg/mL低分子质量右旋壳寡糖(约5 kDa)通过CaSR-PLC-IP3信号通路加速紧密连接组装并抑制霍乱毒素诱导的肠液分泌肠上皮细胞中受体通道介导的AMPK激活。壳寡糖抑制促炎细胞因子的mRNA表达,并抑制棕榈酸诱导的HepG2细胞脂质沉积和高脂饮食小鼠中PPARγ(一种核受体,全称为过氧化物酶体增殖物激活受体γ)的下调。许多报道显示,壳聚糖和壳寡糖可以调节肠道微生物群。壳寡糖的分子质量和脱乙酰度是影响人类肠道微生物群组成以及肠道疾病治疗效果的主要决定因素。例如,一种高度脱乙酰化的壳寡糖可以减少人类肠道中的双歧杆菌属(人类肠道中的直肠大肠杆菌/球状芽孢杆菌、溶组织类芽孢杆菌/普氏杆菌种群),脱乙酰度大于95%的壳寡糖可以还原如乳杆菌、双歧杆菌和脱硫弧菌等与炎症性肠病相关的有益细菌。3 kDa壳寡糖可以缓解肠道生态失调,并下调在氮氧甲烷和硫酸右旋糖苷钠诱导的结直肠癌小鼠模型中的促炎细胞因子的mRNA表达。壳寡糖通过下调炎症基因的表达和调节肠道微生物群,可以改善饮食诱导肥胖小鼠的肝脂肪变性和肝损伤,降低甘油三酯和游离脂肪酸水平。壳聚糖通过调节GBCL-2/Bax(一种信号通路)、TNF-α和转化生长因子β(TGF-β)的表达来保护肝脏免受缺血再灌注损伤,通过与灵芝多糖的结合来预防脂质代谢紊乱,缓解更年期症状,并预防肠道缺血。此外,高分子质量壳聚糖被作为纳米粒用于肠道给药。例如,400 kDa壳聚糖与负载胰岛素的壳聚糖纳米颗粒结合,提高了胰岛素释放的生物利用度。有趣的是,壳聚糖纳米颗粒还被用作饲料添加剂,用于改善断奶仔猪的生长性能和免疫力。

除了甲壳素、壳聚糖和壳寡糖,还有一些其他多糖对肠道疾病有治疗作用。例如,甘露寡糖(10 µmol/L)通过AMPK激活促进T84细胞的肠道载体功能,低聚果糖(0.1 mg/mL)通过激活T84细胞中的AMPK加速肠道载体紧密连接重组。

(6)治疗内分泌疾病与糖尿病。据报道,壳聚糖与二甲双胍(一种治疗2型糖尿病的药物)联合使用可协同提高药物疗效,并降低药物过量的致死效应。此外,壳寡糖已被应用于糖尿病的药物输送系统,如壳聚糖微囊化的胰岛素、壳聚糖稳定的硒纳米颗粒、壳聚糖包裹的白藜芦醇、用于二甲双胍的TiO₂纳米管阵列的壳聚糖涂层、用于改善糖尿病治疗效果的壳聚糖纳米颗粒和壳聚糖水凝胶。有趣的是,将壳寡糖作为糖尿病治疗药物或补充剂已经研究了十多年。蛋白质组学数据证明了口服壳寡糖对瘦素缺陷型糖尿病小鼠的降糖效果和减肥作用。与高分子质量壳寡糖相比,低分子质量壳寡糖(约1.2 kDa)促进了原代培养胰岛细胞和胰岛B细胞系中的细胞增殖,并改善了胰岛素敏感性。使用分子质量为1.3 kDa、脱乙酰度为55%的壳寡糖作为一种口服胰岛素输送系统,显示出很高的降糖效果。此外,壳寡糖已被用作治疗糖尿病的食物补充。例如,GO2KA1是一种商业化的壳寡糖补充剂,通过调节餐后血糖,对糖尿病前期受试者的血糖控制具有效果。GO2KA1可以促进葡萄糖进入肠上皮细胞,增强脂肪细胞分化,上调PPARγ表达。GO2KA1已被用于临床试验。研究发现,GO2KA1可以有效降低糖耐量受损和空腹血糖受损受试者的餐后血糖水平。然而,目前尚不清楚壳寡糖是否具有直接的或间接的抗糖尿病作用。研究还表明,壳寡糖通过调节肠道微生物群发挥抗糖尿病作用。与标准抗糖尿病药物吡格列酮相比,壳寡糖与黄嘌呤衍生物结合可以改善肝脏和肾脏功能。壳寡糖还可以上调白色脂肪组织中褐变基因的表达和棕色脂肪组织的产热活性,从而减轻肥胖大鼠的肥胖程度。壳寡糖以片剂的形式应用,对高脂饮食诱导的高脂血症大鼠的血脂水平调节和胆固醇排泄基因(包括$CYP7A1$、LXR、$PPAR\text{-}\alpha$和$LDLR$)的下调具有促进作用。此外,壳寡糖减少了HepG2细胞系的内质网应激。有趣的是,在正常的Sprague-Dawley大鼠中,壳寡糖没有诱发任何肝毒性效应器脂质代谢紊乱。

(7)治疗炎症性疾病。研究发现,壳聚糖可以下调原代人巨噬细胞中的甲壳素酶蛋白YKL-40。羧甲基壳聚糖被证明对小鼠有抗炎作用。通过抑制NF-κB(一种蛋白质复合物)途径,口服壳寡糖20 mg/(kg·d)可以减轻葡聚糖硫酸钠(DSS)诱导的小鼠急性和慢性结肠炎。在脂多糖诱导的肠上皮细胞炎症中,壳寡糖可以下调NF-κB下游靶点(如COX-2)以及上游靶点(如TLR-4)。此外,50~200 μg/mL的高度乙酰化壳寡糖可抑制PI3K/Akt信号通路的蛋白质表达,该通路参与RAW264.7巨噬细胞中促炎细胞因子的产生。壳寡糖的理化性质和制备工艺影响其抗炎作用。研究表明,42%的完全脱乙酰化低聚物加上54%的壳寡糖单乙酰化低聚物可减轻炎症,而50%的完全脱乙酰化低聚物加上27%的单乙酰化低聚物可加重原始RAW264.7巨噬细胞炎症。在致敏小鼠中,壳寡糖通过下调IL-4、IL-5和IL-13以及上调γ干扰素(IFN-γ)来对抗虾原肌球蛋白诱导的食物过敏。壳寡糖(200 mg/kg)可以通过降低肝脏IL-1β浓度来预防热应激诱导的炎症反应。除甲壳素和壳寡糖外,低聚果糖和酵母多糖分别对肠道L细胞中TNF-α诱导的胰高糖素样肽-1(GLP-1)分泌和DSS诱导的小鼠结肠炎具有抑制作用。

(8)抗肿瘤。有报道称壳聚糖和壳寡糖具有潜在的抗肿瘤作用。例如,壳聚糖可以在包括SKMEL38细胞、RPMI7951细胞和A375细胞在内的人类黑色素瘤细胞系中减少细胞增殖、刺激凋亡效应和减少细胞黏附。口服500 mg/(kg·d)的壳寡糖可通过NF-κB抑制和AMPKA激活消除与结肠炎相关的结直肠癌的肿瘤进展。壳寡糖调节细胞自噬,抑制549肺癌细胞系的细胞增殖。低分子质量壳寡糖诱导口腔鳞状细胞癌(SCC)细胞的细胞毒性降低、细胞周期阻滞和凋亡,对非癌角质形成细胞(HaCaT)细胞系没有任何影响。壳聚糖与其他化合物结合可以增强抗癌效果。例如,羧甲基壳聚糖通过抵抗肿瘤血管生成抑制小鼠肝肿瘤生长,壳聚糖硒酸盐抑制肺癌549细胞的癌细胞活力并促进癌细胞凋亡。此外,5-氟尿嘧啶共轭壳寡糖、香草醛、吲哚美辛共轭壳寡糖纳米粒和硫代鸟嘌呤共轭壳聚糖被用于癌症药物递送系统。

(9)延缓衰老。壳寡糖已被广泛用作抗氧化剂。研究发现,壳寡糖在LPS诱导的氧化应激中恢复了氧化还原平衡。脱乙酰度为90%的壳寡糖能有效抑制大鼠的氧化应激。几项研究证实了壳聚糖和壳寡糖对多种动物模型的氧化应激的治疗作用,包括衰老小鼠、断奶仔猪、过氧化氢诱导的大鼠和热应激大鼠。有研究表明,壳寡糖通过上调NRF2抗氧化信号传导恢复了衰老诱导的肝功能障碍。壳聚糖-没食子酸、合成羧甲基壳聚糖、壳聚糖-

鞣花酸和硒化壳聚糖硫酸盐也被证明具有抗氧化活性。

(10)抗传染病。许多报道证明了壳寡糖的抗菌和抗真菌作用。壳寡糖(10 kDa)对丙酸杆菌具有较好的抗菌效果,最低抑菌浓度为32～64 μg/mL。在体内外模型中,壳聚糖降低了微小隐孢子虫卵囊的存活率,抑制了微小隐孢子虫的增殖。此外,壳寡糖还能杀死金假丝酵母菌,包括非聚集型(NCPF 8973)和聚集型(NCPF 8978)。平均聚合度为32、乙酰化分数为0.15的壳寡糖可以抑制念珠菌属的增长。壳寡糖可以通过促进包括活性氧积累、线粒体醛固酮功能和半胱天冬酶激活在内的真菌凋亡级联反应,发挥抗真菌作用。此外,N,N,N-三甲基-O-(脲基吡啶)乙酰壳聚糖衍生物、壳寡糖功能化银纳米颗粒、壳寡糖修饰的金纳米颗粒和壳寡糖-N-氯曲酸-甘露醇聚合物被证明具有抗菌应用前景。

2)其他领域

(1)医用敷料。用壳聚糖纤维制成的医用敷料的性能优于纱布、绷带、止血棉等,主要用于烧烫伤的治疗。其优点是可以减轻伤口疼痛,具有极好的氧通透性,可以通过体内酶自然降解,加快伤口愈合。

(2)农业。经过壳聚糖处理的植物种子发芽率高,产率也高。小麦种子经过壳聚糖处理后,抗土壤真菌的能力增强,麦秆的抗倒伏能力提高,产量提高。壳聚糖还可以阻止植物病原菌细胞的发育生长,诱导出宿主植物对病原菌的防御机能。此外,壳聚糖也可用于杀虫剂、除草剂的控释。

(三)甲壳素与壳聚糖的异同

壳聚糖的溶解性与脱乙酰度、分子质量、黏度有关。脱乙酰度越高,分子质量越小,壳聚糖越易溶于水;脱乙酰度越低,分子质量越大,壳聚糖的黏度越大。壳聚糖具有很好的吸附性、成膜性、通透性、成纤性、吸湿性和保湿性。脱乙酰度和黏度是壳聚糖的两项主要性能指标。

1. 理化性质

1)溶解性

甲壳素和壳聚糖在常见溶剂中的溶解性差,这限制了它们的应用范围。

甲壳素具有很强的分子内和分子间氢键网络,这使该聚合物在常见的有机和无机溶剂中具有不溶性。甲壳素不溶于一般溶剂,如水、低浓度酸溶液、碱溶液、有机溶剂等。但是,它可溶于高浓度的无机酸,如盐酸、硫酸和磷酸。甲壳素的溶解度与分子质量无关,而与由N-乙酰氨基的数量所反映的乙酰化程度有关。

壳聚糖不溶于水和大多数有机溶剂,相反,在pH = 6.5以下的大多数酸性水溶液,如乙酸、柠檬酸、甲酸、乳酸等溶液中可溶;也溶于一些其他溶剂,如二甲基亚砜、对甲苯磺酸。

2)吸附性

因为甲壳素和壳聚糖中氮含量高(6.89%),所以它们是性能优异的螯合剂,可通过螯合和离子交换吸附重金属离子、染料等。

3)多功能性

甲壳素和壳聚糖的分子链上具有氨基、羟基等多种活性官能团,可以进行交联、接枝

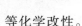

等化学改性。

4）成膜性

甲壳素和壳聚糖均具有较好的成膜性及透气性。

5）生物降解性

甲壳素和壳聚糖是天然高分子物质，具有优异的降解性能，通过自然界中的甲壳素酶、溶菌酶和壳聚糖酶等可将其完全降解。

6）无毒

甲壳素是天然多糖，没有毒性和不良反应，其安全性和砂糖近似（砂糖的致死量为18 g/kg，而甲壳素为16 g/kg）。

7）生物相容性

甲壳素和壳聚糖分别被降解为N-乙酰葡萄糖胺和葡萄糖胺，这两种物质在人体中本来就存在，所以其有优异的生物相容性。

2. 化学修饰

甲壳素和壳聚糖活性官能团如氨基和羟基的存在，是允许对其进行各种化学修饰的主要条件。甲壳素和壳聚糖经过化学改性后，在水或有机溶剂中的溶解度提高，有利于其作为新型功能生物材料的不断发展。

1）酰化反应

甲壳素和壳聚糖的酰化反应是其化学改性研究中最早开始研究的一种反应。在均相条件下，壳聚糖与乙酸酐和乙酰氯可实现乙酰化反应，脱乙酰程度受反应条件的影响相对可控。乙酰化反应优先在壳聚糖的游离氨基上进行，然后在羟基上缓慢进行。甲壳素和壳聚糖在均相条件下进行脱乙酰或乙酰化反应，得到脱乙酰率为50％的甲壳素和乙酰化率为50％的壳聚糖，它们是水溶性的甲壳素和壳聚糖衍生物，可以用作化学改性的起始原料（见图1-11）。

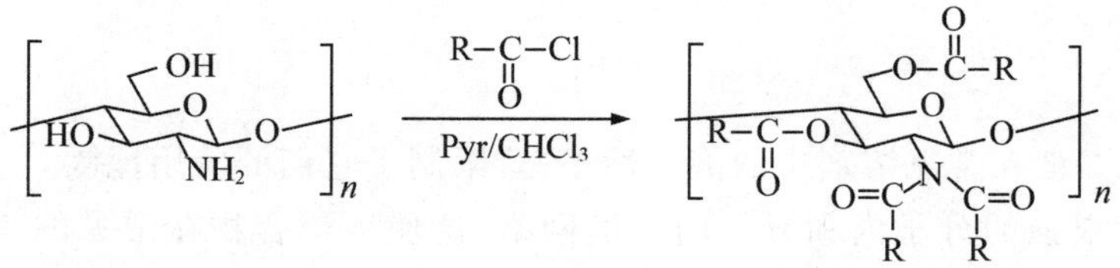

图 1-11　壳聚糖酰化反应原理

2）烷基化反应

将烷基引入甲壳素和壳聚糖后将产物作为分支多糖类似物，有望产生新的化学和生物功能。甲壳素的O位反应通常是先制备成三苯甲基甲壳素，然后再与其他试剂进行反应（见图1-12）。

3）羟基化反应

羟基甲壳素和壳聚糖衍生物的合成，一般是在碱性介质中进行的。用碱性甲壳素和环氧乙烷进行羟乙基化反应可得到羟乙基甲壳素（见图1-13）。用2-氯乙醇替代环氧乙烷也可得到相同产物。

4)羧基化反应

在甲壳素和壳聚糖衍生物中引入羧基,可使其具有阴离子或两性性质。甲壳素与一氯乙酸在强碱条件下的羧甲基化是在甲壳素的C6羟基上引入羧基的一种简便方法。这些衍生物是水溶性的,其作为生物材料的应用备受关注。

羧甲基化甲壳素由碱性甲壳素和氯乙酸反应制得(见图1-14)。

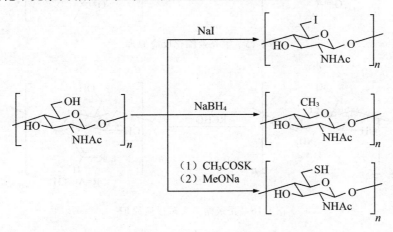

图1-12　甲壳素烷基化反应原理

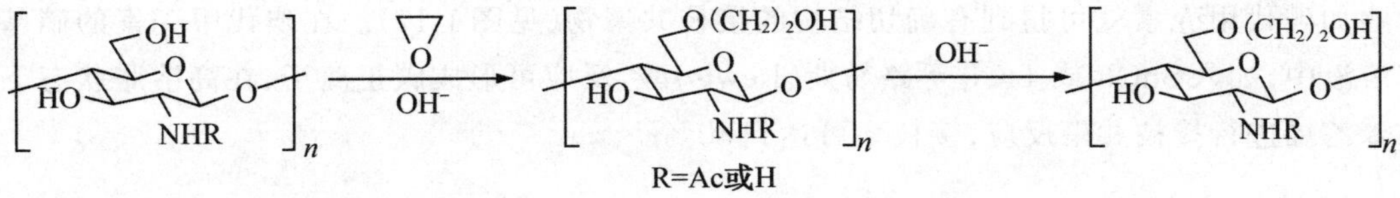

图1-13　甲壳素羟基化反应原理

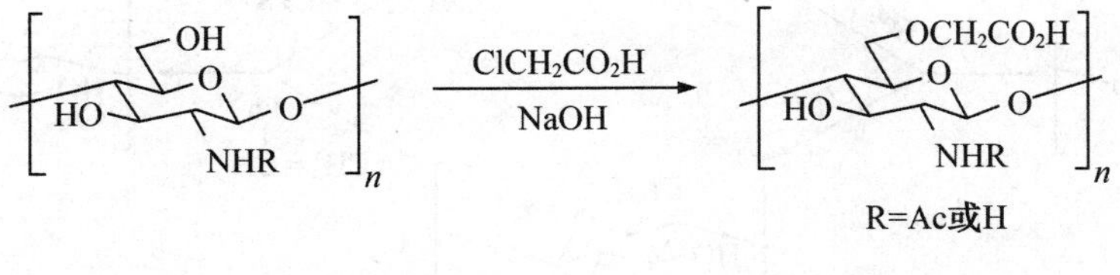

图1-14　甲壳素羧基化反应原理

5)酯化反应

甲壳素和壳聚糖的糖残基上都有羟基,故能被各种酸和酸的衍生物酯化。与无机酸反应可生成硫酸酯、黄原酸酯、磷酸酯、硝酸酯等,与有机酸反应可生成乙酸酯、苯甲酸酯、长链脂肪酸酯、氰酸酯等。

在二氯甲烷中,用氯磺酸处理甲壳素可得到甲壳素硫酸酯(见图1-15)。

6)席夫碱反应

壳聚糖上的氨基可以与醛酮发生席夫碱反应(见图1-16),生成相应的醛亚胺多糖和酮亚胺多糖。可用此反应来保护游离氨基,在羟基上引入其他基团。

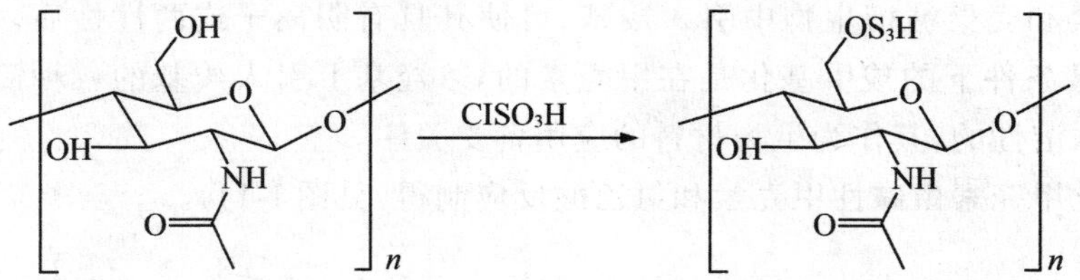

图 1-15　甲壳素酯化反应原理

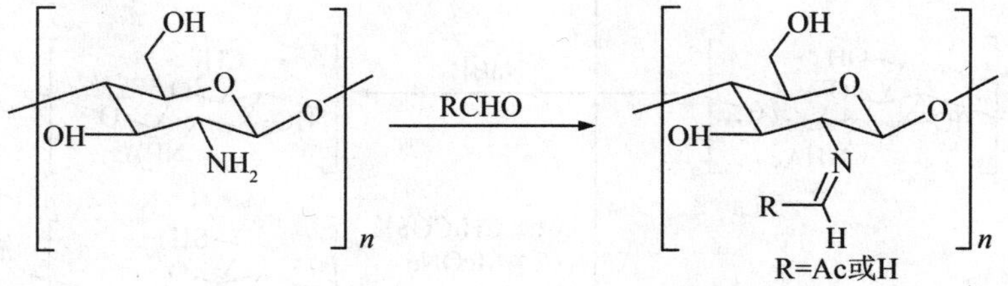

图 1-16　壳聚糖席夫碱反应原理

7)接枝

通常甲壳素的接枝共聚反应不能确定引发位置和所得产物的结构,而用甲壳素的衍生物如碘代甲壳素就可得到有确切结构的接枝共聚物(见图1-17)。在碘代甲壳素的硝基苯溶液中,加入 SnCl₄ 或 TiCl₄ 等路易斯(Lewis)酸,反应可形成碳正离子,在高溶胀状态下与苯乙烯进行接枝共聚反应,接枝率可达到80%。

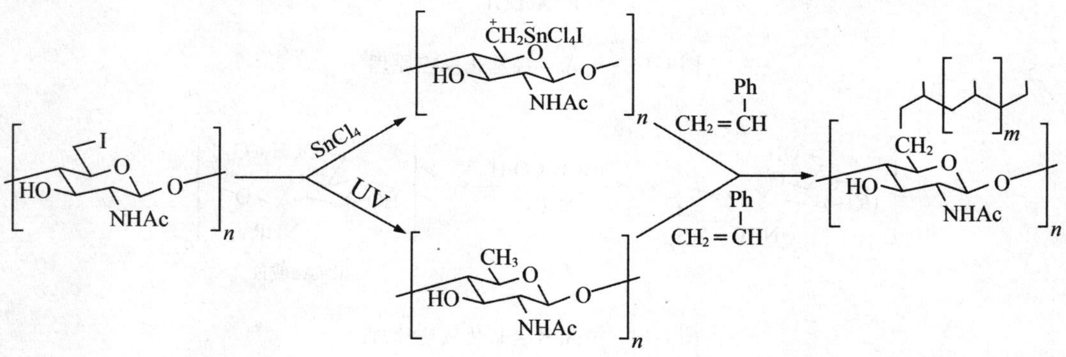

图 1-17　碘代甲壳素接枝反应原理

（四）壳寡糖

壳寡糖作为壳聚糖降解产物已被用于治疗一些人类疾病。低分子质量(小于 5 kDa)且脱乙酰度大于90%的壳寡糖通过促进抗炎途径抑制炎症反应。此外,壳寡糖具有抗氧化和抗癌作用。这些化合物的生物活性取决于脱乙酰度和聚合度,这仍然是将壳寡糖发展为一种有效食品添加剂所面临的挑战。目前仍需要进一步的研究来揭示这些聚合物生物活性的分子/细胞机制,尤其是其益生元效应的作用及其对疾病特异性细胞或药物靶点的直接影响。由于壳寡糖具有抗氧化作用,其作为抗衰老剂的潜在应用也有待进一步研究。

二、海藻酸钠

(一)概述

海藻酸钠又名褐藻酸钠、海带胶、藻酸盐,是从褐藻类的海带或马尾藻中提取的一种天然线性多糖,分子式为$(C_6H_7O_6Na)_n$,由β-D-甘露糖醛酸盐(M单元)和α-L-古洛糖醛酸盐(G单元)通过β-1,4-糖苷键连接而成。海藻酸钠为白色或淡黄色粉末,几乎无臭无味,微溶于水,不溶于乙醇、乙醚、氯仿等大多数有机溶剂。

(二)结构组成

海藻酸钠的两个重要组成部分是β-D-甘露糖醛酸盐和α-L-古洛糖醛酸盐,这对钙盐和镁盐的分级沉淀有影响。海藻酸钠被认为是一种天然的嵌段共聚物,其中β-D-甘露糖醛酸盐与α-L-古洛糖醛酸盐的比例因来源不同而不同。目前,已有200多种不同种类的海藻酸钠被鉴定并从自然界中提取出来。所有形式的海藻酸钠在其化学结构中都包含三种类型的嵌段,即G-嵌段(聚α-L-古洛糖醛酸)、M-嵌段(聚β-D-甘露糖醛酸)和GM-嵌段(包含两种聚醛酸)。不同的海藻酸钠嵌段通过β-1,4-糖苷键连接,如图1-18所示。海带茎中的G-嵌段含量约为60%,而在其他商业上可获得的海藻酸盐中,G-嵌段的含量为14%～31%。预计只有海藻酸钠中的G-嵌段才能参与形成一些二价阳离子(如Ca^{2+})的分子间共价交联键,并促进水凝胶的形成。因此,G-嵌段长度、分子质量和M/G比是影响海藻酸钠物理性质和水凝胶形成能力的重要因素。不同来源的海藻酸钠具有不同的化学结构。海藻酸钠的物理性质极大地调节了凝胶的形成速率、凝胶的药物释放速率以及包裹在海藻酸钠凝胶中的细胞的功能。例如,从亚硝酸盐中提取的细菌海藻酸钠的G-嵌段含量较高,由此产生的凝胶相对较硬。

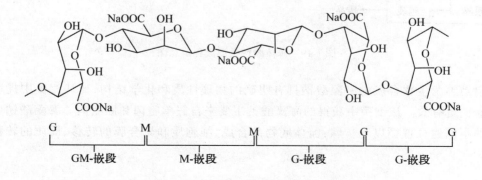

图1-18　不同的海藻酸钠嵌段

（三）性质

1.安全性

海藻酸钠无毒,半数致死计量(LD_{50})＞5000 mg/kg,早在1938年就已被收入《美国药典》。

2.黏附性

海藻酸钠含有大量—COO⁻,在水溶液中可表现出聚阴离子行为,具有一定的黏附性,可用作治疗黏膜组织疾病的药物载体。此外,海藻酸钠已被用作食品增稠剂、稳定剂、乳化剂等。

3.pH敏感性

在酸性条件下,—COO⁻转变成—COOH,电离度降低,亲水性降低,分子链收缩;pH增大时,—COOH基团不断解离,亲水性增加,分子链伸展。因此,海藻酸钠具有明显的pH敏感性。

4.胶性

海藻酸钠在极其温和的条件下可快速形成凝胶,当有Ca^{2+}、Sr^{2+}等阳离子存在时,G-嵌段上的Na^+与二价阳离子发生离子交换反应,G-嵌段堆积形成交联网络结构,从而形成水凝胶。海藻酸钠形成凝胶的条件温和,这可以避免敏感性药物、蛋白质、细胞和酶等活性物质的失活。

（四）海藻酸钠的提取及生物合成

海藻酸钠主要来源于褐藻,包括海带和囊藻。在提取过程中,首先使用NaOH水溶液进行碱处理,然后过滤碱处理后获得的提取物;之后在滤液中加入氯化钙或氯化钠,以沉淀海藻酸盐,具体过程如图1-19所示。

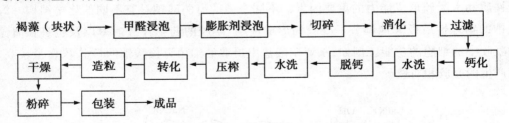

图1-19　海藻酸钠生产流程示意图

利用细菌生物合成的海藻酸钠具有明确的物理性质和化学结构,比从海藻中提取的海藻酸钠更有效。从细菌中获得的海藻酸钠主要来自假单胞菌和固氮菌。海藻酸钠生物合成的不同途径遵循以下步骤:前体底物的合成、细胞质和聚合膜的转移、周质的转移和修饰。

（五）应用

1. 在食品工业中的应用

1）饮料和乳品的增稠剂

海藻酸钠有良好的流动性,添加后可以使饮品口感柔滑。使用分子量较大的产品或适量添加 Ca^{2+} 可以提高海藻酸钠的黏度。

2）冰淇淋等冷饮的稳定剂

海藻酸钠可以使冰淇淋等冷饮产生平滑的外观、柔滑的口感。由于海藻酸钠可形成稳定热不可逆凝胶,因此可以防止冰淇淋因温度波动而变形,并能防止食品与包装物粘连。在我国,海藻酸钠在冷饮中的添加量较低,一般为 $1\%\sim3\%$,国外添加量一般为 $5\%\sim10\%$。

3）挂面、糕点等制品的水合剂

海藻酸钠可改善面食组织的黏结性,使其拉力变强、弯曲度变大,减少断头率。

2. 在医药工业中的应用

1）牙科印模材料

使用海藻酸钠制作牙科印模操作简单,印出的齿形精确度高。海藻酸钠通常与凝固剂分开包装,使用时将两者用水调和,数分钟后即可凝固成型。

2）止血剂

海藻酸钠在酸性或钙盐溶液中会形成纤维状沉淀,其分子结构呈线型,因此可制成各种剂型的止血剂。

3）药片制剂

利用海藻酸钠增稠和成胶的特性,可以将其作为各种药物剂型的添加剂,如和羊毛脂调和制成硫磺软膏,可以抑制寄生虫感染引起的皮肤病。

三、透明质酸

（一）概述

透明质酸(hyaluronic acid, HA)[45-48]主要来源于海洋动物,某些海洋细菌也可以通过发酵大规模地合成透明质酸。透明质酸不仅被广泛用于治疗骨关节炎和眼病,也被用作化妆品成分。透明质酸分子可携带其自身体积500倍以上的水分,是目前国际上公认的自然界中保湿性最好的物质。

近年来,国内外对透明质酸的研究也集中在对发酵工艺的优化以及透明质酸的衍生、降解上。但目前国内相关发酵技术不成熟,故组织提取仍然有无法替代的地位。同时,人们也极力寻找从其他生物体中提取透明质酸。我国海洋资源数量大、廉价、易得,而鱼眼又是渔业生产过程中的废弃物,如果直接丢弃不仅浪费资源,而且易导致水体富营养化,危害生态环境。但以鱼眼为原料提取透明质酸,不仅起到废物利用、综合开发的作用,而且可以降低生产成本,满足经济需求。

（二）研究历程

透明质酸最早于1934年由美国哥伦比亚大学的卡尔·迈耶和约翰·帕尔默从牛眼玻璃体中分离出来,并命名为"透明质酸",在其后的80余年里经过历代科学家的研究开发,透明质酸在不同领域发挥着重要作用,并且成为当下发展前景良好的新型材料。

1. 发展萌芽期

1934年,透明质酸被发现。

1950年,科学家在人体组织层中检测到透明质酸。

1954年,卡尔·迈耶公布透明质酸的确切化学结构,这成为透明质酸后续研究和应用的重要里程碑。

2. 快速发展期

1970年,透明质酸生产过程优化,除从动物材料中提取外,科学家开始研究通过细菌发酵和化学合成方法来生产透明质酸。

1979年,注册第一个纯透明质酸成分的专利。

20世纪80年代,被誉为"中国透明质酸之父"的张天民率先从人的脐带及鸡冠中成功提取透明质酸,填补了相关领域的国内空白。

1990年,张天民和他的学生郭学平等注意到国外尝试用发酵法制备透明质酸,经过两年的试验,于1992年成功完成发酵法生产透明质酸的研究。

3. 稳定发展期

1997年,透明质酸开始添加到兽用饲料中。

2008年,美国《农业与食品化学杂志》上发表关于"口服透明质酸的生物利用度"的临床试验,首次提出了口服透明质酸吸收和分布的科学证据。

2010年,德国汉堡铂熙漾公司首次成功提取出纯植物透明质酸液体,第一支透明质酸口服液面世。

当前,透明质酸的生产工艺逐渐成熟,生产技术向高科技化、细分化、安全化方向发展。郭学平在2011年首创微生物酶切技术,此技术可规模化生产全分子量段透明质酸。

4. 应用拓展期

当前,我国透明质酸的发酵技术水平、产量和质量均已达到国际先进水平,透明质酸终端产品应用范围不断突破扩大,应用场景如图1-20所示。

（三）功能性质

透明质酸是一种广泛分布于人体和动物体内的线型大分子酸性黏多糖。

1. 结构

透明质酸又称糠醛酸、玻璃酸、玻尿酸,化学组成为$(C_{14}H_{21}NO_{11})_n$。透明质酸是由D-葡萄糖醛酸及N-乙酰葡萄糖胺组成的糖胺聚糖类物质,D-葡萄糖醛酸及N-乙酰葡萄糖胺之间由β-1,3-糖苷键相连,双糖单位之间由β-1,4-糖苷键相连(见图1-21)。透明质酸广泛存在于生物体的各个部位,被认为是唯一几乎存在于从细菌到人类及所有动物体中的黏多糖,是构成机体细胞间质、眼球玻璃体、关节滑液等组织的主要成分。

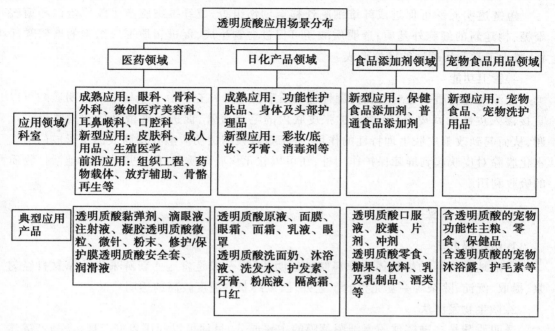

图 1-20 透明质酸应用场景分布

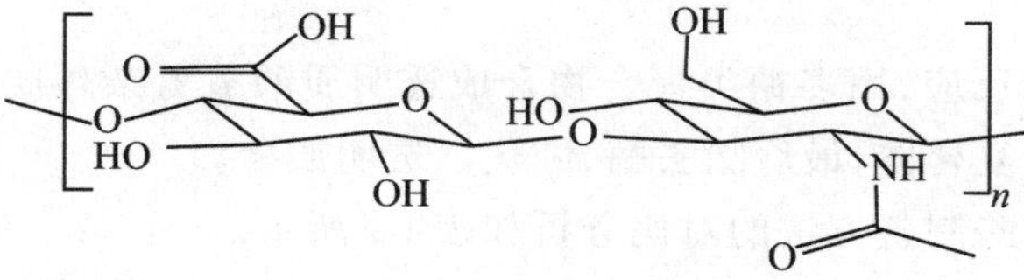

图 1-21 透明质酸化学结构式

2.性质

1)吸湿性

透明质酸在空间上形成 200 nm 的刚性螺旋柱形,柱的内侧由于羟基的存在而产生强烈亲水性;同时,由于羟基的连续定向排列,在透明质酸分子链上形成高度憎水区。透明质酸长分子链相互交织成网状结构,水分子在此网络内通过氢键和极性键与透明质酸分子结合形成水化膜,从而起到保湿作用。

2)抑菌性

将透明质酸涂抹在皮肤表层上后会形成一层水化膜,这层膜可以有效地将皮肤和细菌隔开,阻止细菌进入皮肤。此外,在皮肤基质中,透明质酸和蛋白质结合形成的透明质酸-蛋白质复合物凝胶具有良好的持水功能,既可以保护细胞组织的正常代谢,也能避免病菌侵入细胞、防止皮肤感染,从而对皮肤起到保护作用。

3)创伤修复

长链透明质酸的吸水性使创面周围组织膨胀,所产生的多孔性结构有益于成纤维细胞迁移至受伤部位,并能抑制中性粒细胞的迁移,减轻炎症。

短链透明质酸可促进成纤维细胞迁移至创伤组织,成纤维细胞产生胶原蛋白和糖胺聚糖,构建新的细胞外基质;透明质酸还可促进血管生成,促进角质形成细胞的增殖和迁移,减少正常和病理性的瘢痕形成。

4)营卫功能

外源性透明质酸是对皮肤内源性透明质酸的一种补充。分子量较小的透明质酸可以直接渗入皮肤的真皮层,有效地扩张皮肤内的毛细血管,促进血液微循环和皮肤组织代谢,从而起到改善皮肤生理特性的作用;分子量较大的透明质酸在皮肤表面所形成的透气水化膜除对皮肤起到屏障保护作用外,还可以软化皮肤角质层,促进皮肤对其他活性物质的吸收利用。

（四）制备方法

1.组织提取法

以陆地和海洋动植物体为原料制备透明质酸,一般是将这些新鲜采集的原材料经匀浆、提取、沉淀、除杂等一套完整的工艺处理,最终获得纯度较高的透明质酸。

2.微生物发酵法

透明质酸是多种链球菌属细菌荚膜的主要成分,目前可以利用兽疫链球菌、马疫链球菌、类马疫链球菌来发酵生产透明质酸。

3.人工合成法

采用天然酶聚合反应,用多糖类聚合物合成透明质酸氧氮杂环戊烯衍生物,加入水解酶生成衍生物和酶的复合体,最后除去酶,纯化出透明质酸。

以上三种透明质酸制备方法的对比分析如表1-2所示。

表1-2　三种透明质酸制备方法的对比分析

项目	组织提取法	微生物发酵法	人工合成法
原料来源	有限	广泛	广泛
分子量	<100万	>180万	不受限制
性质	不同来源差异较大	分子量高,黏性大,保湿性强	分子量差异大,功能相对弱
质量与产量	质量不稳定,提取率低,质量和提取率取决于原材料;产量较小,生产成本高	质量稳定,产量大,纯度高	质量较稳定,生产成本较低

（五）应用

1.医疗领域

透明质酸具有可降解性、非免疫性、黏弹性、靶向性和生物相容性等优点,在医疗和生物医药领域展现出广阔的应用前景。

1）药物释放

透明质酸可以与药物发生配位作用，进而合成出有机纳米材料。

2）伤口愈合

透明质酸不足将会带来伤口炎症期延长、伤口愈合延迟的风险。早期给予患者大量透明质酸，可使伤口的透明质酸含量维持在较高水平，促进受伤部位组织修复。

3）术后防粘连

近年来，大量的动物实验和临床应用表明，透明质酸是预防和减少外科术后粘连的安全、有效和理想的药物。1980年，透明质酸首次成功地应用于屈肌肌腱修复以减少粘连的发生。

4）透明质酸衍生物及凝胶

对透明质酸进行修饰或交联，延长其在体内的存留时间。

5）骨组织工程

有研究表明，透明质酸可以通过增强细胞迁移、黏附、增殖和分化来诱导新骨形成，也可以诱导间充质细胞分化，从而加速骨缺损形成新骨。

2.其他领域

1）食品

口服透明质酸，消化吸收后可以提升体内透明质酸的合成前体量，提高内源性透明质酸含量。

2）美容用品

透明质酸用于制作软组织填充剂、透明质酸微针等。

3）功能性添加剂

透明质酸用于制作牙齿养护、防晒、护肤护发等方面的产品。

第三节　海洋生物无机类材料

海洋天然材料，如珊瑚、珍珠和海绵，提供了丰富的无机材料来源，对于组织修复和再生具有重要意义[49]。本章将介绍与生物医学应用有关的海洋来源的含钙化合物（碳酸盐和磷酸盐）和含硅化合物（硅酸盐）。

一、碳酸钙和磷酸盐

钙磷化合物，如羟基磷灰石（HAP），化学组成为 $Ca_{10}(PO_4)_6(OH)_2$，由于其与骨骼的矿物成分相似，故在生物医学领域具有特殊意义。而从生物医学应用的角度来看，碳酸钙可以作为制备磷酸钙的前体材料，因此，人们对于寻找这种海洋来源无机材料的兴趣越来越大。

碳酸钙存在于许多海洋生物中。表1-3所示的是一些含有碳酸钙的海洋物种，它们可以作为钙前体，在生物医学领域中得到进一步开发[50-56]。

表1-3　含有碳酸钙的海洋生物(无脊椎动物和脊椎动物)在生物医学领域中的应用

来源	种类	潜在应用
珊瑚	珊瑚藻	骨填充剂
	冰石枝藻	骨填充剂
	疣石藻	前驱体材料
海绵	钙质海绵骨针	生物陶瓷涂层
		前驱体材料
软体动物的壳	鲍鱼属珍珠层、贻贝和牡蛎、珠母贝	生物陶瓷涂层
		骨填充剂,生物涂层的前驱体材料
鱼骨	大青鲨	

（一）珊瑚礁

虽然碳酸钙的来源很多,但作为骨科和牙科的替代材料,珊瑚骨骼碳酸钙一直备受关注。珊瑚具有独特的孔隙度、孔隙大小和孔隙之间的连通性等结构特性[57],并且研究证明这些特性对骨组织再生具有重要意义。除了微观结构,微观组成和力学性能等特性对这些生物材料的体内性能也起着关键作用。珊瑚礁的形成是造礁珊瑚及其他造礁生物对生成礁的钙物质长期积累沉积的结果,因此,珊瑚礁是由造礁珊瑚的石灰质遗骸和石灰质藻类堆积而成的一种礁石,在深海和浅海中均有珊瑚礁存在。按形态可划分为裙礁(岸礁)、堡礁、环礁、桌礁及一些过渡类型。

珊瑚礁蕴藏着丰富的油气资源。珊瑚礁及其潟湖沉积层中,还有煤炭、铝土矿、锰矿、磷矿,礁体粗碎屑岩中有铜、铅、锌等多金属层控矿床。

1. 结构、功能及应用

珊瑚虫是海洋中的一种腔肠动物,在生长过程中能吸收海水中的钙和二氧化碳,然后分泌出石灰石,变为自己生存的外壳。一个单体的珊瑚虫只有米粒那样大,它们一群一群地聚居在一起,一代代地新陈代谢、生长繁衍,同时不断分泌出石灰石并黏合在一起。这些石灰石经过压实、石化,形成珊瑚礁。在热带和亚热带浅海,可看到一些由造礁珊瑚骨架和生物碎屑组成的具抗浪性能的海底隆起。

刺胞动物门的珊瑚刺骨骼因其独特的结构、形状(管状和裂隙状)和孔径分布,较高的骨细胞生物活性,与宿主再生骨骼可紧密无缝融合等因素而成为重要的医学生物材料。包括滨珊瑚属、角孔珊瑚属、鹿角珊瑚属等在内的一些珊瑚,其物理性质和结构特征几乎与人体骨骼结构相同,因此它们有能力成功替代骨。这些典型的大型群居珊瑚群有大量的水道和孔网,在两个主要方向上表达了连通空间的几何排列;这种组织也可见于骨结构中,它反映了骨的孔隙排列,允许新血管广泛渗透,最终形成内源性骨。这种结构设计提高了血液扩散速率和流速,从而促进了骨相关生理过程[58]。硬骨整合珊瑚在形态上表现为海绵状的松质骨骼纹理,其孔隙尺寸为200～1000 mm,孔隙体积为50％～80％。其他种类的珊瑚(如鹿角珊瑚)表现出与人类皮质骨相似的致密结构,孔隙尺寸为10～100 mm,孔隙体积为12％～40％[59]。只有那些孔隙为100 mm,孔隙体积＞20％的珊瑚才是可应用于临床的候选珊瑚。没有这些特征的珊瑚由于吸收缓慢和临床整合不良而很少被使用。

大型珊瑚是医学上主要应用的珊瑚,因为它们具有高渗透性、大孔径和大容量。鹿角珊瑚由于其紧凑的设计和低孔隙率,能够抵抗高机械载荷。此外,鹿角珊瑚的孔隙不规则但高度有序,因此具有高渗透率,但目前它们仅限于修复高机械载荷区域的小缺陷。因此,这种大型珊瑚在医学领域具有广阔的应用前景。例如,鹿角珊瑚已被用于增强间充质干细胞(MSC)的成骨活性[60]。

2.碳酸钙与磷酸钙的转化

珊瑚骨骼的另一个特点是原位吸收与内生骨再生同步。虽然珊瑚骨骼的化学成分是碳酸钙而不是磷酸钙,但它们在结构和力学性能上与正常的人骨相似,结晶度也几乎相同。珊瑚中的碳酸钙可以通过水热反应转化为磷酸钙,以模拟人类骨骼的化学成分,并相应改善骨传导[61,62]。珊瑚和非珊瑚磷酸钙生物陶瓷是高度通用和临床安全的人体材料,除了在骨替代方面的出色表现外,它们还能传递基因和生物活性因子[63]。例如,这些材料释放的生物活性矿物离子可以参与天然骨代谢循环[64]。此外,这些珊瑚材料可以聚集成骨细胞和破骨细胞,帮助维持恒定的骨骼结构和组织。

研究表明,珊瑚的吸收动力学比HAP的吸收动力学快[65]。然而有报道显示,海洋来源的碳酸钙骨骼由于溶解速度快、结构稳定性差,不适用于大多数骨组织修复[66]。为了克服这些限制,一些学者已经证明了将矿化藻类的碳酸钙骨架转化为更稳定的磷酸钙结构的可行性[67,68]。这些珊瑚材料主要以颗粒和块体的形式用于骨移植和骨组织工程支架。有研究通过不同的途径将含珊瑚碱的红藻碳酸钙骨架转化为磷酸钙。通过进行联合处理(热处理和化学处理),可以获得含有HAP纳米晶体的磷酸钙材料,同时可以保持珊瑚的原生微观结构[69]。

珊瑚骨骼在骨外科手术中的应用潜力如图1-22所示。主要包括:①改变成分和晶体结构,以提高生物活性;②浸渍骨诱导因子;③提高再吸收性能;④转化为羟基磷灰石,并与羟基磷灰石纳米涂层融合以加强抗压缩性能;⑤通过与表面的物理相互作用提高生物活性[70]。

目前的重要目标是使珊瑚更易获得。这一目标的实现需要开发高效的培养系统,使珊瑚骨骼能够得到培养,同时具有与临床成功应用材料一致的特征(如强度和骨诱导特性)。为此,相关研究人员正在努力培育具有骨诱导特性、渗透治疗剂,并具有仿骨强度和韧性的珊瑚[71]。

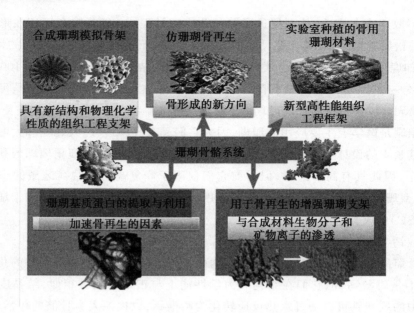

图 1-22　珊瑚骨骼的新生物医学用途[70]

（二）鱼骨

除了使用碳酸钙作为前体，磷酸钙（包括羟基磷灰石）也可以直接从海洋资源，即鱼骨中发现和获得。鱼骨是鱼类的加工副产品，通常被认为是没有利用价值的废物。目前，市场上还没有对鱼骨进行合理利用的共识。因此，鱼骨通常被用于生产动物饲料，只能提供有限的效益[72]。最近，将鱼骨作为磷酸钙陶瓷的材料来源是许多研究人员关注的焦点，因为它在生产高质量生物工程材料方面具有潜在的优势。

1. 来源

如表 1-4 所示[73]，鲲鱼、澳洲肺鱼、鲤鱼、牛鱼、鳕鱼、海鳗、比目鱼、大黄鳝、鲭鱼、沙丁鱼、鲨鱼、蜥蜴鱼、鲈鱼、鲷鱼、雪拉瓦蒂鱼、剑鱼、方头鱼和金枪鱼等可作为生产 HAP 和 β-磷酸三钙（β-TCP）的起始原料。

表 1-4　鱼骨源磷酸钙的煅烧条件和组成[73]

鱼骨的来源	煅烧温度/℃	煅烧时间/h	相组成
鲲鱼	600	3	β-TCP
大西洋鲣鱼	850	4	HAP + TCP
澳洲肺鱼	1200	1	HAP + TCP
鲤鱼	600	3	HAP
牛鱼	600	3	HAP
鳕鱼	600	1	HAP

鱼骨的来源	煅烧温度/℃	煅烧时间/h	相组成
鳕鱼	1000	1	HAP + β-TCP
	900~1200	1	HAP + β-TCP
海鳗	600	3	HAP + β-TCP
黄花鱼	600	3	HAP + β-TCP
欧洲沙丁鱼	1000	1	HAP + β-TCP
比目鱼	600	3	HAP + β-TCP
飞鱼	600	3	HAP + β-TCP
琥珀鱼	600	2	HAP
	1000	2	HAP
马鲛鱼	600	3	HAP
	600	2	HAP + β-TCP
	1000	2	HAP + β-TCP
蚰蜒鱼	600	3	HAP + β-TCP
鲭鱼	600	3	HAP + β-TCP
沙丁鱼	600	3	HAP + β-TCP
冰鲈鱼	800	16	HAP + CaO
鲷鱼	600,900	24	HAP
	600	1	HAP
	800	1	HAP
	1000	1	HAP
	1300	1	HAP + TCP
	600	3	HAP
	800	1	HAP
	1000	1	HAP
	1300	1	HAP + β-TCP
雪拉瓦蒂鱼	600	—	HAP
土鲀	400~900	2	HAP
	1200	2	HAP + TCP
鲨鱼	600	3	HAP
鲅鱼	600	3	HAP + β-TCP

鱼骨的来源	煅烧温度/℃	煅烧时间/h	相组成
剑鱼	600	12	B型HAP
	950	12	HAP＋β-TCP
方头鱼	600	3	HAP＋β-TCP
河鲈	900	3	HAP
扳机鲀	600	3	HAP＋β-TCP
金枪鱼	600	2	HAP
	1000	2	HAP＋CaO
	1000	2	B型碳酸羟基磷石灰＋CaO
	600	5	HAP
	900	5	HAP
	1200	5	HAP
	600	12	B型HAP
	950	12	HAP/β-TCP
黄尾鱼	600	2	HAP
	1000	2	HAP

2. 制备方法

以鱼骨为原料制备磷酸钙的方法有多种。除了通过热解来消除所有有机物并保存无机磷酸钙外,Boutinguiza等人[74]描述了一种基于激光的从鱼骨中以微颗粒形式生产磷酸钙的方法。在这种方法中,激光束以必要的能量照射鱼骨表面,导致以微粒形式存在的物质消融,这些物质被垂直的气流收集到过滤器中或分散在去离子水中,从而使该过程顺利进行。如图1-23所示,显示了一个以磷酸钙离子为例的激光消融方法示意图。通过在去离子水中使用连续波和脉冲激光可以获得羟基磷灰石纳米粒子;通过利用激光和脉冲的能量等,如使熔体发生喷射和断裂[75],可以得到不同的晶体结构,其中脉冲激光促进结晶纳米粒子的形成,而连续波激光有利于非晶态粒子的形成[76]。

鱼骨衍生的磷酸钙具有与商业磷酸钙类似的功能。在这种情况下,鱼骨将为生物无机类材料的制造做出重要的贡献。它们在制备许多产品方面具有巨大的潜力,这些产品可用于多种应用,包括药物传递、组织工程和环境修复。调查总结的结果可以作为试点研究的原则,以确定经济和技术可行性。未来的工作将集中在试点规模生产上,进而扩大到商业规模[73]。

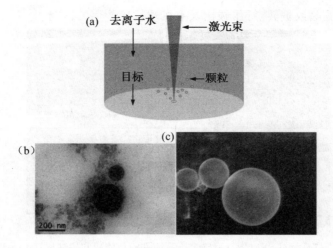

图1-23　以磷酸钙离子为例的激光消融方法：(a)激光烧蚀去离子水制备磷酸钙颗粒的过程图；
(b)激光烧蚀鱼骨制备的磷酸钙亚微颗粒的HRTEM图；(c)激光烧蚀鱼骨制备的磷酸钙微颗粒的SEM图[77]

（三）贝壳

大部分海洋贝壳由90%以上的碳酸钙组成，可转化为不同的含钙产品，如磷酸钙、柠檬酸钙等，具有生物医学和食品工业应用价值。贝壳是生活在水中的软体动物的外套壳，由软体动物的一种特殊腺细胞的分泌物所形成的保护身体柔软部分的钙化物。

与自然界中天然碳酸钙矿物质相比，贝壳具有独特的多尺度、多级次"砖-泥"组装结构，且因其多级层状结构而具有韧性好、强度高等优良特性。

1. 组成与结构

贝壳的形成是一种生物矿化过程，即以少量有机大分子为模板进行分子操作，高度有序地组合形成有机/无机杂化材料的过程。贝壳主要由无机相和有机相组成：无机相是95%～99.9%的$CaCO_3$（方解石、文石、球霰石及非晶型），相同室温条件下，方解石是三种晶型中最稳定的形态，文石相对稳定，球霰石则最不稳定；有机相由0.1%～5%的有机质（蛋白质、糖蛋白、多糖、甲壳素和脂质等）组成。

贝壳主要含钙、碳、氧、氢、锶、镁等元素，其中锶和镁的含量主要与贝壳的种类有关。

贝壳的微观结构主要通过薄片法进行研究。贝壳的基本结构主要分为三部分（见图1-24）：最外层是由硬质蛋白组成的角质层；中间层为方解石或文石晶体组成的棱柱层，主要为贝壳提供硬度和耐溶蚀性；最内层为珍珠层，主要为贝壳提供硬度和韧性，一般由方解石或文石等$CaCO_3$矿物（无机相）和有机质组成。珍珠层的结构和形成机制是贝壳结构研究的重要方面。

2. 功能特性与利用

1）力学特性及利用

贝壳的力学特性是其宏观结构的硬质属性和微观结构的辅助属性之间相互作用的宏观表现。研究发现，珍珠层内部结构与人骨相似，是由有机质将纳米级颗粒状的无机矿物相互连接形成的晶片状结构，为有机质和无机质的桥样结构，具有良好的力学特性。贝壳的力学特性主要受到裂纹偏转、纤维拔出及有机质桥接作用的影响。

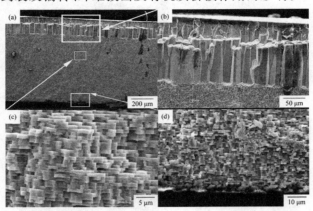

图1-24　贝壳横截面的SEM图：(a)整个横截面；(b)角质层和棱柱层；(c)、(d)珍珠层

2）光学特性及利用

贝壳的光学特性主要包括贝壳的微观结构对光线的反射、干涉、衍射及特征波谱的吸收特性。珍珠层薄层对光的干涉及层与层之间、文石片晶之间的狭缝对光的衍射形成了晕彩，珍珠层表面的晕彩和伴色的颜色与珍珠层的厚度及其变化有关，还与珍珠层内文石晶体的大小、形态、排列方式有关。因此，充分了解贝壳及其衍生物的光学特性，有助于贝壳产品的检测研究。

3）吸附特性及利用

贝壳的吸附特性是由于其结构组织相对疏松，孔隙直径相对较大，孔隙分布广而均匀；贝壳粉的比表面积较大，吸附效率高。基于以上结构特性，贝壳和以贝壳为基质的功能材料在一定条件下可以实现对原油、重金属等的吸附去除。

4）生物相容性及其利用

贝壳的生物相容性主要是基于贝壳中有机基质的生物活性组分。研究发现，贝壳有机基质中存在着促进成骨细胞分化的信号分子，其能够激活细胞碱性磷酸酶的活性，促进成骨细胞分化过程中某些特异性蛋白与基因的表达，诱导细胞体矿化等，因而，珍珠层在体内环境中表现出良好的生物相容性。

5）生物活性及其利用

一方面，贝壳本身具有较好的生物活性；另一方面，在加工提取过程中其微观结构发生了变化，激发了其生物活性作用。相关人员总结了国内外贝壳废弃物的资源化利用技术，并将其用于贝壳基生物材料及生物活性物质的研究。比如采用水浴加热法，以废弃贝壳为原料、磷酸氢二氨为磷源，成功制备出高纯相、尺寸均匀可控的纳米带状羟基磷灰石。

3. 组织工程应用

贝壳的碳酸钙成分可以转化为适合生物医学应用的钙基化合物。HAP可以直接或通过化学合成间接从海洋贝壳废弃物中获得（见表1-5）。除经济效益外，生物源生产的HAP含有有价值的微量离子，并且比合成HAP具有更好的生物相容性[77]。

表 1-5　天然资源 HAP 粉的合成

磷源	方法	来源
Na_2HPO_4	微波	蛋壳
H_3PO_4	沉淀	蛋壳
$Ca_2P_2O_7$	固态	蛋壳
$NH_4H_2PO_4$	水热	蛋壳
H_3PO_4	水热	蛋壳
H_3PO_4	沉淀	蛋壳
$NH_4H_2PO_4$		蛋壳
$CaHPO_4$	水热	蛋壳
K_2HPO_4	水热	蛋壳
K_2HPO_4		蛋壳
$(NH_4)H_2PO_4$		蛋壳
$Ca_2P_2O_7$	机械研磨	牡蛎壳
$Na_2HPO_4 \cdot 12H_2O$	水热	珍珠母
KH_2PO_4	沉淀	贻贝壳
KH_2PO_4	水热	海胆
$(NH_4)_2HPO_4$	水热	石笔海胆属三角涡虫和石笔海胆属双须涡虫
$(NH_4)_2HPO_4$	水热	巨凤螺(海螺)壳和大蛤(巨蟹)壳
β-MgTCP、三斜磷钙石和 HAP	80 ℃热板加热 2 h，烧结至 850 ℃	海螺壳和巨蟹壳、海胆和海螺
$(NH_4)_2HPO_4$	水热	珊瑚
KH_2PO_4 在 900 ℃烧制 2 h	水热	珊瑚羟基磷灰石
$(NH_4)_2HPO_4$	水热	珊瑚
KH_2PO_4	水热	墨鱼
KH_2PO_4	水热	墨鱼骨

4. 壳层材料转化为 HAP 的方法

来自海洋贝壳的碳酸钙通常表现出与人类骨骼相似的孔隙度和互联性特征[78,79]。贝壳主要由文石组成,这种碳酸钙形式可以用磷酸盐溶液通过固态拓扑离子交换反应在水热作用下(140~260 ℃)转化为 HAP,该 HAP 保留了原始文石结构的取向[80,81]。具体反应如式(1-1)所示:

$$10CaCO_3 + 6(NH_4)_2HPO_4 + 2H_2O \Longrightarrow Ca_{10}(PO_4)_6(OH)_2 + 6(NH_4)_2CO_3 + 4H_2CO_3$$

$$(1-1)$$

海洋贝壳结构通常以两种不同的方式应用于生物医学领域。其中一种是直接法,自然海洋贝壳结构可以直接用作细胞增殖和生成新组织的模板。在这种直接法中,使用水热处理方法保存了贝壳的微观结构。这种方法用于具有天然多孔、相互连接的微观结构,以及具有较大表面积的海洋贝壳。在大多数的转化方法中,根据贝壳的类型,贝壳中的有机物质需要去除。然而,在去除有机物质时需要特别注意,当需要保存外壳的形态时,要避免破坏结构。因此,在这种方法中,首先使用热处理[82,83]或化学物质(如 NaClO)来去除有机成分,而对于海螺壳和蛤蜊壳,无需进行有机物质去除步骤[83]。在热处理过程中,去除有机物质所需的时间和温度取决于壳体结构和颗粒大小,使用温度最高可达 750 ℃[82-84]。然而,较高的温度可能削弱壳的结构,如 700~800 ℃时,$CaCO_3$ 会分解为 CaO。在去除有机物质后,根据所提出的转换过程,HAP 可以以结晶或非晶态形式在壳层中形成。例如,Vecchio 等人[83]使用高压釜,在温度范围为 180~240 ℃的环境中,用长达 20 天的时间将海螺壳和蛤蜊壳转化为 HAP(结晶态)。他们没有使用任何烧结步骤,发现蛤蜊壳材料在 200 ℃下 10 天就完全转化。转换后的试样具有良好的机械强度,其平均断裂强度为 71 MPa,接近致密人骨的断裂强度。当温度达到 240 ℃时,转化率增加,且随着转化时间的延长,HAP 层厚度增加[85]。在 180 ℃下,钙质海胆棘在 24 h 内以类似的方式转化为 HAP[86]。然而,如果目的是在不需要晶体结构的情况下将壳层材料部分转化为 HAP,则可以使用较短时间的低温和低压。

5. 贝壳废料作为潜在的钙补充剂

贝壳是海洋副产品的重要来源,可用于生产无机钙,并应用于食品工业(如牛奶营养强化剂、补充剂)。据报道,从牡蛎壳[87]和贻贝壳[88]中获得的钙被广泛用于家禽养殖业。Muir 等人[89]研究了颗粒石灰岩、文石、牡蛎壳、蛤蜊壳和蛋壳作为蛋鸡饲料的补充剂,发现蛤蜊壳是蛋鸡适宜的钙源。在另一项研究中,Finkelstein 等人[90]发现蛤蜊壳是哺乳奶牛有效的钙补充剂。据报道,虾壳废弃物含有大量的钙(3000 mg/100 g)和磷[91],但很少有人对其进行回收和应用研究。Shono 等人[92]给大鼠喂食珍珠粉(珍珠母,产自大珠母星),并评估其减少脂肪积累和调节血液甘油三酯高的效果。研究表明,喂食珍珠粉后,大鼠的体重、脂肪量和甘油三酯水平都降低了,且对体形、食物摄入量或肌肉组织没有不利影响。此外,从海贝和鱼骨中提取的 HAP 也可以作为一种补充剂,其生物利用度已得到重视[93]。

二、生物源二氧化硅

生物源二氧化硅通常被称为生物二氧化硅,由玻璃状无定形二氧化硅组成,形成于许多水生生物中[94],最具代表性的硅化生物是海绵和硅藻。

（一）海绵

一些海绵物种是生物二氧化硅的重要来源。事实上，有两类海绵具有硅骨架：寻常海绵类和六放海绵类。第三类有骨架的为钙质海绵，有一个碳酸钙骨架。图1-25所示为一种海绵硅骨架的例子，这种海绵属于六放海绵类，即阿氏偕老同穴物种的骨架，也被称为玻璃状海绵[95]。二氧化硅骨架是由二氧化硅针状体构成的，这些针状体是杆状的玻璃状穗状物，由几百层同心水合二氧化硅包围的轴向丝组成。海绵中生物二氧化硅的形成过程是酶介导的。轴丝主要由一种叫作硅酶的酶组成，它通过形成上述同心层来介导周围的硅化过程。在较低的尺度下，这些层是由直径70～200 nm的二氧化硅纳米颗粒构成的[94-97]。这些海绵的二氧化硅含量可达海绵自体干重的75％或更多。胶原蛋白也存在其中，它是针状体中的主要蛋白质，因此在海绵中构成了一种复合材料[94-96]。

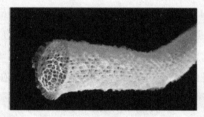

图1-25 玻璃状海绵骨架

1. 分离方法

如果想从这些海洋生物来源中分离二氧化硅，可以通过使用5％～25％（体积分数）的次氯酸钠溶液，待所有胞状物全部去除后用水洗涤，之后用浓 HNO_3/H_2SO_4（体积比为1：4）浸泡过夜处理残留物。合成的不溶于酸的材料由清洁过的硅针状物和轴向硅酸丝组成[97,98]。

2. 性能

海绵针状体的力学、光学和电学性能已经得到了验证。这些天然生物复合材料具有高度灵活性和坚韧性，这归因于它们的层状结构和二氧化硅的水合性质[99]。与商业玻璃体系相比，海绵针状体的硬度和纳米硬度降低了，但这种生物二氧化硅具有一种结构，可提供较强的韧性和机械稳定性[100]。

3. 应用

海绵针状体为几种设备的潜在仿生设计提供了生物启发，如在室温下制造光纤，从而突出了生物合成所具有的优势。同样地，海绵酶硅酸盐蛋白和硅酶的知识对纳米生物技术也非常重要，因为它们可以用于纳米复合材料的形成，即利用自然资源作为生产新的纳米尺度系统的模型[98-101]。例如，酶介导的二氧化硅玻璃的形成允许在温和的条件下（低温、低压和接近中性的pH）进行，而目前的方法需要高温高压和使用烈性的化学品[94,96,98]。Kisailus等人[102]的工作已经表明，这一知识也可以用于硅酸盐介导的工艺来生产其他材料，如钛、镓和其他金属氧化物，也包括半导体以及聚合物（如聚乳酸）。此外，同样的过程可用于天然硅酸盐，也可用于重组形式，甚至可用于生物合成类似物。

（二）硅藻

硅藻是微藻的一个主要群体,通常是单细胞生物。硅藻分为中心硅藻和羽状硅藻(见图1-26),根据细胞的对称性可以彼此区分,即中心硅藻是放射状对称的,而羽状硅藻是细长的、两侧对称的。

硅藻的活性部分存在于一个由二氧化硅组成的外壳里,这些外骨骼被称为硅藻细胞膜,由二氧化硅纳米颗粒组成,其高度组织化的结构显示出不同规格的多孔网络[103]。二氧化硅纳米颗粒与糖类和蛋白质基质相结合,因此硅藻细胞膜实际上是复合材料,其纳米结构是由物种特异性和遗传决定的。尽管形成的确切机制还没有被清楚地描述,但已知的是,这些硅藻细胞膜是由低浓度的自然产生的前体在几小时内形成的。形成机理为二氧化硅本身发生一个复杂的无机聚合过程,与碳酸盐和磷酸盐矿物所发生的沉淀/溶解反应相反。一些研究人员认为pH、阳离子和盐的存在以及二氧化硅前体的浓度在硅藻的生物硅化中起着重要的作用[104]。还有一些研究人员强调了硅酸的重要性,硅酸在硅藻的硅质外骨骼形成过程中被称为硅蛋白和多肽的关键分子[105]。硅质外骨骼在细胞死亡时保持完整,呈现具有形态特征的无机结构,这在工业应用方面具有潜在的前景。

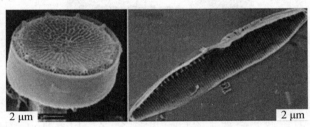

图1-26　中心硅藻和羽状硅藻的SEM图

在海洋中,生物死亡后,无机部分下沉到海底,经过数百万年的老化后,以"硅藻土"的形式重新出现在人们的视野中,这会大大降低其应用价值,因为老化反应不仅会破坏其形态,而且还会导致污染矿物的掺入。因此,在生物二氧化硅的新应用中,应该获取天然或人工培育的新鲜硅藻二氧化硅。此外,新鲜的硅藻二氧化硅与金属(如铝或铁)的污染程度较低,这表明硅藻土可以合成近乎纯的二氧化硅基体,因此,对于其进一步的使用不需要纯化[104]。

目前,正在研究将生物二氧化硅应用于生物医学领域,即用于骨置换和骨再生。例如,已经观察到,人类骨原性肉瘤细胞(SaOS-2)在β-甘油磷酸盐存在的生物二氧化硅表面上培养时,表现出更高的矿化活性。此外,生物二氧化硅和I型胶原同时包覆基质不仅增加了细胞磷酸钙沉积,而且促进了细胞增殖[96]。

海绵(多孔动物门)内发生由酶介导的生物硅化过程,从而产生从微米到米不等的二氧化硅结构,这些二氧化硅结构可以与胶原蛋白等聚合物结合,形成微纳米复合材料。这些结构呈现出物理稳定性和类似光纤的光传输能力。近年来,人们对这些特性进行了进一步的探索,以研究该二氧化硅结构在生物医学中的新应用,特别是在牙齿和骨缺损的生物二氧化硅再生方面;以及在微光学领域,特别是在体外合成光波导方面的应用。在硅藻中也观察到一种非常有趣的形态——二氧化硅骨架显示出微孔和纳米孔的对称模式。在某些情况下,光的传输是强烈依赖于波长的[106],生物硅基材料在仿生光学应用方面具有一定的发展前景,如导光和光学转导[107]。除了上述应用外,生物硅基材料的其他应用也在探索之中,例如 Ramanathan 等人[108]报道的用于生物传感的蛋白质-二氧化硅纳米复合材料,Rigby 等人[109]综述的用作口服药物运载工具的二氧化硅颗粒。

三、仿生硅化生物材料

功能性硅基材料由于其独特的性能,其合理设计和可控合成在生物医学和生物技术的各种应用中受到越来越多的关注。目前的研究表明,海洋生物,如硅质海绵和硅藻,是制造高级生物杂化材料的理想来源。多种生物分子具有体内生物硅化的分子机制。通过模仿它们的行为,在体外制备了功能性硅基生物材料。此外,几种先进的生物分子体外和体内固定化技术在生物催化、生物传感器、生物成像和免疫检测等方面都有潜在的应用。一层薄薄的二氧化硅可以作为保护层包裹在单个活细胞或病毒上,这为其在生物技术和纳米医学领域中的应用提供了新的机会。有前景的纳米技术已被开发用于药物靶向和可控的包封和传递,特别是用于难溶疏水药物。此外,仿生二氧化硅作为一种生物相容性材料,已被用于骨再生领域和生物医学植入装置的开发[110]。

第四节　展　望

自生命起源以来,海洋就是一个进化的"大熔炉",它包含了大量的进化设计和生物多样性。模仿各种形式海洋生物所表现的丰富的工程多样性和精细化是制造能源消耗较少、非石化性和生态自持性材料的必要手段。海洋生物圈包含一个巨大的基因储备库,可以维持现有的生物多样性,促进生物适应未来的快速进化。一个技术目标是利用这种力量来修改和创造新的材料和结构。因此,海洋生物将继续在生物材料、仿生学和生物启发应用于组织工程的前沿发挥重要作用。其主要原因是海洋生物及其结构的多样性和丰富性,海洋生物已经进化并成功地适应了多种功能。

本章从蛋白类、多糖类和无机类三个方面对海洋生物材料进行了分类介绍,但随着海洋生物材料研究的不断深入,还可能不断分化出一些其他类材料。比如天然仿生材料的探索是研究的一大热点,人们从自然界等各方面得到启发,开发出一系列仿生材料,如仿贻贝黏附机制开发新型水凝胶、贝壳仿生层层组装策略等,进而延伸出海洋生物仿生材料这个新分类。相信未来会有更多相关技术被开发,需要人们在研究和应用中进行探索和推广。

尽管现在对海洋材料的开发和机理的探索仍处于起步阶段,但研究证明海洋是一个巨大的材料来源库。然而,随着技术的发展,一扇巨大的新门正在打开。事实上,海洋生物材料尤其令人感兴趣,因为它们可能具有新颖和独特的生化特性。科研人员将继续努力,将基于海洋生物材料的再生医学研究转化为真正的临床解决方案,继续提高它们在这一领域的应用潜力。

参考文献

[1] RZEPECKI L M, HANSEN K M, WAITE J H. Characterization of a cystine-rich polyphenolic protein family from the blue mussel mytilus edulis L[J]. Biological Bulletin, 1992, 183(1):123-137.

[2] WAITE J H, ANDERSEN N H, JEWHURST S, et al. Mussel adhesion: Finding the tricks worth mimicking[J]. Journal of Adhesion, 2005, 81(3-4):297-317.

[3] WAITE J H, TANZER M L. Polyphenolic substance of mytilus edulis: Novel adhesive containing L-dopa and hydroxyproline[J]. Science, 1981, 212(4498):1038-1040.

[4] LEE B P, MESSERSMITH P B, ISRAELACHVILI J N, et al. Mussel-inspired adhesives and coatings[J]. Annual Review of Materials Research, 2011, 41:99-132.

[5] WAITE J H, HOUSLEY T J, TANZER M L. Peptide repeats in a mussel glue protein: Theme and variations[J]. Biochemistry, 1985, 24(19):5010-5014.

[6] ZHAO H, WAITE J H. Proteins in load-bearing junctions: The histidine-rich metal-binding protein of mussel byssus[J]. Biochemistry, 2006, 45(47):14223-14231.

[7] LI Y, QIN M, LI Y, et al. Single molecule evidence for the adaptive binding of DOPA to different wet surfaces[J]. Langmuir, 2014, 30(15):4358-4366.

[8] GEBBIE M A, WEI W, SCHRADER A M, et al. Tuning underwater adhesion with cation-pi interactions[J]. Nature Chemistry, 2017, 9(7):723-723.

[9] WAITE J H. Mussel adhesion-essential footwork[J]. Journal of Experimental Biology, 2017, 220(4):517-530.

[10] SHIN M, SHIN J Y, KIM K, et al. The position of lysine controls the catechol-mediated surface adhesion and cohesion in underwater mussel adhesion[J]. Journal of Colloid and Interface Science, 2020, 563:168-176.

[11] TANG Z, ZHAO M, WANG Y, et al. Mussel-inspired cellulose-based adhesive with biocompatibility and strong mechanical strength via metal coordination[J]. International Journal of Biological Macromolecules, 2020, 144:127-134.

[12] ANNABI N, YUE K, TAMAYOL A, et al. Elastic sealants for surgical applications [J]. European Journal of Pharmaceutics and Biopharmaceutics, 2015, 95:27-39.

[13] KUMAR M, MUZZARELLI R A A, MUZZARELLI C, et al. Chitosan chemistry and pharmaceutical perspectives[J]. Chemical Reviews, 2004, 104(12):6017-6084.

[14] ZHANG X, SUN G H, TIAN M P, et al. Mussel-inspired antibacterial polydopamine/chitosan/temperature-responsive hydrogels for rapid hemostasis[J]. International Journal of Biological Macromolecules, 2019, 138:321-333.

[15] LEE B P, DALSIN J L, MESSERSMITH P B. Synthesis and gelation of DOPA-modified poly(ethylene glycol) hydrogels[J]. Biomacromolecules, 2002, 3(5):1038-1047.

[16] WANG R, LI J, CHEN W, et al. A biomimetic mussel-inspired epsilon-poly-L-lysine hydrogel with robust tissue-anchor and anti-infection capacity[J]. Advanced Functional Materials, 2017, 27(8): 1604894.

[17] ZHANG H, BRE L P, ZHAO T, et al. Mussel-inspired hyperbranched poly(amino ester) polymer as strong wet tissue adhesive[J]. Biomaterials, 2014, 35(2): 711-719.

[18] ZHANG H, BRE L, ZHAO T, et al. A biomimetic hyperbranched poly(amino ester)-based nanocomposite as a tunable bone adhesive for sternal closure[J]. Journal of Materials Chemistry B, 2014, 2(26): 4067-4071.

[19] XU Y, LIU Q, NARAYANAN A, et al. Mussel-inspired polyesters with aliphatic pendant groups demonstrate the importance of hydrophobicity in underwater adhesion[J]. Advanced Materials Interfaces, 2017, 4(22): 1700506.

[20] MARIE B, ARIVALAGAN J, MATHERON L, et al. Deep conservation of bivalve nacre proteins highlighted by shell matrix proteomics of the Unionoida Elliptio complanata and Villosa lienosa[J]. Journal of the Royal Society Interface, 2017, 14(126): 20160846.

[21] SONG X, LIU Z, WANG L, et al. Recent advances of shell matrix proteins and cellular orchestration in marine molluscan shell biomineralization[J]. Frontiers in Marine Science, 2019, 6(126): 20160846.

[22] ALBECK S, ADDADI L, WEINER S. Regulation of calcite crystal morphology by intracrystalline acidic proteins and glycoproteins[J]. Connective Tissue Research, 1996, 35(1-4): 365-370.

[23] MOUNT A S, WHEELER A P, PARADKAR R P, et al. Hemocyte-mediated shell mineralization in the eastern oyster[J]. Science, 2004, 304(5668): 297-300.

[24] KUMAR M, LAWLER J. Preparation and characterization of negatively charged organic-inorganic hybrid ultrafiltration membranes for protein separation[J]. Separation and Purification Technology, 2014, 130: 112-123.

[25] HUANG Y, WANG Y, PAN Q, et al. Magnetic graphene oxide modified with choline chloride-based deep eutectic solvent for the solid-phase extraction of protein[J]. Analytica Chimica Acta, 2015, 877: 90-99.

[26] AGUILAR-ARTEAGA K, RODRIGUEZ J A, BARRADO E. Magnetic solids in analytical chemistry: A review[J]. Analytica Chimica Acta, 2010, 674(2): 157-165.

[27] HUANG D, FU C, LI Z, et al. Development of magnetic multiwalled carbon nanotubes as solid-phase extraction technique for the determination of p-hydroxybenzoates in beverage[J]. Journal of Separation Science, 2012, 35(13): 1667-1674.

[28] FAN S, ZHENG Z, HAO R, ET AL. PmCBP, a novel poly(chitin-binding domain) gene, participates in nacreous layer formation of Pinctada fucata martensii[J]. Comparative Biochemistry and Physiology B-Biochemistry & Molecular Biology, 2020, 240: 110374.

[29] ZHANG Z,ZHU J,CHU Y,et al. Correlation between microstructure and failure mechanism of hyriopsis cumingii shell structure[J]. Journal of Bionic Engineering,2019,16 (5):869-881.

[30] HUANG H,DU M,CHEN J,et al. Preparation and characterization of abalone shells derived biological mesoporous hydroxyapatite microspheres for drug delivery[J]. Materials Science & Engineering C-Materials for Biological Applications,2020,113:110969.

[31] DHAR P,PHIRI J,SZILVAY G R,et al. Genetically engineered protein based nacre-like nanocomposites with superior mechanical and electrochemical performance[J]. Journal of Materials Chemistry A,2020,8(2):656-669.

[32] KELLY R E,RICE R V. Abductin: A rubber-like protein from the internal triangular hinge ligament of pecten[J]. Science,1967,155(3759):208.

[33] KAHLER G A,FISHER F M,SASS R L. The chemical composition and mechanical properties of the hinge ligament in bivalve molluscs[J]. Biological Bulletin,1976, 151(1):161-181.

[34] SILVA T H,MOREIRA-SILVA J,MARQUES A L P,et al. Marine origin collagens and its potential applications[J]. Marine Drugs,2014,12(12):5881-5901.

[35] NAGAI T,SUZUKI N,TANOUE Y,et al, Characterization of acid-soluble collagen from skins of surf smelt (Hypomesus pretiosus japonicus Brevoort)[J]. Food and Nutrition Sciences, 2010,1:59-66.

[36] LIN Y K,LIU D C. Effects of pepsin digestion at different temperatures and times on properties of telopeptide-poor collagen from bird feet[J]. Food Chemistry,2006,94(4): 621-625.

[37] HOYER B,BERNHARDT A,HEINEMANN S,et al. Biomimetically mineralized salmon collagen scaffolds for application in bone tissue engineering[J]. Biomacromolecules, 2012,13(4):1059-1066.

[38] NAGAI N,YUNOKI S,SUZUKI T,et al. Application of cross-linked salmon atelocollagen to the scaffold of human periodontal ligament cells[J]. Journal of Bioscience and Bioengineering,2004,97(6):389-394.

[39] TERADA M,IZUMI K,OHNUKI H,et al. Construction and characterization of a tissue-engineered oral mucosa equivalent based on a chitosan-fish scale collagen composite[J]. Journal of Biomedical Materials Research Part B-Applied Biomaterials,2012,100B(7):1792-1802.

[40] HEINEMANN S,EHRLICH H,DOUGLAS T,et al. Ultrastructura studies on the collagen of the marine sponge Chondrosia reniformis nardo[J]. Biomacromolecules,2007, 8(11):3452-3457.

[41] ADDAD S,EXPOSITO J,FAYE C,et al. Isolation, characterization and biological evaluation of jellyfish collagen for use in biomedical applications[J]. Marine Drugs,2011,9(6): 967-983.

[42] SENNI K,PEREIRA J,GUENICHE F,et al. Marine polysaccharides：A source of bioactive molecules for cell therapy and tissue engineering[J]. Marine Drugs,2011,9(9)：1664-1681.

[43] BAK M,GUTKOWSKA O N,WAGNER E,et al. The role of chitin and chitosan in peripheral nerve reconstruction[J]. Polimery W Medycynie,2017,47(1):43-47.

[44] YANG Y,LI X,GONG H,et al. The outlook of using chitosan related materials in nerve regeneration[J]. Journal of Biomedical Engineering, 2001,18(3):444-447.

[45] CHEN J,WANG J,YI Y,et al. The research progress in hyaluronic Acid[J]. Chinese Biotechnology,2015,35(2):111-118.

[46] ZHU Y,CAI Z,GUO Y,et al. Hyaluronan-based functional materials for their biomedical applications[J]. Journal of Functional Polymer,2021,34(1):26-48.

[47] KAKEHI K,KINOSHITA M,YASUEDA S. Hyaluronic acid：Separation and biological implications[J]. Journal of Chromatography B-Analytical Technologies in the Biomedical and Life Sciences,2003,797(1-2):347-355.

[48] GU Q, WEI X. Current situation and development trend of marine biomedical materials in China[J]. Materials China,2011,30(4):11-15.

[49] SILVA T H,ALVES A,FERREIRA B M,et al. Materials of marine origin：A review on polymers and ceramics of biomedical interest[J]. International Materials Reviews , 2012 , 57(5):276-307.

[50] ELSINGER E C,LEAL L. Coralline hydroxyapatite bone graft substitutes[J]. The Journal of Foot and Ankle Surgery ： Official Publication of the American College of Foot and Ankle Surgeons,1996,35(5):396-399.

[51] KAMENOS N A,CUSACK M,HUTHWELKER T,et al. Mg-lattice associations in red coralline algae[J]. Geochimica Et Cosmochimica Acta,2009,73(7):1901-1907.

[52] LEMOS A F,ROCHA J H G,QUARESMA S S F,et al. Hydroxyapatite nano-powders produced hydrothermally from nacreous material[J]. Journal of the European Ceramic Society,2006,26(16):3639-3646.

[53] HEINEMANN F, TRECCANI L, FRITZ M. Abalone nacre insoluble matrix induces growth of flat and oriented aragonite crystals[J]. Biochemical and Biophysical Research Communications,2006,344(1):45-49.

[54] GUO Y, ZHOU Y. Transformation of nacre coatings into apatite coatings in phosphate buffer solution at low temperature[J]. Journal of Biomedical Materials Research Part A,2008,86A(2):510-521.

[55] JACOB D E,SOLDATI A L,WIRTH R,et al. Nanostructure, composition and mechanisms of bivalve shell growth[J]. Geochimica Et Cosmochimica Acta, 2008,72(22):5401-5415.

[56] BOUTINGUIZA M, LUSQUINOS E, COMESANA R, et al. Production of microscale particles from fish bone by gas flow assisted laser ablation[J]. Applied Surface

Science,2007,254(4):1264-1267.

[57] LAINE J, LABADY M, ALBORNOZ A, et al. Porosities and pore sizes in coralline calcium carbonate[J]. Materials Characterization,2008,59(10):1522-1525.

[58] KNACKSTEDT M A,ARNS C H,SENDEN T J,et al. Structure and properties of clinical coralline implants measured via 3D imaging and analysis[J]. Biomaterials,2006,27 (13):2776-2786.

[59] GRAVEL M,VAGO R,TABRIZIAN M. Use of natural coralline biomaterials as reinforcing and gas-forming agent for developing novel hybrid biomatrices: Microarchitectural and mechanical studies[J]. Tissue Engineering,2006,12(3):589-600.

[60] MANASSERO M,VIATEAU V,DESCHEPPER M,et al. Bone regeneration in sheep using acropora coral, a natural resorbable scaffold, and autologous mesenchymal stem cells[J]. Tissue Engineering Part A,2013,19(13-14):1554-1563.

[61] ZHANG X,VECCHIO K S. Conversion of natural marine skeletons as scaffolds for bone tissue engineering[J]. Frontiers of Materials Science,2013,7(2):103-117.

[62] FU K,XU Q,CZERNUSZKA J,et al. Characterization of a biodegradable coralline hydroxyapatite/calcium carbonate composite and its clinical implementation[J]. Biomedical Materials,2013,8(6):065007.

[63] HABRAKEN W, HABIBOVIC P, EPPLE M, et al. Calcium phosphates in biomedical applications: Materials for the future? [J]. Materials Today,2016,19(2):69-87.

[64] KLAR R M,DUARTE R,DIX-PEEK T,et al. Calcium ions and osteoclastogenesis initiate the induction of bone formation by coral-derived macroporous constructs[J]. Journal of Cellular and Molecular Medicine,2013,17(11):1444-1457.

[65] BRAYE F, IRIGARAY J L, JALLOT E, et al. Resorption kinetics of osseous substitute: Natural coral and synthetic hydroxyapatite[J]. Biomaterials, 1996, 17(13): 1345-1350.

[66] BEN-NISSAN B. Natural bioceramics: From coral to bone and beyond[J]. Current Opinion in Solid State & Materials Science,2003,7(4-5):283-288.

[67] BEN-NISSAN B, MILEV A, VAGO R. Morphology of sol-gel derived nano-coated coralline hydroxyapatite[J]. Biomaterials,2004,25(20):4971-4975.

[68] BALAZSI C, WEBER F, KOVER Z, et al. Preparation of calcium-phosphate bioceramics from natural resources[J]. Journal of the European Ceramic Society,2007,27(2-3):1601-1606.

[69] OLIVEIRA J A,GRECH J M R,LEONOR I B,et al. Calcium-phosphate derived from mineralized algae for bone tissue engineering applications[J]. Materials Letters,2007,61 (16):3495-3499.

[70] PUVANESWARY S, RAGHAVENDRAN H R B, IBRAHIM N S, et al. A comparative study on morphochemical properties and osteogenic cell differentiation within bone graft and coral graft culture systems[J]. International Journal of Medical Sciences,2013,

10(11):1608-1614.

[71] GREEN D W, BEN-NISSAN B, YOON K S, et al. Natural and synthetic coral biomineralization for human bone revitalization[J]. Trends in Biotechnology, 2017, 35(1): 43-54.

[72] BOUTINGUIZA M, POU J, COMESANA R, et al. Biological hydroxyapatite obtained from fish bones[J]. Materials Science & Engineering C-Materials for Biological Applications, 2012, 32(3): 478-486.

[73] TERZIOGLU P, OGUT H, KALEMTAS A. Natural calcium phosphates from fish bones and their potential biomedical applications[J]. Materials Science & Engineering C-Materials for Biological Applications, 2018, 91: 899-911.

[74] BOUTINGUIZA M, POU J, LUSQUINOS F, et al. Laser-assisted production of tricalcium phosphate nanoparticles from biological and synthetic hydroxyapatite in aqueous medium[J]. Applied Surface Science, 2011, 257(12): 5195-5199.

[75] REICH S, LETZEL A, MENZEL A, et al. Early appearance of crystalline nanoparticles in pulsed laser ablation in liquids dynamics[J]. Nanoscale, 2019, 11(14): 6962-6969.

[76] BOUTINGUIZA M, COMESANA R, LUSQUINOS F, et al. Production of nanoparticles from natural hydroxylapatite by laser ablation[J]. Nanoscale Research Letters, 2011, 6: 255-259.

[77] HOU Y, SHAVANDI A, CARNE A, et al. Marine shells: Potential opportunities for extraction of functional and health-promoting materials[J]. Critical Reviews in Environmental Science and Technology, 2016, 46(11-12): 1047-1116.

[78] WU S C, HSU H C, HSU S K, et al. Preparation and characterization of four different compositions of calcium phosphate scaffolds for bone tissue engineering[J]. Materials Characterization, 2011, 62(5): 526-534.

[79] ZHANG C Y, LU H, ZHUANG Z, et al. Nano-hydroxyapatite/poly(l-lactic acid) composite synthesized by a modified in situ precipitation: Preparation and properties[J]. Journal of Materials Science-Materials in Medicine, 2010, 21(12): 3077-3083.

[80] ZAREMBA C M, MORSE D E, MANN S, et al. Aragonite-hydroxyapatite conversion in gastropod (abalone) nacre[J]. Chemistry of Materials, 1998, 10(12): 3813-3824.

[81] NI M, RATNER B D. Nacre surface transformation to hydroxyapatite in a phosphate buffer solution[J]. Biomaterials, 2003, 24(23): 4323-4331.

[82] WALSH P J, BUCHANAN F J, DRING M, et al. Low-pressure synthesis and characterisation of hydroxyapatite derived from mineralise red algae[J]. Chemical Engineering Journal, 2008, 137(1): 173-179.

[83] VECCHIO K S, ZHANG X, MASSIE J B, et al. Conversion of bulk seashells to biocompatible hydroxyapatite for bone implants[J]. Acta Biomaterialia, 2007, 3(6): 910-918.

[84] KUSMANTO F, WALKER G, GAN Q, et al. Development of composite tissue

scaffolds containing naturally sourced mircoporous hydroxyapatite[J]. Chemical Engineering Journal,2008,139(2):398-407.

[85] MA Q,MAO T,LIU B. The experimental study on the activity of rhBMP-2, coral and collagen composites inducing intramuscle bone[J]. West China Journal of Stomatology, 2000,18(2):94-97.

[86] ALVAREZ-LLORET P, RODRIGUEZ-NAVARRO A B, FALINI G, et al. Crystallographic control of the hydrothermal conversion of calcitic sea urchin spine (paracentrotus lividus) into apatite[J]. Crystal Growth & Design,2010,10(12):5227-5232.

[87] OSO A O, IDOWU A A, NIAMEH O T. Growth response, nutrient and mineral retention, bone mineralisation and walking ability of broiler chickens fed with dietary inclusion of various unconventional mineral sources[J]. Journal of Animal Physiology and Animal Nutrition,2011,95(4):461-467.

[88] GERRY R W. Ground dried whole mussels as a calcium supplement for chicken rations[J]. Poultry Science,1980,59(10):2365-2368.

[89] MUIR F V, HARRIS P C, GERRY R W. The comparative value of five calcium sources for laying hens[J]. Poultry Science,1976,55(3):1046-1051.

[90] FINKELSTEIN A D, WOHLT J E, EMANUELE S M, et al. Composition and nutritive value of ground sea clam shells as calcium supplements for lactating holstein cows [J]. Journal of Dairy Science,1993,76(2):582-589.

[91] HEU M S, KIM J S, SHAHIDI F. Components and nutritional quality of shrimp processing by-products[J]. Food Chemistry,2003,82(2):235-242.

[92] SHONO M, SHIMIZU I, AOYAGI E, et al. Reducing effect of feeding powdered nacre of pinctada maxima on the visceral fat of rats[J]. Bioscience Biotechnology and Biochemistry,2008,72(10):2761-2763.

[93] ISABEL CARRETERO M, POZO M. Clay and non-clay minerals in the pharmaceutical and cosmetic industries Part II . Active ingredients[J]. Applied Clay Science,2010,47(3-4):171-181.

[94] SCHROEDER H C, WANG X, TREMEL W, et al. Biofabrication of biosilica-glass by living organisms[J]. Natural Product Reports,2008,25(3):455-474.

[95] AIZENBERG J, WEAVER J C, THANAWALA M S, et al. Skeleton of Euplectella sp.: Structural hierarchy from the nanoscale to the macroscale[J]. Science,2005, 309(5732):275-278.

[96] MUELLER W E G, WANG X, CUI F Z, et al. Sponge spicules as blueprints for the biofabrication of inorganic-organic composites and biomaterials[J]. Applied Microbiology and Biotechnology,2009,83(3):397-413.

[97] WEAVER J C, PIETRASANTA L I, HEDIN N, et al. Nanostructural features of demosponge biosilica[J]. Journal of Structural Biology,2003,144(3):271-281.

[98] BRUTCHEY R L, MORSE D E. Silicatein and the translation of its molecular mechanism of biosilicification into low temperature nanomaterial Synthesis[J]. Chemical

Reviews,2008,108(11):4915-4934.

[99] SARIKAYA M, FONG H, SUNDERLAND N, et al. Biomimetic model of a sponge-spicular optical fiber-mechanical properties and structure[J]. Journal of Materials Research, 2001, 16(5):1420-1428.

[100] WOESZ A, WEAVER J C, KAZANCI M, et al. Micromechanical properties of biological silica in skeletons of deep-sea sponges[J]. Journal of Materials Research, 2006, 21 (8):2068-2078.

[101] CHA J N, SHIMIZU K, ZHOU Y, et al. Silicatein filaments and subunits from a marine sponge direct the polymerization of silica and silicones in vitro[J]. Proceedings of the National Academy of Sciences of the United States of America, 1999,96(2):361-365.

[102] KISAILUS D, TRUONG Q, AMEMIYA Y, et al. Self-assembled bifunctional surface mimics an enzymatic and templating protein for the synthesis of a metal oxide semiconductor[J]. Proceedings of the National Academy of Sciences of the United States of America,2006,103(15):5652-5657.

[103] LOPEZ P J,GAUTIER C,LIVAGE J,et al. Mimicking biogenic silica nanostructures formation[J]. Current Nanoscience,2005,1(1):73-83.

[104] VRIELING E G, BEELEN T P M, VAN SANTEN R A, et al. Diatom silicon biomineralization as an inspirational source of new approaches to silica production[J]. Journal of Biotechnology,1999,70(1-3):39-51.

[105] BRZEZINSKI M A,VILLAREAL T A,LIPSCHULTZ F. Silica production and the contribution of diatoms to new and primary production in the central North Pacific[J]. Marine Ecology Progress Series,1998,167:89-104.

[106] NOYES J,SUMPER M,VUKUSIC P. Light manipulation in a marine diatom[J]. Journal of Materials Research,2008,23(12):3229-3235.

[107] DE STEFANO L,MADDALENA P,MORETTI L,et al. Nano-biosilica from marine diatoms: A brand new material for photonic applications[J]. Superlattices and Microstructures, 2009, 46(1-2):84-89.

[108] RAMANATHAN M,LUCKARIFT H R,SARSENOVA A, et al. Lysozyme-mediated formation of protein-silica nano-composites for biosensing applications[J]. Colloids and Surfaces B-Biointerfaces,2009,73(1):58-64.

[109] RIGBY S P, FAIRHEAD M, VAN DER WALLE C F. Engineering silica particles as oral drug delivery vehicles[J]. Current Pharmaceutical Design, 2008, 14(18): 1821-1831.

[110] ABDELHAMID M A A, PACK S P. Biomimetic and bioinspired silicifications: Recent advances for biomaterial design and applications[J]. Acta Biomaterialia, 2021, 120: 38-56.

第二章　海洋生物材料常用产品及医疗器械

第一节　海洋生物材料介绍

目前海洋生物材料主要以水凝胶、溶液、片剂、粉剂、喷雾等形式广泛应用于临床,如止血、抗炎、填充、愈合等。

海洋生物材料的作用机理是通过刺激细胞产生特殊应答反应,促进机体再生系统工作,从而达到修复目的。在完成修复过程后材料被降解吸收,如人工关节、人工皮肤、手术缝合线等(见图2-1)。

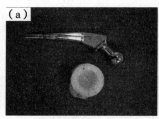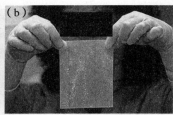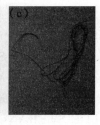

图2-1　海洋生物材料的部分应用:人工关节(a);人工皮肤(b);手术缝合线(c)

一、海洋生物材料的分类

海洋生物材料按照性质可分为以下不同类型。

(1)海洋无机非金属材料:主要来源于大量海洋生物的骨架及其他生物。珊瑚、异源骨及贝壳是无机非金属材料的最主要来源。临床使用的海洋无机非金属材料主要包括磷酸钙、碳酸钙和二氧化硅等,用于人工骨、人工关节的修复与填充。

(2)海洋天然高分子材料:主要包括蛋白质类和多糖类,以及从海洋生物中提取的生物活性大分子,如胶原蛋白、海藻酸盐、甲壳素及其衍生物等。

(3)复合材料:由两种或两种以上不同性质的材料加工制备的多元复合体称为复合材料。复合材料可以弥补单一材料的缺点,改善材料力学性能及宏观性状,更好地满足临床使用的技术要求。

二、海洋生物材料的临床应用要求

海洋生物材料的临床应用应满足以下基本要求。

1.安全性

材料类医疗器械除具有医疗功能之外,安全性也是必不可少的,即不仅要诊病、治病和防病,更要对人体健康无害,这是其他材料不一定具备的特殊要求。

2.生物相容性

海洋生物材料除具备一般材料的物理、化学等性能外,还应满足生物相容性要求。生物相容性是对医疗器械的特殊要求,包括材料与生物体之间的相互作用。材料对生物系统的作用(即宿主反应)包括生物体的局部反应,也涉及全身反应和免疫反应等。其结果可能导致生物体内组织或器官的中毒和机体对材料的排斥,最终使海洋生物材料或制品失去其应有的功能,甚至对周围环境产生新的危害。

3.功能性

医疗器械的功能主要包括临床诊断、治疗、组织修复或再生及组织或器官的替换,其主要功能因应用目的的不同而不同。有些材料及其制品可以全部植入体内,有些则可以穿透上皮表面(如皮肤)部分植入体内,有些可以放在体内的空腔中但不进入皮下(如假牙、子宫内置物、接触镜等),还有些可以放在体外而通过某种方式作用于体内组织(如与血管系统相连的体外装置)。

适宜的力学性能是材料类医疗器械的必备条件,不仅要求材料的压力、拉力和剪切力较好,而且还应具有耐疲劳性和较小的应变性能。植入材料在体内降解过程中的力学衰减必须符合体内功能的要求。体液从身体的一个部位引导到另一个部位是通过组织蠕动和收缩机制来完成的,这对材料的力学性能也会有一定的影响。

第二节　海洋多糖基生物材料

一、海洋多糖的结构与性能

海洋多糖由多个单糖分子脱水聚合,以糖苷键连接而成。海洋多糖种类较多,包括糖原、甲壳素、肝素、硫酸软骨素、透明质酸、硫酸角质素等,其中后四种属于糖胺聚糖(见表2-1)。海洋生物合成量最大的多糖是甲壳素和海藻酸。

表2-1　海洋多糖的结构和性质

多糖名称	基本结构单元	连接键	性质
甲壳素	D-葡萄糖、乙酰胺糖	β-1,4-糖苷键	带正电荷的天然高分子
透明质酸	葡萄糖胺酸、N-乙酰氨基葡萄糖	β-1,3-糖苷键、β-1,4-糖苷键	吸水性、保水性强,具有润滑保护作用

多糖名称	基本结构单元	连接键	性质
海藻酸钠	α-L-古洛糖醛酸、β-D-甘露糖醛酸	β-1,4-糖苷键	易与金属离子结合
糖原	D-葡萄糖	β-1,4-糖苷键	无定形粉末,溶解后呈胶状
肝素	葡萄糖胺、L-艾杜糖醛苷、N-乙酰氨基葡萄糖、D-葡萄糖胺酸	β-1,4-糖苷键	抗凝血
硫酸软骨素	N-乙酰氨基半乳糖、葡萄糖醛酸	β-1,3-糖苷键、β-1,4-糖苷键	调脂、抗炎、抗凝血、抗血栓

二、壳聚糖

壳聚糖是甲壳素的 N-脱乙酰基产物,是自然界中仅存的几种碱性多糖之一,具有止血、愈创、抗菌、抗感染、抑制疤痕形成、抑制肿瘤生长等生物学功能及良好的生物相容性与可降解性。

来源:大多数海洋节肢动物的甲壳(虾壳、蟹壳等)。

结构:以 β-1,4-糖苷键键合的多糖,含有游离氨基(见图1-9)。

(一)壳聚糖医用材料的生物活性

1.凝血活性

壳聚糖结构表面的正电基团能吸引红细胞膜上的负电基团,使得红细胞相互聚集并同时加快启动凝血因子,增强凝血效果。

壳聚糖可被制成许多不同的形态,如薄膜、粉末、纤维、水凝胶、溶液、冻干支架等[1],适用于不同类型的创伤面,各有其优点。

目前,市售的基于壳聚糖的止血敷料主要有止血绷带、止血剂、止血纱布[2]等膜剂。

2.抗菌活性

壳聚糖具有明显的抗菌活性,对革兰氏阴性菌和革兰氏阳性菌具有明显的抑制作用。壳聚糖的抗菌活性与分子质量、脱乙酰度、细菌类型、pH和浓度密切相关,通过改变细菌细胞膜通透性、细胞质膜屏障功能或营养运输方式等可以达到抗菌功能。

3.组织修复与再生作用

1)皮肤组织修复与再生

皮肤是人体最大的器官,可分为表皮层、真皮层、皮下组织三层(见图2-2)。皮肤组织受损后主要经过修复、重建和再生等阶段。影响皮肤伤口愈合的两个关键因素是新生血管和炎症,新生血管可以为伤口提供营养和氧气,增强血管生成和抑制炎症是促进皮肤伤口愈合的关键所在。

　　研究发现,壳聚糖可以增强多形核白细胞(PMN,具有吞噬作用,产生骨桥蛋白和白三烯 B4)、巨噬细胞[具有吞噬作用,产生白细胞介素-1(IL-1)、转化生长因子β1和血小板衍生生长因子(PDGF)]和成纤维细胞(产生白细胞介素-8)的功能。因此,壳聚糖能够促进肉芽的形成和组织的分化,所以它对开放性伤口是有益的;使用壳聚糖后,某些 PMN 功能增强,如吞噬作用和化学介质的产生[3]。

　　壳聚糖的主要生化作用是活化成纤维细胞、产生细胞因子、迁移巨细胞和刺激Ⅳ型胶原蛋白合成。促进皮肤组织修复与再生的功能主要是由于壳聚糖能促进成纤维细胞的生长与增殖,并且能够促进血纤维蛋白素的形成及结缔组织细胞的增生[4]。

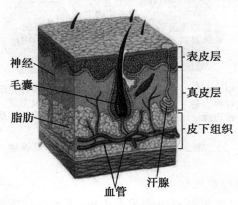

神经　毛囊　脂肪　血管　汗腺　表皮层　真皮层　皮下组织

图 2-2　皮肤的结构

　　市售的基于壳聚糖的伤口敷料的主要成分是以低聚物为载体的壳聚糖,使用时,在体表皮肤患处形成一层保护膜,起抑菌、保护创面的作用。

　　2)骨组织修复与再生

　　骨组织细胞外基质的主要成分是胶原蛋白、蛋白多糖聚集体、非胶原糖蛋白,壳聚糖的各种降解物均会与这些蛋白质发生作用,进而影响骨组织的再生和修复。

　　壳聚糖基支架可以通过调节特定生长因子的释放,以促进软骨细胞的生长和生物合成能力。

　　壳聚糖可促进间充质干细胞的附着、增殖和活力的提升,其可以用于细胞移植和组织再生。到目前为止,壳聚糖已被用于创造各种组织类似物,包括皮肤、软骨、骨、肝和神经[5]。

　　(二)壳聚糖生物材料产业发展

　　1.壳聚糖医用材料研究现状

　　(1)壳聚糖海洋生物材料研究起步较晚,但壳聚糖作为一种可吸收大分子氨基多糖,与人体氨基多糖相似、相容性好,是当今可降解功能性生物材料的热点原材料。

　　(2)海洋生物材料是生物材料的重要分支,其中与壳聚糖医用材料相关的研究单位很多,研究论文、成果也很多,研究技术也越来越深入。

(3)可以预见随着壳聚糖医用材料的技术创新和成果转化,将形成具有巨大潜力的壳聚糖医用材料产业。

如图2-3所示,总结了壳聚糖及其衍生物的产品领域。

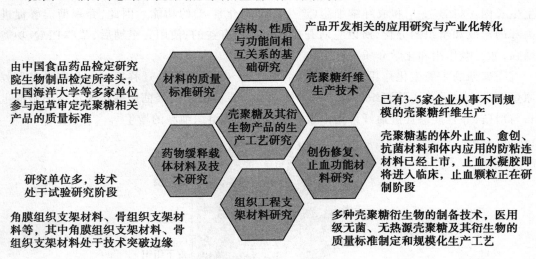

图2-3 壳聚糖及其衍生物的产品领域

2.壳聚糖医用材料产业现状

(1)壳聚糖Ⅲ类产品主要是可吸收手术止血、手术防粘连产品,研发门槛较高、审批较严、发展缓慢(见表2-2)。

(2)壳聚糖Ⅱ类产品主要是外用止血愈创、护理敷料,产品数量多。

(3)Ⅲ类产品数量少、功能局限;Ⅱ类产品价值低,总体产业规模小。

表2-2 我国壳聚糖医疗器械产品及生产企业情况

年份	Ⅲ类产品制造商	Ⅱ类产品制造商	Ⅲ类产品	Ⅱ类产品
2012年	4	36	4	47
2020年	7	110	9	193

(三)壳聚糖产品剂型与应用

1.壳聚糖水凝胶的应用

水凝胶是水溶性或亲水性高分子通过物理或化学交联而成,是具有三维网状结构的高分子溶胀体。水凝胶在水中能够溶胀并保持大量水分而不溶解,具有良好的生物相容性。

壳聚糖基凝胶根据交联形式和性能可分为物理交联壳聚糖水凝胶、化学交联壳聚糖水凝胶和酶促交联壳聚糖水凝胶等。

1)物理交联壳聚糖水凝胶

物理交联壳聚糖水凝胶主要是通过次级键形成的,改变物理状态(如离子强度、pH、温度、应力和溶质等)可使水凝胶受到破坏。物理交联壳聚糖水凝胶合成条件温和,获得的水凝胶生物相容性好。

Konwar等人[6]利用茶叶制备的碳点前驱体上的负电荷和壳聚糖上正电荷的静电相互作用,成功制备了稳定、坚固的壳聚糖-碳点纳米复合水凝胶膜。该膜具有紫外-可见光阻隔能力、热稳定性和机械强度高等重要特性,因此可应用于不同领域。

有研究人员利用羧甲基壳聚糖(CMCS)、聚乙烯醇缩丁醛和乙醇溶液按一定的比例制备了一种壳聚糖创面复合液体敷料(见图2-4)并应用于创面。结果显示,壳聚糖创面复合液体敷料能够对创面起到早期保护和促进愈合的作用。

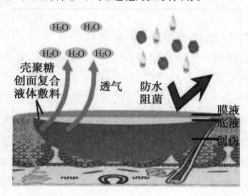

图2-4 壳聚糖创面复合液体敷料作用机理图

用于组织工程构建的壳聚糖/聚乙烯醇(polyvinyl alcohol,PVA)凝胶主要采用高压灭菌法制备。该凝胶主要是通过PVA上的羟基和壳聚糖上的氨基或羟基产生氢键作用而形成的。该凝胶已经用于成纤维细胞、动脉内皮细胞和平滑肌细胞的培养。

2)化学交联壳聚糖水凝胶

化学交联壳聚糖水凝胶是指在化学交联剂的作用下,通过共价键将壳聚糖链交联而成的网状结构的水凝胶,它具有较好的稳定性,凝胶转变一般不可逆转。通过化学交联合成的壳聚糖水凝胶的物理性能和生物特性均得到了改善。

Tan等人[7]利用多糖衍生物的氨基和醛基之间的席夫碱反应,合成了N-琥珀酰壳聚糖(S-CS)和醛型透明质酸(A-HA),并将二者用于制备复合水凝胶。该水凝胶在微观结构、表面形态、平衡膨胀等方面表现优异,且能够支持细胞的存活。

Zhao等人[4]开发了一系列基于季铵盐壳聚糖-g-聚苯胺(QCSP)和苯甲醛基官能化聚(乙二醇)-共聚(癸二酸甘油酯)(PEGS-FA)的可注射导电自修复水凝胶,并将其作为皮肤伤口愈合的抗菌、抗氧化和电活性敷料。这些水凝胶具有良好的自愈性、电活性、清除自由基能力、抗菌活性、黏附性、电导性、溶胀率和生物相容性。

3)酶促交联壳聚糖水凝胶

蛋白质或含有氨基酸残基的多肽可通过转移酶催化形成肽键交联的蛋白质或多肽网络,键合引入酚羟基的多糖大分子可通过氧化酶和过氧化氢催化酚羟基氧化交联形成多糖大分子网络,其中辣根过氧化物酶(HRP)在有H_2O_2存在时能催化酚类、胺类及其取代物的聚合。壳聚糖的结构类似于细胞外基质中的糖胺聚糖,通过把带有酚羟基结构的小分子接枝到壳聚糖分子链上,可使引入酚羟基的壳聚糖具有能被HRP等催化交联的性质。酶促交联法制备壳聚糖水凝胶可避免使用有毒的化学交联剂,是一种温和并且生物相容性好的生物交联方法。

2.壳聚糖非织布的应用

1)促进伤口愈合

壳聚糖非织布透气性和透水性良好,能保证敷料下不积液,为控制感染创造了条件。该敷料具有止血、消炎、抑菌等作用,能吸附创面渗出的血清蛋白质,刺激机体细胞生长,促进伤口愈合,而且愈合后的创面与正常组织相似,无瘢痕。

2)用于止血

壳聚糖非织布使用方便,止血效果好,非常适合在皮肤科、妇科、口腔科及外科等手术中使用。其废弃后可自然降解,不会污染环境。能快速消炎、止血的壳聚糖纤维产品近年来已被美国国防部装备于军队中。

某品牌止血敷料,作为一种局部抗菌敷料,对感染金黄色葡萄球菌的伤口的愈合有有利的影响。为了研究醋酸壳聚糖绷带对正常创面的作用,相关人员用小鼠进行了动物实验。在1 h至9 d的时间内,多次将绷带从创面上取下。应用3 d可使伤口在第10天最早愈合,与不使用壳聚糖绷带的对照组伤口相比,所有使用止血敷料组的伤口愈合时间更快。醋酸壳聚糖绷带除杀菌能力强外,在第2天和第4天减少了创面炎症细胞的数量,对创面愈合有整体的有益作用,特别是在其发挥抗菌作用最重要的早期[8]。

3)脐带护理

壳聚糖具有消炎、镇痛、止血、抑菌、透气吸水、促进组织生长等性能。应用由甲壳素非织布制成的新生儿脐带包能缩短局部出血、渗血时间,促进新生儿脐带残端的愈合,预防新生儿脐部感染,使脐带结痂脱落快,保障新生儿身体健康。而且壳聚糖护脐带无味、无刺激性、无皮肤过敏性、质地柔软,有利于新生儿脐带残端的护理(见表2-3)。

4)用于妇科

壳聚糖妇科用敷料可用于外阴阴道假丝酵母菌病、细菌性阴道病等炎症引起的白带增多的异味清除以及宫颈术后的止血促愈合(见表2-4)。

表2-3　国内批准用于脐带护理的壳聚糖非织布

产品名称	产品成分	应用领域	批准日期
壳聚糖护脐带	由脐贴(壳聚糖非织布、碳纤维、洗水棉)弹性基带和魔术贴组成	用于新生儿脐带结扎后的残端保护,为一次性使用产品	2014年7月1日
生物活性愈脐带/生物护脐带	由外带、内垫两部分组成	供医疗机构和家庭新生儿断脐后的脐部护理和保健	2015年11月26日

表 2-4 国内批准用于体表止血的壳聚糖非织布

产品名称	产品成分	应用领域	批准日期
急救止血敷料	壳聚糖、聚乙烯水刺非织布	体表创面止血	2014 年 9 月 15 日
壳聚糖止血贴	壳聚糖、甲壳素纤维	体表创面及体表肉芽创面的止血	2016 年 8 月 26 日
壳聚糖敷料	壳聚糖非织布	创外性创面、手术切口、感染性创面的止血	2017 年 4 月 27 日
止血敷料	水溶性壳聚糖无纺片	血管通路入口、穿刺导管或穿刺管相关流血创口的局部处理	2017 年 6 月 8 日

海绵是一种由相互贯通或封闭的孔洞构成的网状结构的多孔材料,孔洞的边界或表面由支柱或平板构成。海绵广泛应用于航空航天、石油化工、生物医药等领域。尤其是在生物医药领域,海绵与聚合物共混形成的复合物,除了具有上述性质外,还具备一些特殊性质,可作为创伤敷料、组织工程支架和药物控释载体等,拥有不可小觑的发展前景。

以壳聚糖为基质制备的壳聚糖海绵能够迅速吸收血液中的水分和伤口分泌物,使血细胞凝结在伤口表面,堵塞破裂血管,从而起到伤口止血的作用,适用于大面积渗透性出血和动/静脉血管破裂出血的止血。

壳聚糖与其他生物聚合物和合成聚合物结合:由壳聚糖和胶原蛋白组成的海绵状薄片,用浸有硫酸庆大霉素的聚氨酯膜层压,已生产出伤口敷料,并进行了临床测试,测试结果良好。

（四）壳聚糖医疗产品

如表 2-5 所示,总结了基于壳聚糖的医疗产品。

表 2-5 壳聚糖第三类医疗器械分类

品名	用途
几丁质人工皮	壳聚糖无纺布,用于创伤性伤口、外科组织缺损
壳聚糖止血胶	止血
壳聚糖促愈敷料 S	鱿鱼中的海绵状甲壳素,治疗创伤性创伤、手术组织缺陷
壳聚糖促愈敷料 P	聚对苯二甲酸乙酯支撑的分散膨胀的几丁质,用于治疗较大的皮肤损伤
壳聚糖手术敷料	壳聚糖粉具有吸附元素碘的作用,可用于伤口皮肤和外科敷料的消毒和清洁
壳聚糖水胶体敷料	治疗腿部溃疡、骶骨伤口、慢性伤口

1.壳聚糖止血类产品

根据止血海绵中壳聚糖的组分,将壳聚糖止血产品分类总结如图2-5所示。

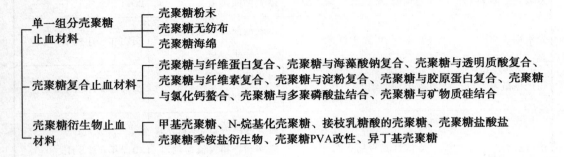

图2-5　壳聚糖止血产品分类

对壳聚糖止血类产品的展望:随着对止血材料、止血性能要求的不断提高,开发出止血效果更佳的材料势在必行。但壳聚糖止血类产品仍存在以下问题:

(1)壳聚糖本体止血性能不佳,缺乏提高止血效果的有效措施。

(2)目前研究多面向特定结构产物的止血材料,很少涉及复合体系结构止血活性的研究。

(3)对不规则创面、深创面、窄创面、动脉破裂等复杂、严重出血进行快速有效止血材料的开发是目前壳聚糖止血类产品研究的重点和难点。

2.壳聚糖防粘连材料

笔者总结了国内获批的第三类壳聚糖基防粘连产品,如表2-6所示。

表2-6　国内取得注册证的第三类壳聚糖基防粘连产品

产品性状	产品组成	产品名称
薄膜	壳聚糖	医用防粘连改性壳聚糖
膜片或液体	壳聚糖溶液	医用可降解防术后粘连壳聚糖
液体	羧甲基壳聚糖与生理盐水	手术防粘连液
液体	羧甲基壳聚糖、氯化钠、磷酸盐缓冲液	外科手术用防粘连冲洗液
液体	壳聚糖生理衡液	医用壳聚糖
液体	羧甲基壳聚糖、氯化钠、磷酸盐、注射用水	医用壳聚糖凝胶

近年来,将高分子材料应用于预防和治疗术后粘连成为研究热点。虽然对防粘连材料的研究越来越多,但目前国内上市的产品仍屈指可数。壳聚糖材料在产品化方面仍面临着各种问题。此外,目前国内市场上壳聚糖基防粘连产品能够在一定程度上防止粘连,但是均不能完全阻止术后粘连的发生。因此,需要开发更加有效、灵活、多功能的壳聚糖防粘连产品。

3. 骨关节润滑液

壳聚糖治疗骨质疏松的机制主要有以下几点：

(1)壳聚糖具有高于正常关节液的黏弹性，可以覆盖软骨表面，发挥润滑保护作用。

(2)发挥糖胺聚糖的作用，直接参与软骨的合成与代谢，促进软骨修复。

(3)抑制成纤维细胞增殖。

(4)减少白细胞介素-1、一氧化氮(NO)、基质金属蛋白酶对软骨细胞和细胞外基质的破坏。

4. 软组织工程支架

壳聚糖类物质应用于软组织工程支架的研究工作集中在以下几个方面：

(1)以甲壳素脱乙酰衍生物壳聚糖为生物材料，制备多孔组织工程支架。

(2)屏蔽壳聚糖支架材料表面过高的正电荷密度，通过壳聚糖复合胶原等聚阴离子发生共价交联制备多孔组织工程支架。

(3)以磺酰化羧甲基壳聚糖复合胶原(共价交联)制备多孔组织工程支架。

国内外一些学者已分别开展了壳聚糖羧甲基甲壳素/壳聚糖部分分子结构与其生物安全性的关系研究，这些研究成果对开展甲壳素衍生物分子结构对其交联三维多孔软组织工程支架的细胞和组织相容性影响的研究具有一定的参考价值(见图2-6)。一种海绵状胶原-壳聚糖皮肤被开发作为体外皮肤重建的支架，这种人造皮肤促进了类似于正常真皮层细胞外基质的重建[9]。

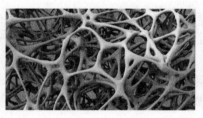

图 2-6　软组织工程支架

多糖材料是软骨细胞的良好载体，能参与细胞信号传递和免疫反应。糖胺聚糖存在于细胞外基质中，参与细胞间、细胞基质间的相互作用，调控细胞形态、分化及功能。壳聚糖的结构类似于糖胺聚糖，在软骨组织工程中，壳聚糖具有维持软骨细胞圆形形态(正常表型特征)的能力，并保持其合成特异性细胞外基质的能力[10]。

壳聚糖支架孔隙率高，孔洞相互连通，可在体内逐步降解，既可作为支架供软骨细胞三维生长，还能提供类似软骨基质的环境维持细胞的表型及功能。为了增加细胞对壳聚糖的黏附，Cho等人[11]制备了壳聚糖-海藻酸透明质酸复合物，并与含精氨酸-甘氨酸-天冬氨酸(Arg-Gly-Asp，RGD)的蛋白质进行共价附着。实验结果表明，一旦植入软骨细胞，这些复合材料可在体外支持新软骨的形成。此外壳聚糖基支架还被用于以可控的方式传递生长因子，以促进软骨细胞的生长和生物合成能力的提升。

5. 骨组织工程支架

壳聚糖作为骨组织工程的支架材料显示出良好的重建能力，除了由于壳聚糖为细胞生长提供细胞外基质、携载促进骨细胞分化的生长因子外，也部分归因于壳聚糖的抗炎性质。体外移植物和自体会产生免疫排斥,进而引发炎症反应,而壳聚糖具有消炎功能,这在某种程度上减弱了免疫排斥反应,促进骨组织愈合(见图2-7)。

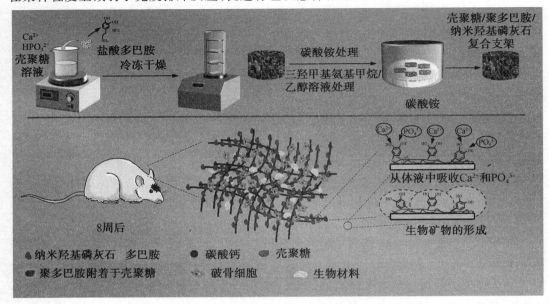

图2-7　壳聚糖骨修复支架[12]

虽然壳聚糖有诸多优点,但它独自作为骨组织工程支架材料时,由于强度太差、质地脆弱,不足以起到支撑作用,可通过和钙磷陶瓷如羟基磷灰石和β-磷酸三钙等进行复合,提高壳聚糖支架的机械应力,改善壳聚糖材料的生物活性以及利于骨的矿化。笔者研究团队利用气体扩散法制备了聚多巴胺纳米离子和纳米羟基磷灰石均匀分布的壳聚糖微纳杂化骨修复支架,该复合支架具有良好的骨修复性能[12]。特别是壳聚糖在机体内被吸收后留下的空隙,可为新生骨组织和纤维组织的生长提供场所,在功能上更符合力学性能的要求。

6. 作为神经导管用于神经修复

Gorzelanny等人[13]利用叠氮苯胺光偶联将聚-D-赖氨酸固定在壳聚糖上,以促进细胞黏附和神经突生长。所制备的热响应壳聚糖甘油磷酸水凝胶为神经组织的生长提供了一个合适的三维支架环境。

神经导向器通过添加某些蛋白质来支持神经修复和再生,并不断优化其生物特性。将胶质细胞来源的神经生长因子和层粘连蛋白与壳聚糖混合,制备了层粘连蛋白结合壳聚糖的导联蛋白。已知该因子为运动神经元提供营养支持,因此研究了将该物质用于损伤坐骨神经的功能恢复[14]。

三、海藻酸

海藻酸又称褐藻酸,一般从褐藻和大型海藻中提取,也可以通过使用专门的微生物发酵产生[15]。海藻酸天然存在于细胞质中,在细胞壁的强化中起重要作用[16]。

海藻酸为白色或淡黄色粉末,可形成高黏性水溶液,具有增稠、悬浮、乳化、稳定、成胶、成膜等特性,在食品、造纸、化妆品等行业有着长期而广泛的应用。现代药理学研究表明,海藻酸具有抗过敏作用、免疫调节活性、抗氧化活性、抗炎作用。从褐藻中提取的海藻酸具有降胆固醇和抗高血压的作用。海藻酸的抗氧化活性可能与其自由基清除能力、金属螯合能力和铁离子还原能力有关[17]。

（一）海藻酸医用材料的生物活性

1. 促伤口愈合作用

伤口愈合是一个复杂的过程,涉及凝血、炎症、细胞增殖、瘢痕形成期表皮及其他组织再生。Ojerio等人[18]研究了海藻酸在免疫激活过程中促进细胞修复的作用,并激活了免疫细胞的增殖。海藻酸基创伤敷料作为理想的伤口敷料,拥有良好的创伤愈合作用、良好的生物相容性和组织黏附性,能够更好地合成瘢痕组织,对伤口收缩具有促进作用。

作为一种海洋生物活性物质,海藻酸具有细胞趋化活性,通过促进细胞的增长和繁殖改善伤口的愈合速度。早期报道海藻酸对食管黏膜炎症和放射性口腔炎有促进愈合作用[19]。大量的临床研究结果显示,在伤口上使用海藻酸医用敷料可以有效地促进伤口的愈合。

2. 止血性能

海藻酸医用敷料具有良好的止血性能。研究结果显示,将海藻酸敷料敷贴于伤口上,5 min内即可产生止血效果。

（二）海藻酸基生物材料产业的发展

海藻酸广泛用于骨组织工程生物医学支架的制备[20],用于药物输送的胶囊、微球和支架的制备,以及用于蛋白质分离纯化的吸附珠的制备。近年来的创新研究使藻类纤维广泛应用于伤口敷料、药物输送、组织工程支架和生物传感器方面[21]。该生物聚合物是一种很有前途的生物表面改性材料。此外,海藻酸基生物材料已被用于开发蛋白质抗性涂层。海藻酸与钙离子交联可提高其抗生物污染性能。

1. 海藻酸盐纤维敷料

1）海藻酸盐纤维敷料的特性

海藻酸盐纤维敷料是一种具有高吸湿、保湿性能的功能性伤口敷料,与伤口渗出液接触后能形成凝胶,为伤口愈合提供湿润环境。海藻酸盐纤维敷料安全、无毒,具有止血性、成胶性、抑菌性,能促进伤口愈合、减少局部疼痛、减少瘢痕形成,适用于处理创面渗液和局部止血,对有中、重度渗出液以及有腔隙的伤口,如压疮、糖尿病足溃疡伤口、下肢静脉/动脉溃疡伤口、烧伤科烧伤供皮区创面及难愈性烧伤创面、肛肠科肛瘘术后创面渗血和渗液等有良好的疗效。具体介绍如下。

（1）促进伤口愈合

海藻酸盐具有细胞趋化活性,通过促进细胞的增长繁殖改善伤口的愈合速度。临床试验结果表明,伤口愈合时间由使用传统纱布的10 d减少到使用海藻酸盐纤维敷料的7 d。

含银海藻酸盐纤维敷料显示出明显的促伤口愈合特性。在使用含银医用敷料时,从伤口上释放出来的银离子在被吸收进细胞后,可以影响细胞的电解质浓度,并且由于它和钙调蛋白、金属硫蛋白等可与金属结合的蛋白质结合而影响微量元素的新陈代谢,使得伤口局部的锌离子、铜离子和钙离子的含量增加[22]。

(2)海藻酸盐纤维敷料的止血性能

海藻酸盐纤维敷料具有良好的止血性能。研究结果显示,海藻酸盐纤维敷料敷贴在伤口上后的 5 min 内,即可产生止血效果。海藻酸盐纤维敷料的止血原因主要包括凝血效应和对血小板活性的增强作用。海藻酸盐纤维敷料中含有锌离子时,敷料对凝血效应和对血小板活性的增强作用比一般的海藻酸钙敷料更好。

(3)海藻酸盐纤维敷料的抗菌性能

由于海藻酸盐敷料中的纤维吸水后高度膨胀,纤维与纤维之间的空间在吸湿后被压缩,可以使伤口渗出液中的细菌固定在纤维之间而失活(见图2-8)。

含银海藻酸盐纤维敷料的抗菌优势更加明显。银离子可以与细菌细胞中的活性基团反应使其失活,也可以与细菌遗传物质结合,进而阻止其复制。

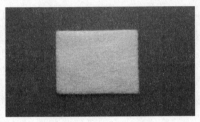

图 2-8　海藻酸盐纤维敷料

2)海藻酸基纤维敷料的临床应用

海藻酸基纤维敷料的临床应用如图 2-9 所示。

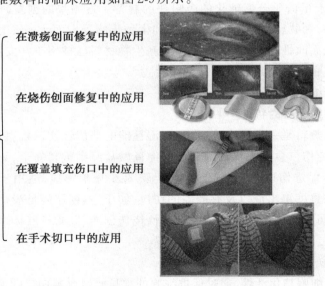

图 2-9　海藻酸基纤维敷料的临床应用

3)海藻酸基纤维敷料的研究进展

英国的Courtaulds公司是世界上最早生产海藻酸钙纤维的企业,并于1981年首次把海藻酸钙纤维的非织布作为医用敷料推上市场,其产品很快在慢性溃疡伤口治疗领域得到广泛应用。

随后英国CV Laboratorie公司开发了一种由极北海带中提取出的海藻酸盐制备的针刺非织布产品。

在产品的形态上,海藻酸盐纤维通过纺织加工后可以制备非织布和毛巾两种具有不同织物结构的医用敷料。如图2-10所示,海藻酸盐非织布可以用于较为平整的创面,而毛巾可以用于填充腔隙。

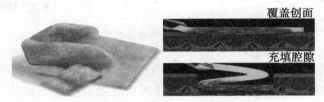

图2-10　海藻酸基纤维敷料

研究表明,当海藻酸钙纤维与伤口渗出液接触时,纤维中的钙离子与溶液中的钠离子发生离子交换,使不溶于水的海藻酸钙转化为水溶性的海藻酸钠。这个过程的结果是海藻酸钙纤维在与伤口渗出液接触后能高度膨胀。纤维的膨胀使敷料中的毛细空间被堵塞。渗出液中的细菌会因纤维的膨胀而失活,因此该纤维具有一定的抑菌性能。

银在伤口护理领域有很长的应用历史,在海藻酸钙纤维中加入银化合物可以进一步提高海藻酸钙医用敷料的抗菌性能。目前国际市场上已经有很多种类的含银海藻酸盐纤维与医用敷料(见表2-7),其中载银无机盐在与海藻酸盐纤维结合后可以使纤维在含有银离子的同时保持其白色的外观。绿色合成的纳米银/海藻酸钠通过在细菌膜上形成孔隙对大肠杆菌和金黄色葡萄球菌具有抗菌作用。在另一项研究中,银羟基磷灰石被装载到明胶-藻酸盐-PVA冷凝胶中形成稳定的、具有抗菌能力的多孔支架。

表2-7　国际市场上主要的含银海藻酸盐纤维敷料

产品名称	基础材料	银化合物
海藻酸盐渗液吸收剂	海藻酸盐纤维复合聚乙烯膜	纳米银
海藻酸盐银离子海绵敷料	海藻酸钙纤维复合泡棉	银离子
海藻酸盐银离子纤维薄膜	海藻酸盐与羧甲基壳聚糖共混纤维	磷酸锆钠银
镀银海藻酸盐防粘纤维敷料	海藻酸盐与羧甲基壳聚糖共混纤维复合不粘层	镀银尼龙纤维

2.海藻酸盐微球

利用海藻酸盐易于交联形成凝胶的特性,常常把海藻酸盐溶液通过液体颗粒化技术加工成小液滴,再引入交联剂,使其迅速形成凝胶微球。常用的交联剂是Ca^{2+},其通过形成"蛋盒"结构引发海藻酸钠凝胶转变,机制如图2-11所示。由于海藻酸钠凝胶微球在血液环境中会发生溶胀,从而使得微球在血管内的栓塞效果更加准确、不易反流,在经导管介入栓塞治疗中显示出很好的优势。

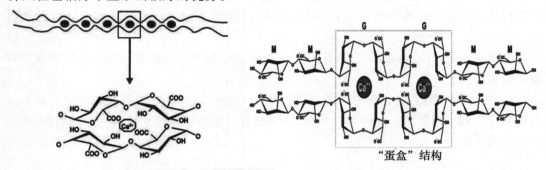

"蛋盒"结构

图 2-11　海藻酸钠凝胶转变机制

海藻酸盐载药微球栓塞剂可使肿瘤血管闭锁,切断对肿瘤组织的血供与营养,使肿瘤细胞坏死;同时在栓塞部位逐步释放药物,使药物在肿瘤组织上保持较高浓度和较长时间,可提高抗肿瘤药物的治疗效果,降低其不良反应,具有化疗和栓塞双重作用,可用于肝癌、肾癌、肺癌、脑膜瘤、颅内动脉/静脉畸形等。然而,目前载药海藻酸盐栓塞材料尚未通过国内外药监部门审核,无产品上市,所有工作仍处于研究阶段。

3. 海藻酸盐生物微胶囊

微胶囊是指利用天然或合成的高分子材料对固体、液体或气体进行包封的、粒径在 5～1000 μm 的微小容器。微胶囊一般由一层薄膜(即微胶囊膜)和囊芯物组成。组成微胶囊膜的材料称为囊材,组成囊芯的材料称为芯材。20 世纪 50 年代,美国 NCR 公司的 Green 研制出包含染料的微胶囊并将其用于多纸复印,至此,微囊化技术被广泛应用于日用化学品及生物医药领域。生物微胶囊是指微胶囊内包封的物质为细胞或蛋白质、酶、核酸等生物活性物质。1957 年,Chang 首次报道了生物活性物质的微囊化研究,将酶、蛋白质和激素等生物活性物质包封在选择性透过膜中,形成球状微胶囊,称之为"生物微胶囊"。在各种材料中,海藻酸盐基生物微胶囊由于材料安全、易于形成凝胶等特性而展现出在生物医学领域中的应用优势。

海藻酸盐基生物微胶囊的典型特征是含有通过聚阳离子与海藻酸盐静电作用形成的聚电解质复合膜。囊芯的水凝胶网络承载细胞、蛋白质、核酸等生物活性物质(见图 2-12),半透性的微胶囊膜屏蔽囊内包封物质与外界环境的直接接触,但外环境营养物、囊内细胞代谢物及治疗性药物可以通过膜进行扩散,达到培养、催化、免疫隔离、基因运载、药物释放等目的。

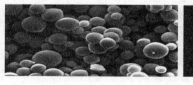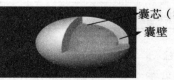

囊芯(活性成分)
囊壁

图 2-12　海藻酸盐基微胶囊结构

由于微胶囊具有体积小、膜强度高、移植体积小、制作简单、制作方便等优势,因此其作为细胞移植的免疫隔离工具,是解决细胞移植免疫排斥问题的理想方法之一(见图2-13)。微胶囊的优点具体如下:①微胶囊体积小,有利于微胶囊内外的物质交换,使囊内细胞对于调节因素的变化可以快速做出反应,球形的几何形状有利于减少异物反应;②微胶囊的制备材料生物相容性好,不易引起宿主的免疫反应;③微胶囊膜强度高,不易破裂,不会造成移植物的泄漏;④植入简便,微胶囊可以直接注射或微创植入移植部位;⑤微胶囊膜的截留分子量可控,具有良好的免疫隔离作用;⑥微胶囊便于移植后回收等。

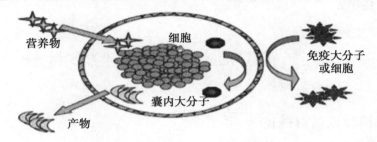

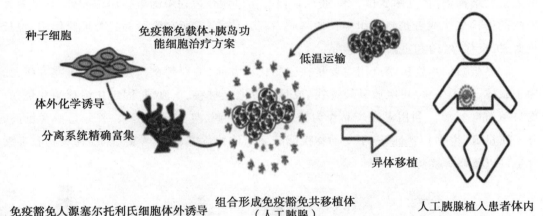

图2-13　海藻酸基微胶囊的作用机理

4.海藻酸基组织工程支架

因海藻酸盐具有良好的生物相容性、亲水性和成胶性能,近年来通过物理/化学交联、衍生化修饰及混合静电纺丝等方法已经开发出多种海藻酸基生物医用材料,用于神经、软骨、皮肤、肝脏、心脏等的再生或修复研究,并取得了一定的进展。其中,海藻酸盐在组织工程领域中显示出巨大的应用潜力。

有研究表明,海藻酸盐属于阴离子多糖聚合物,多糖可以在骨骼中形成有机和无机组分之间的界面。海藻酸盐的羧基阴离子对Ca^{2+}有亲和力,并对羟基磷灰石有很大的影响,控制羟基磷灰石纳米颗粒的结晶。此外,还可将二氧化硅纳米颗粒等具有生物活性的纳米材料掺入海藻酸盐基体中,制备出性能更优异的海藻酸盐复合材料支架。结果表明,海藻酸基组织工程支架展现出规整的3D结构和良好的力学性能,可用于软骨的再生。此外,海藻酸基组织工程支架具有较好的黏弹性和软骨形成能力,并且可以模仿软骨组织的水合性质,为软骨细胞的增殖和分化提供生物物理线索。

海藻酸基生物材料在皮肤和组织的创伤修复领域已有广泛应用,在此基础上,近年来许多研究人员对海藻酸基生物材料进行衍生化或负载生物活性因子、细胞、多肽/生物酶、药物等制备成海藻酸基组织工程支架,并将其用于全层或部分皮肤损伤的修复和重建,已取得了突破性进展。

第三节 海洋蛋白类生物材料

一、海洋胶原蛋白概述

胶原蛋白是体内结缔组织(皮肤、骨骼、韧带、肌腱和软骨等)中各种细胞外基质含量最丰富的结构蛋白(见图2-14)[23]。胶原蛋白是伤口愈合过程中的重要作用成分:它是一种天然的结构支架或者是新组织生长的基质,在伤口愈合的所有阶段都起着重要作用,包括止血、抗炎症、增殖和重塑。

胶原蛋白的生物医学应用主要是在生物材料方面,特别是在药物和基因研究方面,如用于载体、组织工程、可吸收外科缝线、成骨和骨填充材料、止血剂、固定化治疗酶和烧伤/伤口覆盖敷料等。利用海洋产品作为胶原蛋白的来源,具有易于提取、胶原蛋白含量高、分子质量低、生物相容性好、不受动物疾病和病原体的危害、环境友好、生物污染物和毒素含量可以忽略等优势。

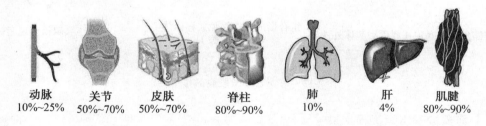

| 动脉 | 关节 | 皮肤 | 脊柱 | 肺 | 肝 | 肌腱 |
| 10%~25% | 50%~70% | 50%~70% | 80%~90% | 10% | 4% | 80%~90% |

图2-14 不同组织或器官中胶原蛋白的近似含量[23]

(一)海洋胶原蛋白

海洋胶原蛋白主要来源于海洋生物,是水生生物胶原蛋白的主要组成之一。与陆生哺乳动物源性胶原蛋白基本相似,海洋胶原蛋白分子由3条α-肽链组成,呈典型的稳定三维螺旋结构,从而具有组织工程支架、组织填充、药用辅料或药物缓释载体等功能。

（二）海洋明胶

海洋明胶是海洋胶原蛋白部分变形的产物,是胶原蛋白经过特殊处理方法不完全水解制备而成的非均一性、热可溶性的蛋白质混合物。

常见的海洋明胶多为无色至白色或浅黄色颗粒或粉末,透明或半透明,微带光泽。目前海洋明胶多用于培养基、软胶囊、食品添加剂等领域。海洋明胶的凝胶-溶胶反应为可逆反应,因此海洋明胶可作为温敏材料用于药物缓释或组织工程领域;此外,海洋明胶-凝胶生成温度和熔化温度较低,尤其适用于热敏性药物、活性因子、DNA等的包裹或缓释。

海洋明胶有以下特性:

（1）可迅速溶于热水形成均匀溶液,冷水中则可吸水膨胀呈水凝胶状。

（2）为亲水化合物,在一定温度条件下可溶解形成溶液,冷却后形成溶胶。

（3）凝胶-溶胶过程是可逆的。

（4）为一种两性电解质,等电点的不同是区别酸法明胶和碱法明胶的重要标志。

（5）溶液黏度高,成膜性好;凝胶强度高,适用于组织工程支架材料。

（6）玻璃化转变温度相对低,但可通过分子内和分子间的交联予以提高。

（7）部分丧失天然三螺旋结构,但其相对松散的分子结构暴露出大量的氨基酸侧链基团,可以进行各种化学改性,从而制备不同性质的功能性衍生物。

（三）海洋胶原多肽

海洋胶原多肽为海洋胶原蛋白的完全水解产物。海洋胶原多肽表现出抗炎、抗氧化、诱导组织再生等多种活性功能。海洋胶原多肽根据水解程度的不同,其分子质量及分子质量分布也有差异,从而呈现出生物活性的多样性。海洋胶原多肽的抗氧化作用优于猪、牛胶原多肽。此外,海洋胶原多肽的结构与降压肽的结构相似,因此海洋胶原多肽有较为显著的降压作用。另有研究证实,海洋胶原多肽可有效促进细胞的体外黏附,对表皮细胞的增殖以及成纤维细胞的蛋白质分泌均有一定的促进作用。

二、海洋胶原蛋白的生物学功能

胶原纤维在脊椎动物组织中的主要作用是防止过早的机械故障,并协助存储、耗散和传递来自肌肉骨骼系统或外部作用力的能量。胶原纤维为所有身体器官提供结构支持,并通过机械化学转导过程确保有效运动、组织再生和修复所需的牢固性、弹性和强度。胶原蛋白参与成纤维细胞的纤维网络的构建,成纤维细胞是新细胞生长的基础。在真皮层等部位,胶原蛋白通过抑制致病物质、环境毒素、微生物和癌细胞的吸收和扩散,在保护皮肤方面发挥着积极作用。

（一）止血功能

海洋胶原蛋白具有典型的三螺旋结构和足够发达的四级结构,这是其具有凝聚和黏附性能的结构基础。它可以与血小板通过黏合、聚集作用形成血栓,从而启动内源性凝血途径起到止血作用。同时,胶原蛋白对创面有很好的黏附性。胶原蛋白海绵或粉末等产品在临床上具有很好的止血作用,可快速凝固创口渗血,多用于内脏手术时毛细血管破裂止血。胶原蛋白还可促进细胞增殖,加快伤口愈合,通过刺激组织的再生与修复来防止再次出血的发生,对于创伤局部止血以后的愈合与恢复十分有利。

海洋胶原蛋白对于内源性凝血途径的生物作用主要体现在如下四方面:①激活凝血因子ⅩⅡ;②促进凝血因子ⅩⅠ活化;③促进凝血因子Ⅴ活化;④促进血小板凝集。

(二)组织修复与再生功能

胶原蛋白的组织修复与再生功能主要体现在以下几个方面:①刺激新生血管生成;②促进肉芽组织生长,刺激巨噬细胞生成大量淋巴因子,促进组织修复和胶原沉积;③减少慢性炎症的发生;④刺激成熟胶原蛋白纤维束的生成,并可调节成纤维细胞的行为,影响早期的浅表色素沉着;⑤促进细胞外基质相关物质的生成,改善细胞微环境。

(三)抑菌功能

海洋胶原蛋白的抑菌活性与氨基酸组成、氨基酸序列、分子质量等因素有密切联系。由于海洋胶原蛋白中亚氨基酸含量低、疏水性强,可顺利透过细菌细胞膜进入细胞质,其侧链中的正电荷可促进多肽对革兰氏阴性菌细胞膜上脂多糖的结合黏附。此外,不同菌类细胞膜性质和组成的不同,也会影响鱼胶原蛋白的抑菌活性。

(四)抗氧化活性

海洋胶原蛋白是优良的脂类过氧化抑制剂、自由基清除剂和金属离子螯合剂,可保护细胞拮抗自由基胁迫,提高细胞存活率,减少氧化损伤导致细胞死亡的数量。海洋胶原蛋白及明胶的活性多肽均可有效抑制叔丁基过氧化物自由基对大鼠肝脏细胞的损伤,其活性与剂量存在依存关系。

三、海洋胶原蛋白的再生医学研究概况

(一)创面敷料与皮肤再生

1.海洋胶原蛋白的来源和种类

海洋胶原蛋白主要来自鱼皮、鱼骨和鱼鳍,比如罗非鱼、青鱼、鲨鱼、鳕鱼等。此外,海洋无脊椎生物的胶原蛋白正在研究中,包括水母和海绵。

源自海洋脊椎动物及无脊椎动物的皮、骨、软骨及鳞片等的海洋胶原蛋白,与牛或猪胶原蛋白相比,生物利用度更高,吸收能力更强(进入体内的效率最高可达牛或猪胶原蛋白的1.5倍),血液循环更快,原因是其分子质量低及颗粒尺寸小。此外,海洋胶原蛋白在氨基酸组成和生物相容性方面与传统的牛和猪胶原蛋白相似。鱼胶原蛋白可以从各种鱼类副产品中获得,如鱼骨、鱼鳞、鱼皮(见图2-15)。

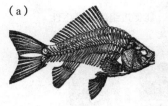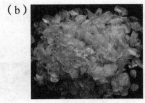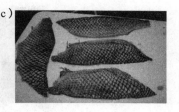

图2-15　鱼胶源蛋白来源：鱼骨(a)；鱼鳞(b)；鱼皮(c)

2.海洋胶原蛋白创面敷料的种类

(1)鱼皮胶原蛋白纤维膜。

(2)鱼胶原蛋白海绵。

(3)鱿鱼皮胶原蛋白海绵。

3.鱼胶原蛋白敷料的功能优化

(1)引入四氧化四银(Ag_4O_4)增强鱼胶原蛋白的抗菌性能。

(2)引入石榴皮提取物提高鱼胶原蛋白的抗菌性能。

(3)引入生物玻璃提高鱼胶原蛋白的机械强度和抗菌性能。

Zhang等人[24]以大鼠为模型,研究了鲑鱼皮肤胶原蛋白的作用,实验结果表明：使用鲑鱼胶原蛋白后,创面愈合更快,组织再生改善,血管生成增强,形成更厚、更有组织的胶原蛋白纤维沉积。

（二）牙周组织再生

牙周炎和牙齿缺失是危害人类口腔和全身健康的主要口腔疾病。我国第四次全国口腔健康流行病学调查结果显示：35～44岁成年组中,牙龈出血检出率为87.4％,口腔内牙石检出率为96.7％。目前,我国有超过14亿的人口,预计未来将有超过400亿颗牙齿需要关注和保健。并且随着人口老龄化的加剧,中重度牙周炎、牙周缺损的患者急剧增多,牙周组织缺损的修复是国人不得不面对的口腔保健问题。

目前临床上常常采用引导组织再生术(guided tissue regeneration, GTR)和引导骨再生术(guided bone regeneration, GBR)修复病患的牙周组织缺损,而其中应用的关键材料是一种屏障膜,即"引导组织再生膜"(简称GTR膜)。

GTR膜始于1982年Nyman用一种半透性滤膜治疗牙周病。1989年Dalin等人将GTR应用于即刻牙种植,用其引导种植体周围骨再生,取得了理想的骨再生效果。其作用机制是在牙周手术中利用膜材料的物理屏障作用,阻止生长较快的结缔组织、牙龈上皮细胞进入牙根(骨)缺损区并保持一定的组织生存空间,引导牙周膜细胞(或骨细胞)优先占领缺损区,从而为牙周组织(或牙槽骨)的修复再生提供时间和空间(见图2-16)。现在GTR膜已作为最常见的口腔科材料,广泛应用在中/重度牙周炎的组织再生术、牙种植骨增量术、上颌窦底提升、唇腭裂修复等领域。目前临床应用的产品大多数为胶原膜。然而目前的产品仍存在某些不足,比如价格昂贵、屏障时间偏短、膜暴露后易感染等。

发明的多种可吸收材料，在修补缺损组织的同时，能促进组织的再生性愈合，使其恢复原来的健康形态和功能

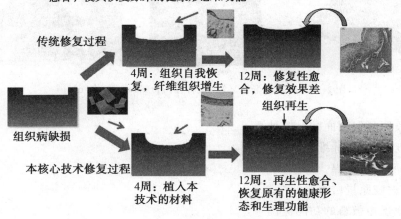

图 2-16　海洋胶原蛋白促进牙周再生

（三）骨组织再生

骨修复支架的性能要求：

（1）具有与天然软骨相同或接近的化学成分。

（2）能模拟细胞外基质的精细结构。

（3）具有良好的生物相容性。

（4）具有生物模拟信号和良好的细胞亲和力。

（5）具有良好的弹性、可塑性和可控的降解速率。

（6）在微观上具有天然软骨的纳米拓扑结构，宏观上具有软骨的分层结构，包括浅表层、中间层、深层和钙化层。

（7）支架还需要能承载生长因子和药物，植入后维持体积不变，能与缺损处组织融合，同时不易脱落。

由于软骨没有自我再生的能力，软骨组织工程试图修复或再生受伤或患病的关节软骨。Pugliano 等人[9]的研究表明，水母胶原蛋白植入物可以利用治疗分子促进软骨再生。

Bermueller 等人[25]在大鼠模型上进行了海洋胶原蛋白支架的体内间隔软骨缺损修复实验，与非胶原蛋白支架移植物相比，海洋胶原蛋白支架具有显著的修复效果。此外组织学和免疫学试验证实，海洋胶原蛋白在体外和体内试验中均无细胞毒性反应。适应性实验表明，培养的软骨细胞通过表达软骨基质蛋白（如 II 型胶原蛋白），对海洋胶原蛋白有更大的黏附性。

Elango 等人[26]从蓝鲨软骨中提取胶原蛋白，制备其胶原蛋白、胶原蛋白-壳聚糖、胶原蛋白-羟基磷灰石三种类型的支架，研究了海洋胶原蛋白在骨组织工程中的成骨活性。

（四）血管再生

血管修复手术对血管疾病或创伤具有非常重要的意义。天然的血管管壁由平滑肌细

胞组成,这些细胞能促进细胞外基质的沉积,维持血管功能和结构的完整性,能控制血管的收缩和舒张;内皮细胞可以有效地抗血栓,同时减缓平滑肌细胞的迁移和增殖,防止内膜增生。

理想的组织工程血管支架应具备的条件:

(1)良好的生物相容性。

(2)不会引发血栓,具有三维的多孔结构。

(3)支架材料来源广泛,无免疫原性或者免疫原性较低。

(4)支架力学性能良好,能承受血流的冲击力,并且具有可调节的降解速率。

(5)血管支架材料还需要对血细胞和酶无破坏性,且不应改变血浆蛋白或者导致血液电解质耗竭,同时具有体内重塑的能力。

第四节　海洋无机类生物材料

海洋无机类生物材料按其在生物体内的组织反应类型可分为三类:惰性生物材料、生物活性材料和可吸收陶瓷材料。

惰性生物材料主要是氧化物陶瓷材料和碳质材料等。植入人体后,材料与周围组织之间形成纤维包膜,将材料与组织隔离。这类材料主要是氧化铝和氧化锆,常用作关节和齿根材料。而新型的纳米发光材料和磁性材料等惰性生物材料,如稀土金属氧化物、过渡金属氧化物、磷酸盐等,常用于生物图像、医疗诊断及疾病治疗等。

生物活性材料通常是指以羟基磷灰石为代表的钙磷类和以生物玻璃为代表的微晶玻璃类,植入人体后可与周围组织形成牢固的化学键结合(骨性结合)。

可吸收陶瓷材料植入人体后逐渐被降解、吸收,从而被新生组织替代,如磷酸钙类材料。

无机生物材料按其来源可分为:天然无机材料(以钙化物为主)、合成无机材料(如生物玻璃)和衍生材料(如冻干骨片等)。

一、碳酸钙和磷酸钙

海洋含钙化合物主要包括磷酸钙材料和碳酸钙材料。其中海洋磷酸钙材料主要来源于海洋动物的骨和牙或其他磷酸钙形式,以及碳酸钙转化形成的磷酸钙材料,如HAP。

海洋碳酸钙材料主要来源于贝壳类动物的壳、动物的骨架及珊瑚。随着珊瑚被列为国家保护动物,其在生物材料中的应用逐渐减少,这里主要介绍其他两种海洋来源的碳酸钙材料。

(一)磷酸基生物材料

HAP是生物医学领域应用的重要材料,因为它的化学成分与天然骨骼的无机成分部分相似。HAP具有良好的生物相容性、骨传导性和骨诱导性,已被广泛应用于人体硬组织的修复、置换及药物载体制备等领域。鱼骨及海洋贝类生物的壳中富含钙元素,是转化为

HAP的很好来源。

HAP结构性的钙离子(Ⅱ)容易与生物分子的活性氧形成化学键。Kataoka等人[27]将叶酸衍生物作为人宫颈癌细胞的靶向配体固定在无机/有机杂化的纳米晶体EHAP(E代表铕)上,并根据叶酸N-羟基琥珀酰亚胺酯(FA-NHS)和EHAP纳米粒之间的界面相互作用研究其光学功能,以制备新型生物材料用于生物成像(见图2-17)。

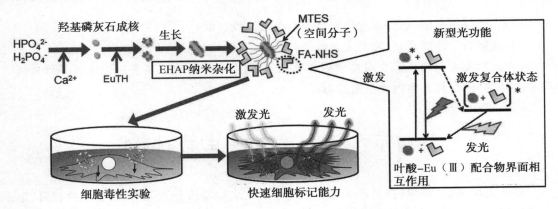

图2-17　EHAP杂化纳米粒的制备及其细胞毒性和细胞成像能力的评估[27]

HAP已作为载体被用于开发各种检测方法的辅剂。例如,纳米羟基磷灰石(nHAP)颗粒被用作诱导剂的载体。nHAP颗粒和诱导剂都含有磷酸基团,可以与钼酸盐反应,在材料的表面形成具有氧化还原活性的钼磷酸盐沉淀物。此外,Farzin等人[28]将硫酸化的AS1411诱导体与用金纳米粒子装饰的羟基磷灰石纳米棒耦合,然后,基于AS1411配体对核苷的高亲和力和特异性,开发了一种信号探针位移电化学自适应传感器。这为检测MCF-7癌细胞表面的核素蛋白提供了一种新的具有高灵敏性和选择性的方法。

(二)碳酸基生物材料

以贝类、虾蟹为代表的海洋生物的壳或者各种海洋动物的骨骼中的无机成分主要是碳酸钙($CaCO_3$)。$CaCO_3$与来自生物体的有机分子共沉积而形成的物质是自然界中一种典型的生物矿物。它在世界范围内广泛存在,具有非平衡形状和独特的物理性质。随着材料学科的发展,科研工作者对$CaCO_3$的研究越来越深入。

1.$CaCO_3$晶体的形貌

研究表明,在$CaCO_3$晶体矿化的情况下,所谓的"煎饼结构"被制作成形状类似于珍珠层状的结构[29](见图2-18)。具有不同形貌和表面结构的层状晶体通过改变反应参数,可以得到圆盘状晶体。晶体的形态不仅受到外延的影响(聚合物与晶面之间的匹配),也受颗粒稳定性、结晶时间、聚合物重排时间和表面离子密度等的影响。

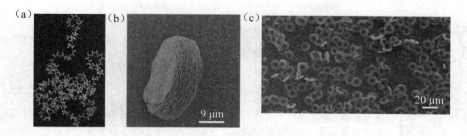

图 2-18　不同形貌的 $CaCO_3$ 晶体[29]

Chen 等人[29]发现在 N,N-二甲基甲酰胺(DMF)/水的适当体积比控制下,利用嵌段共聚物和选择性混合溶剂的协同作用,可以生产高度单分散的球霰石 $CaCO_3$ 微球(见图 2-19)。混合溶剂的性质对 $CaCO_3$ 矿物的生长、多态性和形状起着关键的控制作用。随着条件的改变可以得到表面有多个沿不同方向伸展的毛刺的椭圆状颗粒。改变温度又可以获得具有分级管状上层结构的文石 $CaCO_3$ 晶体,并观察到在大型微管表面生长了许多小型文石纳米棒。

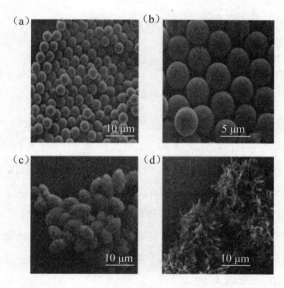

图 2-19　高度单分散的球霰石 $CaCO_3$ 微球[29]

2. $CaCO_3$ 纳米晶体的应用

$CaCO_3$ 纳米晶体可以应用于金属材料、食品工业、药品输送、水处理、纸张添加剂和生物传感器等领域。例如,高孔隙 $CaCO_3$ 纳米晶体具有良好的生物相容性和生物降解性,是生物给药系统的最佳候选载体之一,如作为蛋白载体、抗炎药载体和抗癌药物载体等。Guo 等人[30]报道了基于 $CaCO_3$ 的给药系统(DDS)治疗肿瘤组织具有高特异性和低毒性。他们使用硫酸软骨素(CS)作为靶向剂和形态导向基质同时制备 CS/方解石杂交介孔微棒(CS-CaMRs)。盐酸阿霉素(DOX·HCl)被装载到 CS/方解石杂交介孔微棒中,传递到目标癌细胞,并持续释放药物,发挥其抗癌作用(见图 2-20)。

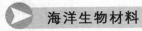

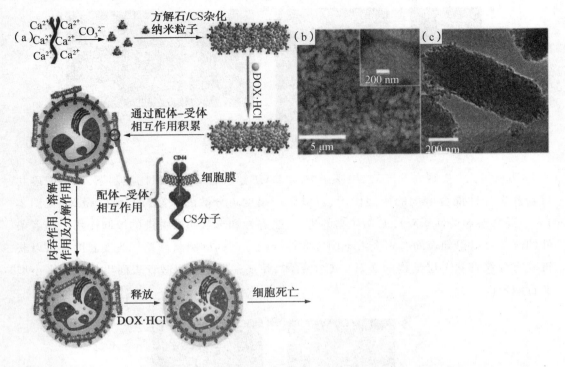

图2-20　基于CaCO₃的给药系统治疗肿瘤组织:(a)CS-CaMRs靶向传递治疗人宫颈癌细胞的机制;
(b)、(c)CS-CaMRs的SEM和TEM图[30]

3.海洋来源CaCO₃的应用

以鲍鱼壳为原料可制备纳米羟基磷灰石,完成碳酸钙向纳米羟基磷灰石的转换,从而可以更广泛地应用。Wen等人[31]以鲍鱼壳粉为原料,在不使用表面活性剂或复合剂的情况下,采用水热固相转化法制备了HAP纳米棒(见图2-21)。此外还研究了[32]离子表面活性剂对鲍鱼壳快速转化为羟基磷灰石纳米片的影响,结果表明:在阳离子表面活性剂十六烷基三甲基溴化铵(CTAB)和阴离子表面活性剂十二烷基硫酸钠(SDS)等表面活性剂的辅助下,HAP在鲍鱼壳粉层上快速形成(见图2-22)。并且通过控制水热温度(60～150 ℃),可以定制HAP纳米颗粒的形貌。它覆盖叶状、花状、鱼鳞状、雪花状和棒状等形状[33]。

由鲍鱼壳制备的多孔微球具有良好的生物相容性、高载药能力和可控的药物释放性能,在给药和肿瘤治疗方面具有潜在的应用价值;此外,研究人员充分利用鲍鱼壳,促进环境可持续发展[34]。

鲍鱼壳的结构和牙釉质十分相似,都是无机-有机天然复合体。研究认为,珍珠层中的水溶性有机质能诱导珍珠层文石晶体矿化,并能促进骨细胞的分化。基于生物矿化与仿生再矿化的理论基础,笔者课题组利用超声波水提法从鲍鱼壳中提取出水溶性有机物,并将其用于脱矿牙釉质仿生再矿化的诱导组分(见图2-23),在模拟口腔环境中探究鲍鱼壳中水溶性基质对脱矿牙釉质的仿生再矿化作用[35]。

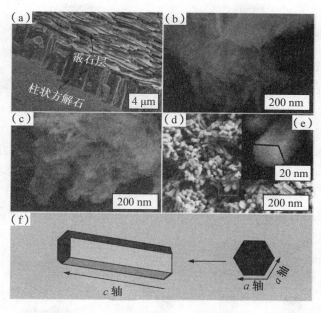

图2-21　水热固相转化法制备 HAP 纳米棒：(a)鲍鱼壳 SEM 图；(b)～(d)6 h、18 h 和72 h 不同水热时间合成的 HAP 纳米棒；(e)72 h 合成的 HAP 纳米棒的局部放大图；(f)HAP 六方晶体示意图[31]

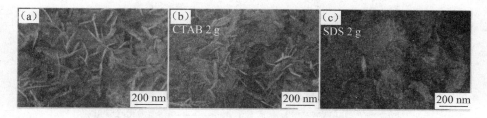

图2-22　合成 HAP：(a)未添加表面活性剂的 HAP 合成；(b)添加2 g CTAB 的 HAP 合成；(c)添加2 g SDS 的 HAP 合成[32]

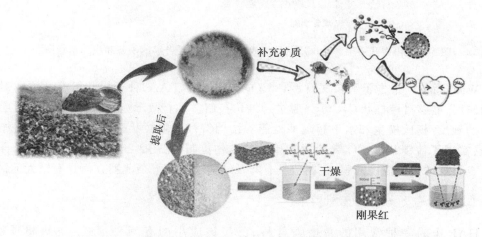

图2-23　鲍鱼壳有机质诱导牙釉质再矿化及其无机质制备吸附材料的研究[35]

二、海洋无机生物材料的应用类型

(一)膜型无机材料

膜类医用材料广泛应用于各个领域,传统膜类生物材料以有机材料为主,为开辟新的功能材料,科研人员逐渐将目光投向了由无机材料制备的薄膜类材料。

受天然珍珠层和最常用的引导骨再生膜(简称GBR膜)的启发,Zhang等人[36]报道了一种结合蒸发诱导自组装和后续冰模板过程的新型GBR膜。与常规GBR膜类似,它也由双层结构组成,包括一个致密的珍珠层状层和一个多孔质层。该膜具有良好的力学性能和多种功能,包括有效的抑菌性、适当的降解率和生物相容性,优于以往报道的GBR膜。该多功能双分子膜通过简单直接的方法制备,未来可能应用于临床(见图2-24)。

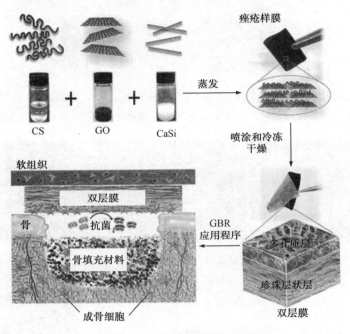

图2-24　由多孔质层和珍珠层状层组成的双层纳米复合膜的制备和应用示意图[36]。

Wang等人[37]报告了颗粒文石型$CaCO_3$-聚丙烯酸(PAA)种子层和可溶性添加剂可以协同作用,能够对棱柱状$CaCO_3$薄膜进行结构控制。具有微/纳米结构的$CaCO_3$覆层具有良好的硬度/杨氏模量和水下超疏油性能等结构特性。颗粒状种子层与可溶性添加剂相结合,实现了棱镜状$CaCO_3$薄膜过度生长的结构控制(见图2-25)。这种策略可以合成具有特定介观结构的棱镜薄膜,在制造具有非凡结构功能的混杂薄膜方面具有巨大的潜力。

(二)水泥及支架型无机材料

HAP作为一种常用的骨增强材料,已经被应用的有两种形式:块状和颗粒状。Cabanas等人[38]将HAP引入硫酸钙($CaSO_4$)中形成复合骨水泥,以调节骨水泥的可注射性并研究其体外活性。结果表明,HAP是凝固反应的一种干扰元素,可延缓石膏结晶,增加凝结时间,减少在这些水泥凝固过程中产生的热量。

2004年年初,Mount等人[39]在《科学》杂志上报道了贝类(如牡蛎壳)与骨骼(或牙齿)之间钙盐沉积的相似性,这极大地启发了利用贝壳作为正畸修复材料的开发。研究证实,贝壳的生物矿化过程与人体内的成骨过程相似。有机物可以引导和调控无机物的矿化,最终促进无机碳酸钙骨架和精确骨组织的形成[40]。

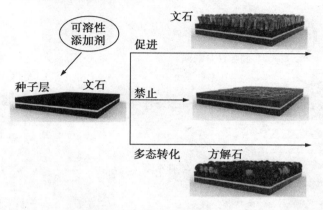

图2-25　CaCO₃-PAA基质在不同添加剂存在下引导不同形态薄膜的矿化[37]

笔者实验室以鲍鱼壳粉(AS)和硫酸钙半水合物($CaSO_4 \cdot 1/2H_2O$)为前驱体,添加复合结晶剂,制备了注射用鲍鱼壳/硫酸钙骨水泥复合材料(见图2-26)。这种新型骨水泥复合材料克服了简单硫酸钙材料的缺点,其中,$CaSO_4 \cdot 1/2H_2O$作为骨水泥的承重构件,鲍鱼壳粉的特殊结构赋予其特有的性能,为骨生长因子提供矿化所需的微环境[41]。

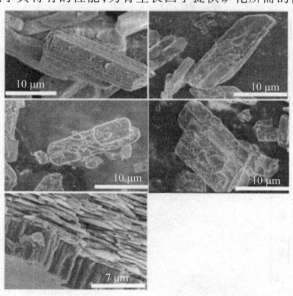

图2-26　鲍鱼壳/硫酸钙骨水泥复合材料的SEM图

Jiang等人[42]采用改进的定向冷冻铸造技术,利用壳聚糖(CS)和生物活性羟基磷灰石(HA)成功地构建了具有径向多孔结构的纳米复合材料支架(见图2-27)。通过调节温度梯度来控制支架中的孔隙大小和方向。实验证实,与轴向多孔支架相比,径向多孔结构纳米复合支架具有良好的促进成骨潜力,同时可防止腔隙骨缺损内周围非成骨细胞和纤维组织的干扰。

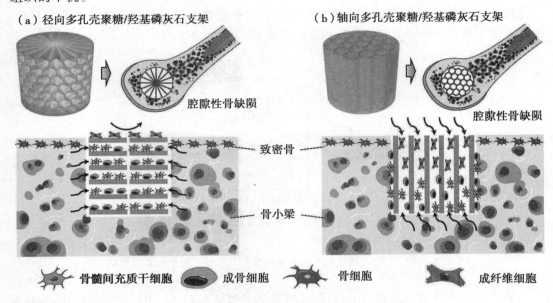

图2-27　纳米复合CS/HA支架的结构和应用示意图[42]

第五节　展　望

一、海洋生物材料发展瓶颈与挑战

根据目前海洋生物材料研究和应用中存在的问题,我们总结了其发展过程中需要面临的瓶颈和挑战,如图2-28所示。

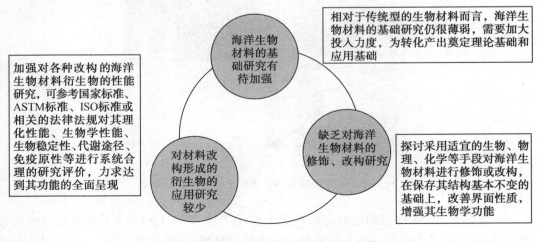

图2-28　海洋生物材料发展的瓶颈与挑战

二、海洋生物材料发展前景与展望

人类对生物材料的广泛研究与使用,使传统生物材料自身的局限性逐渐显现。随着合理利用海洋资源理论的提出,海洋生物材料的研究应运而生。但科研工作者的深入研究也使海洋生物材料暴露出诸多问题。人口老龄化程度的加剧,使生物材料在老人护理方面的应用日益受到关注,多功能生物材料的开发日益迫切。基于我国人口基数庞大的现状,生物材料的市场容量也很大,但在市场竞争中,我国的生物材料市场发展仍处于初级阶段,创新动力不足,且材料来源和加工控制尚无规范的平台和统一化的标准,诸多产品的结构和功能关系尚不明确,体内降解机制研究不够深入,因此我国海洋生物材料的产业化发展还有很长的路要走。

参考文献

[1] MUZZARELLI R A A. Chitins and chitosans for the repair of wounded skin, nerve, cartilage and bone [J]. Carbohydrate Polymers, 2009, 76(2):167-182.

[2] PALMER B L, GANTT D S, LAWRENCE M E, et al. Effectiveness and safety of manual hemostasis facilitated by the SyvekPatch with one hour of bedrest after coronary angiography using six-French catheters[J]. American Journal of Cardiology, 2004, 93(1): 96-97.

[3] UENO H, MORI T, FUJINAGA T. Topical formulations and wound healing applications of chitosan [J]. Advanced Drug Delivery Reviews, 2001, 52(2):105-115.

[4] ZHAO X, WU H, GUO B, et al. Antibacterial anti-oxidant electroactive injectable hydrogel as self-healing wound dressing with hemostasis and adhesiveness for cutaneous wound healing[J]. Biomaterials, 2017, 122:34-47.

[5] CHOPRA S, MAHDI S, KAUR J, et al. Advances and potential applications of chitosan derivatives as mucoadhesive biomaterials in modern drug delivery[J]. Journal of Pharmacy and Pharmacology, 2006, 58(8):1021-1032.

[6] KONWAR A, GOGOI N, MAJUMDAR G, et al. Green chitosan-carbon dots nanocomposite hydrogel film with superior properties [J]. Carbohydrate Polymers, 2015, 115: 238-245.

[7] TAN H, CHU C R, PAYNE K A, et al. Injectable in situ forming biodegradable chitosan-hyaluronic acid based hydrogels for cartilage tissue engineering [J]. Biomaterials, 2009, 30(13):2499-2506.

[8] BODDOHI S, KILLINGSWORTH C E, KIPPER M J. Polyelectrolyte multilayer assembly as a function of pH and ionic strength using the polysaccharides chitosan and heparin [J]. Biomacromolecules, 2008, 9(7):2021-2028.

[9] PUGLIANO M, VANBELLINGHEN X, SCHWINTÉ P, et al. Combined jellyfish

collagen type Ⅱ, human stem cells and Tgf-β3 as a therapeutic implant for cartilage repair [J]. Journal of Stem Cell Research & Therapy. 2017,7(4):1-9.

[10] MARDEGAN ISSA J P,DO NASCIMENTO C,LOPES BADRA BENTLEY M V,et al. Bone repair in rat mandible by rhBMP-2 associated with two carriers[J]. Micron, 2008,39(4):373-379.

[11] CHO J H, KIM S H, PARK K D, et al. Chondrogenic differentiation of human mesenchymal stem cells using a thermosensitive poly (N-isopropylacrylamide) and water-soluble chitosan copolymer[J]. Biomaterials,2004,25(26):5743-5751.

[12] YANG Y, GENG Y, LIU M, et al. Facile mussel-inspired polymerization to facilitate biomimetic in situ homogeneous mineralization for bone regeneration[J]. Composites Part B-Engineering,2022,247:110325.

[13] GORZELANNY C,POEPPELMANN B,STROZYK E,et al. Specific interaction between chitosan and matrix metalloprotease 2 decreases the invasive activity of human melanoma cells[J]. Biomacromolecules,2007,8(10):3035-3040.

[14] PATEL M, MAO L, WU B, et al. GDNF-chitosan blended nerve guides: A functional study[J]. Journal of Tissue Engineering and Regenerative Medicine,2007,1(5): 360-367.

[15] GOH C H,HENG P W S,CHAN L W. Alginates as a useful natural polymer for microencapsulation and therapeutic applications[J]. Carbohydrate Polymers, 2012, 88 (1): 1-12.

[16] KLOAREG B,QUATRANO R S. Structure of the cell-walls of marine-algae and ecophysiological functions of the matrix polysaccharides[J]. Oceanography and Marine Biology,1988,26:259-315.

[17] GUO X,WANG Y,QIN Y,et al. Structures, properties and application of alginic acid: A review[J]. International Journal of Biological Macromolecules,2020,162:618-628.

[18] OJERIO V T, CORRE V L, JR., TOLEDO N A, et al. Alginic acid as immunostimulant: Effects of dose and frequency on growth performance, immune responses, and white spot syndrome virus resistance in tiger shrimp Penaeus monodon (Fabricius, 1798)[J]. Aquaculture International,2018,26(1):267-278.

[19] HASEGAWA T,TAKAHASHI T,INADA Y,et al. Reparative effects of sodium alginate (Alloid G) on radiation stomatitis[J]. Nihon Igaku Hoshasen Gakkai zasshi. Nippon acta radiologica,1989,49(8):1047-1051.

[20] SIKKEMA R, KEOHAN B, ZHITOMIRSKY I. Alginic acid polymer-hydroxyapatite composites for bone tissue engineering[J]. Polymers,2021,13(18):3070.

[21] MOKHENA T C, MOCHANE M J, MTIBE A, et al. Electrospun alginate nanofibers toward various applications: A Review[J]. Materials,2020,13(4):934.

[22] ALAVI M,RAI M. Recent progress in nanoformulations of silver nanoparticles with cellulose, chitosan, and alginic acid biopolymers for antibacterial applications[J].

Applied Microbiology and Biotechnology,2019,103(21-22):8669-8676.

[23] JAFARI H, LISTA A, SIEKAPEN M M, et al. Fish collagen: Extraction, characterization, and applications for biomaterials engineering[J]. Polymers,2020,12(10): 2230.

[24] ZHANG Z, WANG J, DING Y, et al. Oral administration of marine collagen peptides from Chum Salmon skin enhances cutaneous wound healing and angiogenesis in rats [J]. Journal of the Science of Food and Agriculture,2011,91(12):2173-2179.

[25] BERMUELLER C, SCHWARZ S, ELSAESSER A F, et al. Marine collagen scaffolds for nasal cartilage repair: Prevention of nasal septal perforations in a new orthotopic rat model using tissue engineering techniques[J]. Tissue Engineering Part A,2013,19(19-20):2201-2214.

[26] ELANGO J, ZHANG J, BAO B, et al. Rheological, biocompatibility and osteogenesis assessment of fish collagen scaffold for bone tissue engineering[J]. International Journal of Biological Macromolecules,2016,91:51-59.

[27] KATAOKA T, ABE S, TAGAYA M. Surface-engineered design of efficient luminescent europium (Ⅲ) complex-based hydroxyapatite nanocrystals for rapid hela cancer cell imaging[J]. Acs Applied Materials & Interfaces,2019,11(9):8915-8927.

[28] FARZIN L, SHAMSIPUR M, SAMANDARI L, et al. Signalling probe displacement electrochemical aptasensor for malignant cell surface nucleolin as a breast cancer biomarker based on gold nanoparticle decorated hydroxyapatite nanorods and silver nanoparticle labels[J]. Microchimica Acta,2018,185(2):154.

[29] CHEN S F, ZHU J H, JIANG J, et al. Polymer-controlled crystallization of unique mineral superstructures[J]. Advanced Materials,2010,22(4):540-545.

[30] GUO Y M, ZHANG J, JIANG L L, et al. Facile one-pot preparation of calcite mesoporous carrier for sustained and targeted drug release for cancer cells[J]. Chemical Communications,2012,48(86):10636-10638.

[31] WEN Z, WANG Z, CHEN J, et al. Manipulation of partially oriented hydroxyapatite building blocks to form flowerlike bundles without acid-base regulation[J]. Colloids and Surfaces B-Biointerfaces,2016,142:74-80.

[32] ZHONG S, WEN Z, CHEN J, et al. Effects for rapid conversion from abalone shell to hydroxyapaptite nanosheets by ionic surfactants[J]. Materials Science & Engineering C-Materials for Biological Applications,2017,77:708-712.

[33] LI Q, WEN Z, CHEN J, et al. Preparation of controllable hydroxyapaptite nanoparticles with abalone shells[J]. Materials Letters,2019,236:562-565.

[34] HUANG H, DU M, CHEN J, et al. Preparation and characterization of abalone shells derived biological mesoporous hydroxyapatite microspheres for drug delivery[J]. Materials Science & Engineering C-Materials for Biological Applications,2020,113:110969.

[35] XING H, YANG F, SUN S, et al. Green efficient ultrasonic-assisted extraction of

abalone nacre water-soluble organic matrix for bioinspired enamel remineralization[J]. Colloids and Surfaces B-Biointerfaces,2022,212:112336.

[36] ZHANG K R,GAO H L,PAN X F,et al. Multifunctional bilayer nanocomposite guided bone regeneration membrane[J]. Matter,2019,1(3):770-781.

[37] WANG B,MAO L B,LI M,et al. Synergistic effect of granular seed substrates and soluble additives in structural control of prismatic CaCO$_3$ thin films[J]. Langmuir,2018,34(37):11126-11138.

[38] CABANAS M V,RODRIGUEZ-LORENZO L M,VALLET-REGI M. Setting behavior and in vitro bioactivity of hydroxyapatite/calcium sulfate cements[J]. Chemistry of Materials,2002,14(8):3550-3555.

[39] MOUNT A S,WHEELER A P,PARADKAR R P,et al. Hemocyte-mediated shell mineralization in the eastern oyster[J]. Science,2004,304(5668):297-300.

[40] KRETLOW J D, YOUNG S, KLOUDA L, et al. Injectable biomaterials for regenerating complex craniofacial tissues[J]. Advanced Materials,2009,21(32-33):3368-3393.

[41] DU M,LI Q,CHEN J,et al. Design and characterization of injectable abalone shell/calcium sulfate bone cement scaffold for bone defect repair[J]. Chemical Engineering Journal,2021,420:129866.

[42] JIANG S J,WANG M H,WANG Z Y,et al. Radially porous nanocomposite scaffolds with enhanced capability for guiding bone regeneration in vivo[J]. Advanced Functional Materials,2022,32(18):2110931.

第三章 海洋生物材料的评价方法及相关标准

第一节 医疗器械的定义、分类与应用

一、医疗器械的定义

根据国务院在2021年颁布的《医疗器械监督管理条例》,医疗器械是指直接或者间接用于人体的仪器、设备、器具、体外诊断试剂及校准物、材料以及其他类似或者相关的物品,包括所需要的计算机软件;其效用主要通过物理等方式获得,不是通过药理学、免疫学或者代谢的方式获得,或者虽然有这些方式参与但是只起辅助作用。

二、医疗器械的分类

（一）产品特性分类

医疗器械按产品特性分为高值医用耗材、低值医用耗材、医疗设备、体外诊断（IVD）等四大类(见表3-1)。

表3-1　产品特性分类

分类	二级品类	细分品类
高值医用耗材	骨科植入	人工关节、骨板、骨钉、骨棒、脊柱内固定器材
	血管介入	血管支架、心脏封堵器等
	神经外科	脑动脉瘤夹、神经补片
	眼科	眼科人工晶体、眼内填充物等
	口腔科	高分子义齿、根管填充材料、正畸材料等
	血液净化	人工肾
	非血管介入	前列腺支架、胆管支架、食道支架

分类	二级品类	细分品类
高值医用耗材	电生理与起搏器	植入式心脏起搏器、体外心脏起搏器、主动脉内囊反搏器
	其他	置入式助听器、人工肝支持装置、人工喉等
低值医用耗材	注射输液类	注射器、输液器、静脉导管等
	医用高分子类	吸氧管、胃管、鼻饲管、引流管等
	卫生材料及敷料	棉球棉签、口罩、医用手套、医用纱布等
	手术室耗材	缝合线、麻醉包、气管插管导管、电极贴
医疗设备	诊断设备	影像诊断(DR、CT、MRI)
	治疗设备	各类手术器械(普通器械、专科器械、手术显微镜等)、放射治疗机械(直接加速器)、物理治疗设备
体外诊断	微生物诊断	结核杆菌分析仪、药敏分析仪、微生物培养基
	生化诊断	生化分析仪、电解质分析仪、生化分析试剂
	免疫诊断	免疫分析仪、酶免仪、化学发光仪及配套试剂
	分子诊断	医用PCR分析系统、生物芯片阅读仪、PCR扩增器

1.高值医用耗材

高值医用耗材一般指对安全至关重要、生产使用必须严格控制、限于某些专科使用且价格相对较高的消耗性医疗器械。高值医用耗材主要是相对低值医用耗材而言的,主要是属于医用专科治疗用材料,如心脏介入材料、外周血管介入材料、人工关节、其他脏器介入替代材料等医用材料。

2.低值医用耗材

低值医用耗材是指医院在开展医疗服务过程中经常使用的一次性卫生材料,包括一次性注射器、输液器、输血器、引流袋、引流管、留置针、无菌手套、手术缝线、手术缝针、手术刀片等。

3.医疗设备

医疗设备是指单独或者组合使用于人体的仪器、设备、器具或者其他物品,也包括所需要的软件。医疗设备是医疗、科研、教学、机构、临床学科工作所需的最基本要素,既包括医用医疗设备,也包括家用医疗设备。

4.体外诊断

体外诊断从广义上讲,是指在人体之外,通过对人体样本(各种体液、细胞、组织样本等)进行检测而获取临床诊断信息,进而判断疾病或机体功能的产品和服务。从狭义上讲,体外诊断产业主要指体外诊断相关产品,包括体外诊断试剂及体外诊断仪器设备。

（二）风险程度分类

根据国务院在2021年颁布的《医疗器械监督管理条例》，可将医疗器械按照风险程度分为三类：第一类是风险程度低，实行常规管理可以保证其安全、有效的医疗器械；第二类是具有中度风险，需要严格控制管理以保证其安全、有效的医疗器械；第三类是具有较高风险，需要采取特别措施严格控制管理以保证其安全、有效的医疗器械。

三、医疗器械的应用

医疗器械应用于医院内各科室及医院外，用途广泛，近年来市场稳定增长（见图3-1）。医院内医疗器械应用科室包括医院检验科、手术室等，部分器械也在院外市场如第三方检验机构（影像中心）、血透中心等使用。部分诊断设备通过小型化、智能化改造，近几年使用量也在增加，例如血压计、血糖仪等。医疗设备应用领域包括影像检查的超声、CT、MRI等，医学治疗的放疗设备、呼吸机、麻醉机、透析机等，以及康复治疗等。从体外诊断市场来看，院内检验科、院外第三方医检所是体外诊断主战场。高值医用耗材按其适应证划分主要应用于神经外科、心内科、心外科、骨科、口腔科等，院外应用相对较少。低值医用耗材院内外用量都非常大，尤其是疫情期间，防护服、口罩等耗材产品销量大增。但低值医用耗材产品技术壁垒相对较低且竞争格局较为分散。整体来看，医疗器械应用于院内外多个领域，器械市场随国内医疗水平提升不断扩张。

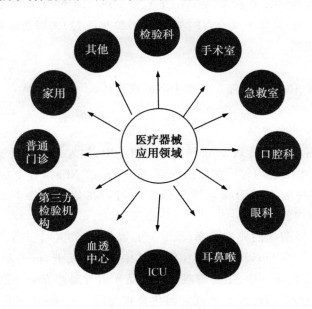

图3-1　医疗器械应用领域

第二节 海洋生物材料的安全性、有效性试验和评价

一、海洋生物材料的种类和应用情况

海洋生物材料的种类丰富,但现阶段的研究主要以海藻酸盐、壳聚糖这两大类海洋生物多糖为主,这是因为这两类材料具有良好的生物安全性、生物可降解性、分子可修饰性等突出优势,满足生物材料的基本应用要求。同时,其结构、生物学功能等与机体的生物大分子类似。相关人员能够根据临床医学应用的实际情况,掌握海洋生物材料的功能特征,提高其质量和安全性。如果存在安全隐患,要进行及时识别和处理,确保在保障安全性的基础上,丰富海洋生物材料产品的类型,更好地满足行业发展需求。除此之外,它们容易加工,可以制备成水凝胶、溶液、粉剂、片剂、纳米微粒、膜剂、喷雾等不同剂型,在临床上发挥不同的功效,如止血、支撑、消炎、愈合、填充、封堵、黏合等。

二、海洋生物材料的质量控制指标及相关检测方法

(一)海藻酸盐的质量控制指标及相关检测方法

本节主要根据相应的国家标准,如 GB/T 14233、ISO10993、GB/T 16886 和《中华人民共和国药典(2020年版)》(以下简称《中国药典(2020年版)》)来对海藻酸盐质量控制指标及其检测方法予以说明。

1. 性状

白色或浅棕色粉末,几乎无味。在水中溶胀成胶体,不溶于乙醇。

2. 鉴别

1)傅里叶变换红外光谱法

采用压片法制样技术。称取 2 mg 样品置于研钵中,加入 200 mg 干燥的溴化钾粉末研磨混匀,在压片模具中铺展均匀后加压抽真空,在 0.8×10^6 kPa 条件下加压 2 min 后取出供试片。目视检查压片应为透明状且样品分布均匀。在分辨率为 4 cm^{-1} 下记录样品在 4000～400 cm^{-1} 范围内的光谱。

结果的判定:海藻酸盐的典型频率(cm^{-1})为:3375～3390(b)、1613(s)、1416(s)、1320(w)、1050～1125(b)、903(m)和600～710(b),其中s表示强带,m表示中级带,w表示弱带,b表示宽带。在定性鉴别中,主要着眼于供试品光谱与对照光谱全谱谱形的比较,若供试品的光谱与对照光谱一致,通常可判定两化合物为同一物质;若两光谱不同,则可判定两化合物不同。但下此结论时,需考虑供试品是否存在多晶现象、纯度如何,以及是否存在其他外界因素干扰。

2)化学鉴别法

利用海藻酸盐与氯化钙、稀硫酸等混合产生特定化学反应,以对检品进行鉴别定性。

(1)取海藻酸钠样品 0.2 g,加水 20 mL,振摇至分散均匀。取溶液 5 mL,加 5% 氯化钙

溶液 1 mL,生成大量胶状沉淀。

(2)取海藻酸钠样品 0.2 g,加水 20 mL,振摇至分散均匀。取溶液 5 mL,加 5% 稀硫酸溶液 1 mL,生成大量胶状沉淀。

(3)取海藻酸钠样品约 10 mg,加水 5 mL,加新制的 1% 1,3-二羟基萘的乙醇溶液 1 mL 与盐酸 5 mL,摇匀,煮沸 3 min,冷却,加水 5 mL 与异丙醚 15 mL,振摇,上层溶液应显深紫色。同时做空白试验。

(4)取海藻酸钠样品 0.5 g,置于已炽灼至恒重的坩埚(若样品分子中含有碱金属元素或氟元素,则应使用铂坩埚)中,精密称定,缓缓炽灼至完全炭化,放冷;除另有规定外,加硫酸 0.5~1.0 mL 使之湿润,低温加热至硫酸蒸气除尽后,在 700~800 ℃炽灼使之完全灰化;移置干燥器内,放冷,精密称定后,再在 700~800 ℃炽灼至恒重,即得炽灼后的残渣;加水 5 mL 使之溶解,做显钠盐的鉴别反应。

3. 组成和序列结构

核磁共振谱通过谱峰化学位移值、谱峰裂分多重性、耦合常数值、谱峰相对响度和在各种二维谱中呈现的相关信号峰,提供分子结构中原子的连接方式、空间的相对取向等定性信息。核磁共振(nuclear magnetic resonance,NMR)定量分析以结构分析为基础,在进行定量分析之前,先对化合物分子结构进行鉴定,再通过不同组分分子的特定基团谱峰的积分面积提供定量信息。采用 ^{1}H-NMR 测定时,海藻酸钠溶液的黏性可能导致 NMR 谱线加宽,从而影响测定结果。因此,需先通过条件温和的部分水解反应降低海藻酸钠溶液的黏性,把海藻酸钠溶解于 99% D_2O 中冻干,再将其溶解于 99.9% D_2O 再冻干来制备低含水量的样品。三乙烯四胺六乙酸(TTHA)作螯合剂来防止二价阳离子与海藻酸钠反应,因为这种反应可导致谱线加宽及信号强度的选择性丢失。

制备 100 mL 1 mg/mL 海藻酸钠水溶液,用 HCl 调节 pH 至 5.6,100 ℃水浴 1 h,再用 HCl 调节 pH 至 3.8,100 ℃水浴 30 min。NaOH 调节 pH 至 7~8,冻干样品过夜。在 5 mL 99%~99.9% D_2O 中溶解样品,再次冻干。在 1 mL 99.9% D_2O 中溶解样品 10~12 mg。在 NMR 样品管中加入 0.7 mL 海藻酸钠样品溶液,再加入 20 μL 0.3 mol/L TTHA。将获得的 NMR 谱图与海藻酸钠的标准 NMR 谱图进行比对,比对结果一致则表明待检物质为海藻酸钠。

4. 分子量

海藻酸钠的分子量可影响其理化性能,如黏度和(或)胶体拉伸率等,而这些性能会影响产品的最终用途。海藻酸钠是一个确定分子量范围的多分散体系,分子量常用数均分子量(M_n)和重均分子量(M_w)表示,采用直接或间接方法测定其分子量。

1)黏度计法

属于非牛顿流体的海藻酸盐溶液在流动时所需的剪应力随流速的改变而改变。特性黏度为当聚合物溶液浓度趋于零时的比浓黏度,表征聚合物在特定溶剂和温度条件下的一种特性,即与浓度无关,与聚合物的平均分子量成比例。特性黏度计算公式根据 Mark-Houwink-Sakurada(MHS)方程,如式(3-1)所示:

$$[n] = KM^a \tag{3-1}$$

式中,$[n]$为特性黏度;K为常数;M为平均分子量;a为描述聚合物组成的经验常数,通常为 0.5~1,当 $a=1$ 时,$M_n = M_w$。

海藻酸钠离子强度为0.1(0.1 mol/L NaCl溶液)时,指数接近1。通过测定特性黏度,并已知样品的 K 值和 a 值,可确定其黏均分子量。采用乌氏黏度计,恒温 20 ℃,并在 0.1 mol/L NaCl溶液和足够低的海藻酸钠浓度等条件下进行测定。

2)凝胶渗透色谱与多角度激光散射测定仪测定

多角度激光散射测定仪作为测定分子量用的附加检测器,不需标准品校准,克服了样品与标准品的化学组成、分子结构及大小不同带来的误差。由于通常无法获得海藻酸钠的标准品,凝胶渗透色谱(gel permeation chromatography,GPC)结合分子排阻色谱与多角度光散射联用(SEC-MALLS)方法为测定其平均分子量提供了新的途径。

色谱条件如下:采用 TSK G4000Pwx色谱柱、多角度激光检测器及示差折光检测器,流动相为 0.1 mol/L NaNO$_3$溶液,流速为 0.5 mL/min。

采用GPC结合SEC-MALLS方法,在 690 nm 波长和 25 ℃下测定样品散射光强。海藻酸钠溶液的溶剂为超纯水。将样品按上述色谱条件进样,测定分子量及其分子量分布。由齐姆图用外推法计算 M_n、M_w 及分子量分布指数 M_w/M_n。

5. 水溶液的黏度

在相同温度下,液体的动力黏度与其密度(kg/m^2)的比值,再乘以10即为液体的动力黏度,单位为 m^2/s。

用去离子水制备接近最终用途浓度(质量分数,干燥物品含量)的溶液。将小样适配器连接上循环水浴装置,控制供试品溶液温度为 (25 ± 0.05)℃,恒温 30 min。调整仪器,保证其处于水平状态。选择适宜转子和转速,估算供试品溶液黏度。若估算不出,则选用由小到大的转子和由慢到快的转速。调整转子在供试品溶液中的高度,使两者充分接触,恒温 15 min 左右。开启旋转式黏度计进行测定。

6. 干燥物质含量

1)干燥失重法

称取供试品约 0.1 g,置于已干燥至恒重的称量瓶中。105 ℃干燥至恒重,而后置于干燥器中冷却至室温,称定并记录质量,之后进行计算。计算方法如式(3-2)所示:

$$干燥失重＝(W_1＋W_2－W_3)/W_1×100\%$$ (3-2)

式中,W_1 为干燥前供试品的质量(g);W_2 为称量瓶恒重的质量(g);W_3 为干燥后(称量瓶＋供试品)恒重的质量(g)。

2)费休水分测定法

利用碘在吡啶和甲醇溶液中氧化二氧化硫时需要定量的水参加反应来测定样品中的水分含量。

因为海藻酸盐产品不溶于甲醇,测定时称取一定量待检样品,用无水甲醇萃取 12 h,振摇均匀后用标定后的费休试液滴定至颜色由浅黄色变为红棕色。供试品中的水分含量计算如式(3-3)所示:

$$供试品中水分含量(\%)＝(A－B)×F/W×100\%$$ (3-3)

式中,A 为供试品所消耗的费休试液的体积(mL);B 为空白所消耗的费休试液的体积(mL);F 为每毫升费休试液相当于水的质量(mg);W 为供试品质量(mg)。

7. 灰分含量

灰分的检测方法只有一种,就是高温燃烧法。高温燃烧法的工作原理就是海藻酸盐中能够燃烧的物质通过高温得以充分燃烧,剩余物质的量就是海藻酸盐中存在的无机物质的量。

取洁净坩埚置于马弗炉内,将坩埚盖斜盖于坩埚上,加热至700~800 ℃炽灼30~60 min后,停止加热,待马弗炉温度下降至约300 ℃,取出坩埚,置于适宜的干燥器内,盖好坩埚盖,冷却至室温(一般约需60 min),精密称定坩埚质量(应精确至0.01 g)。再以同样条件重复操作,直至恒重,备用。取供试品1.0 g倒入坩埚中,然后精密称量(精确至0.01 g),缓缓炽灼至完全炭化,放冷;滴加硫酸0.5~1 mL,使炭化物全部湿润,继续在电炉上低温加热至硫酸蒸气除尽,白烟完全消失(以上操作应在通风柜内进行)。将坩埚置于马弗炉中,坩埚盖斜盖于坩埚上,在700~800 ℃炽灼至完全灰化,移至干燥器内,放冷,取出精密称量即可。

8. 重金属含量

重金属杂质包括铅、汞、银、铜等。重金属杂质含量的检测方法一般有两种:比色法和原子吸收光谱法。

1)比色法

在比色法中,重金属可在规定实验条件下与显色剂作用显色,《中国药典(2020年版)》附录中采用硫代乙酰胺试液或硫化钠试液作为显色剂,以铅(Pb)的限量表示。

制备10 μg/mL硝酸铅标准溶液。取0.5 g海藻酸盐按炽灼残渣检查法进行炽灼处理,然后取遗留残渣加硝酸0.5 mL蒸干,至氧化氮蒸气除尽后放冷,加盐酸2 mL,置水浴上蒸干后加水15 mL,滴加氨试液至对酚酞指示液显微红色,再加醋酸盐缓冲液(pH=3.5)2 mL与水15 mL,微热溶解后,移置纳氏比色管中,加标准铅溶液一定量,再加水稀释成25 mL,作为甲管;同法做空白,作为乙管;再在甲、乙两管中分别加硫代乙酰胺试液各2 mL,摇匀后放置2 min,同置白纸上,自上向下透视,乙管中显出的颜色与甲管比较,不得更深。

2)原子吸收光谱法

待检供试品经处理后,铅离子在一定pH条件下与二乙基二硫代氨基甲酸钠(DDTC)形成配位化合物,经过4-甲基-2-戊酮(MIBK)萃取分离,导入原子吸收光谱仪中,火焰原子化后吸收283.2 nm共振线,其吸收量与铅含量成正比,与标准液进行比较来定量。

精密称取1.0~2.0 g样品,加入试剂A(硝酸:高氯酸=4:1)硝化完全后转移并定容至50 mL容量瓶中。精确吸取25~50 mL待检液及空白液,分别置于125 mL分液漏斗中,补加水至60 mL。加入0.25 g/mL枸橼酸铵2 mL,0.05 g/mL DDTC试剂3~5滴,用氨水调节pH至溶液由黄变蓝,加试剂0.3 g/mL硫酸铵10 mL,0.05 g/mL DDTC 10 mL,摇匀。放置5 min左右,加入MIBK 10.0 mL,剧烈振摇萃取1 min,静置分层后,弃去水层,将MIBK层放入10 mL带塞刻度管中,备用。分别吸取铅标准使用液0.00 mL、0.25 mL、0.50 mL、1.00 mL、1.50 mL、2.00 mL(相当于0.0 μg、2.5 μg、5.0 μg、10.0 μg、15.0 μg、20.0 μg铅)于125 mL分液漏斗中。采用原子吸收光谱法进行测定。样品中铅含量的计算方法如式(3-4)所示:

$$X = (\rho_1 - \rho_2)V/(m \times 1000) \tag{3-4}$$

式中，ρ_1 为试样溶液中铅的质量浓度（μg/L）；ρ_2 为空白溶液中铅的质量浓度（μg/L）；V 为试样消化液的定容体积（mL）；m 为试样质量或移取体积（g 或 mL）；1000 为换算系数。

9. 氯化物含量

微量氯化物在硝酸盐溶液中与硝酸银作用生成氯化银浑浊液，与一定量的标准氯化钠溶液在同一条件下生成的氯化银浑浊液比较，以检查供试品中氯化物的含量。

取海藻酸盐样品 2.5 g，加水溶解至 25 mL，再加稀硝酸 10 mL；溶液如不澄清，应过滤至 50 mL 纳氏比色管中，加水至 40 mL。摇匀即得供试品溶液。另取规定量的标准氯化钠溶液，置于 50 mL 纳氏比色管中，加稀硝酸 10 mL，加水至 40 mL，摇匀即得对照溶液。于供试品溶液与对照溶液中，分别加入硝酸银试液 1.0 mL。用水稀释成 50 mL，摇匀，在暗处放置 5 min，同置于黑色背景上，从比色管的上方向下观察，比较所产生的浑浊液的浑浊程度。供试管的浑浊程度浅于对照管，即为符合规定。

10. 钙含量

Ca^{2+} 能定量与乙二胺四乙酸（EDTA）生成稳定的配合物，其稳定性较 Ca^{2+} 与钙指示剂所形成的配合物强。在适当的 pH 范围内，Ca^{2+} 先与钙指示剂形成配合物，再用 EDTA 滴定，达到定量点时，EDTA 从指示剂配合物中夺取 Ca^{2+}，使溶液呈现游离指示剂的颜色（终点）。根据 EDTA 的消耗量，即可计算出钙含量。

精确称取 0.5～1 g 供试品，置于称量瓶中，50 ℃下干燥 2 h。干燥后的试样置于坩埚内，缓缓炽灼约 20 min，放冷，加过氧化氢少许，继续灼烧至无块状物存在，在 700～800 ℃使之完全灰化，样品由暗红色完全转变成白色。放冷，加盐酸溶液 10 mL，浓硝酸数滴，小心煮沸，转入 100 mL 容量瓶中。用蒸馏水稀释至刻度，摇匀，作为试验液。之后准确移取试验液 5 mL 于 250 mL 锥形瓶中，加 50 mL 蒸馏水、5 mL 氢氧化钠溶液、10% 三乙醇胺溶液 1 mL、钙红指示剂 0.1 g。用 EDTA 标准溶液（$c = 0.01$ mol/L）滴定，当酒红色突变为亮蓝色，即为终点。如式（3-5）所示，计算钙含量：

$$钙含量（\%） = 0.04008cV/(0.05\,m) \times 100\% \tag{3-5}$$

式中，c 为 EDTA 滴定液浓度（mol/L）；V 为滴定所消耗的 EDTA 体积（mL）；m 为样品质量（g）。

11. 蛋白质含量

酸性溶液中考马斯亮蓝 G250 与蛋白质分子中的碱性氨基酸（精氨酸）和芳香族氨基酸结合形成蓝色复合物，在一定范围内其颜色的深浅和蛋白质浓度成正比。以蛋白质对照品溶液作标准曲线，采用比色法测定供试品中蛋白质的含量。

取海藻酸钠约 5 mg，精密称重，加 1000 mL 蒸馏水，充分震荡混匀使其完全溶解。计算样品管中海藻酸钠的含量。用 5% 人血清白蛋白标准液配置浓度为 0 μg/mL、1 μg/mL、2 μg/mL、4 μg/mL、8 μg/mL、10 μg/mL 的标准溶液。在标准溶液试管和样品试管中分别加入 5 mL 考马斯亮蓝 G250 溶液。利用涡轮混合器将上述溶液充分混匀，在（20 ± 10）℃下静置 15 min。0 号管作对照，用分光光度计测定 595 mm 处各标准管和样品管的吸光度值。根据绘制的标准曲线来确定样品管的蛋白质含量。

12. 细菌内毒素含量

采用鲎试剂来检测或量化革兰氏阴性菌产生的细菌内毒素,来判断供试品中细菌内毒素的含量是否满足标准规定。它主要是利用鲎变形细胞溶许物(LAL)能够与内毒素发生凝集反应,细菌内毒素单位为 EU。以细菌内毒素国家标准品为基准标定细菌内毒素工作标准品效价,用于鲎试剂灵敏度复核、干扰试验及设置各种阳性对照。细菌内毒素检查用水是指细菌内毒素含量小于 0.015 EU/mL(用于凝胶法)或 0.005 EU/mL(用于光度测定法)且对内毒素试验无干扰作用的灭菌注射用水。一般要求供试品溶液的 pH 在 6.0~8.0。对于过酸、过碱或本身有缓冲能力的供试品,可使用酸、碱溶液或适宜的缓冲液调节 pH。酸或碱溶液须用细菌内毒素检查用水在已去除内毒素的容器中配制。缓冲液必须经过验证不含内毒素和干扰因子。

1)复核鲎试剂的灵敏度

复核的目的不仅是考察鲎试剂的灵敏度是否准确,也是考察检验人员操作方法是否正确及试验条件是否符合规定。因此,要求每个实验室在使用一批新的鲎试剂进行供试品干扰试验或供试品细菌内毒素检查前必须进行鲎试剂灵敏度复核试验。当鲎试剂灵敏度的测定值(λ_c)在 $(0.5\sim2.0)\lambda$(λ 为标示值)时,判定该批鲎试剂灵敏度复核合格。

2)干扰试验

该操作的目的是确定供试品在多大的稀释倍数浓度下对内毒素和鲎试剂的反应不存在干扰作用,为能否使用细菌内毒素检查法提供依据。并且,验证当供试品的配方和工艺有变化、鲎试剂来源改变或供试品阳性对照结果呈阴性时,供试品是否存在干扰作用。建议使用较低灵敏度(0.5 EU/mL 或 0.25 EU/mL)的鲎试剂,尽可能避免供试品所含的内毒素对干扰试验造成的阳性影响。

根据试验计算用细菌内毒素检查用水制成的内毒素标准溶液的反应终点浓度的几何平均值(E_s)和用供试品溶液或其稀释液制成的内毒素溶液的反应终点浓度的几何平均值(E_t)。

当 E_s 在 $(0.5\sim2.0)\lambda$,且 E_t 在 $(0.5\sim2.0)E_s$ 时,则认为供试品在该浓度下不干扰试验,可在该浓度下对此供试品进行细菌内毒素检查。

当 E_t 不在 $(0.5\sim2.0)E_s$ 时,则认为供试品在该浓度下干扰试验,应使用适宜的方法排除干扰。对供试品进行更大倍数的稀释,是排除干扰因素简单有效的方法。当鲎试剂、供试品的来源、供试品的配方或生产工艺有变化时,须重新进行干扰试验。

3)供试品内毒素检查

在细菌内毒素检查中,每批供试品必须做 2 支供试品管和 2 支供试品阳性对照,同时每次试验须做 2 支阳性对照和 2 支阴性对照。结果判定时,将试管从恒温器中轻轻取出,缓缓倒转 180°,管内凝胶不变形,不从管壁滑脱为阳性,记录为(+);凝胶不能保持完整并从管壁滑脱为阴性,记录为(−)。供试品管 2 支均为(−),应认为符合规定;如 2 支均为(+),应认为不符合规定;如 2 支中 1 支为(+),1 支为(−),按上述方法另取 4 支供试品管复试,4 支中 1 支为(+),即认为不符合规定。阳性对照管为(−)或供试品阳性对照管为(−)或阴性对照管为(+),试验无效。

13. 微生物限度

微生物限度检查法是检查非规定的灭菌制剂及其原料、辅料受微生物污染程度的方法，也是用于评价生产企业的原料、辅料、设备、器具、工艺流程、环境和操作者的卫生状况的重要手段和依据。检查项目包括细菌数、霉菌数、酵母菌数及控制菌检查。细菌、霉菌和酵母菌计数均采用平板菌落计数法，这是活菌计数的方法之一，也是目前国际上许多国家常用的一种方法，以在琼脂平板上的细菌、霉菌和酵母菌形成一个独立可见的菌落为计数依据。

14. 生物学评价

对于特定产品，应具有完整的生物学评价数据（包括细胞毒性试验、皮内刺激试验、致敏试验、急性全身毒性试验、溶血试验、植入后局部反应试验和遗传毒性试验）。然而，对于某种给定的器械而言，对一类器械所实施的所有试验并非都是必须要进行的或可行的，应根据每种产品的具体情况考虑应该做的试验。

（二）壳聚糖的质量控制指标及相关检测方法

1. 性状

一般为白色或者浅黄色粉末。

2. 鉴别

《中国药典（2020年版）》中对壳聚糖的鉴别要求是：①本品的红外光吸收图谱应与对照品的图谱一致（通则0402）。②称取本品0.2 g，加水80 mL，搅拌使之分散，加羟基乙酸溶液20 mL，室温下缓慢搅拌使溶液澄清（搅拌30～60 min），加0.5%的十二烷基硫酸钠溶液5 mL，生成凝胶状团块。

3. 脱乙酰度

国内行业标准 YY/T 1699—2020 对壳聚糖脱乙酰度的要求及检测方法是：脱乙酰度是标示值的90%～110%，可采用酸碱滴定法或双突跃电位滴定法。

4. 取代度

壳聚糖还有很多衍生物，而羧甲基壳聚糖是目前产量最大的壳聚糖衍生物产品，常用电位滴定法测定其取代度，此外还有胶体滴定法、核磁共振法和红外光谱分析法。

5. 黏度/平均分子质量

壳聚糖的分子质量从数十万到数百万不等。黏度、分子质量及分子质量分布是壳聚糖及其衍生物的重要性能指标，直接影响壳聚糖的力学性能、化学性能、降解性能及生物学性能。壳聚糖分子质量增大，其力学性能，如硬度、强度、耐热性、抗溶剂性随之提高；其加工性能随着分子质量的增大而变差；生物降解性能随分子质量降低降解速度加快；分子链刚性上升，溶解性提高，有利于生物活性发挥。《中国药典（2020年版）》中对壳聚糖的脱乙酰度要求及检测方法是：取本品约0.5 g，精密称定，精密加入盐酸滴定液（0.3 mol/L）18 mL，室温搅拌2 h使溶解，加1%甲基橙指示剂3滴，用氢氧化钠滴定液（0.15 mol/L）滴定至变为橙色。脱乙酰度应大于70%。

6. 蛋白质含量

国内行业标准 YY/T 1699—2020 对壳聚糖中蛋白质含量的要求及检测方法是:使用考马斯亮蓝 G250 试剂通过比色法测定,壳聚糖蛋白质残留量(质量分数)应不大于 0.2%。

三、海洋生物材料产品生物学评价和试验

(一)医疗器械生物学评价基本原则

1. 生物学评价程序

生物学评价应充分考虑到医疗器械的差异性和功能性。医疗器械在使用过程中,是否会对人体带来一些负面影响,这是需要考虑的重要问题,这决定了其生物学评价的严格程度。生物学评价结果的可靠性和客观性需要得到有效落实,并且要积极落实数据记录。文件中应记录:

(1)医疗器械材料的组成和含量。

(2)医疗器械性状(比如尺寸、形状、表面性能)。

(3)不同组分的理化性能。

(4)涉及器材与人体接触的数据。

(5)已有的与产品相关的数据。

(6)试验过程。

2. 生物学评价试验选择的依据和标准

在具体进行生物学评价的过程中,需要遵循一定的准则,确保最终评价结果的客观性与合理性,了解不同生物存在的功能和作用,严格按照当前实施的质量管理规范来执行。在体外试验优先的原则下,一般先进行体外筛选试验后进行体内试验(见 GB/T 16886.2)。对于体外试验结果有问题的材料和产品,不宜开展体内试验项目,应重新梳理引起问题的原因。此外,动物实验还应遵守动物福利要求和"3R 原则"等相关要求。生物学评价实验方法在实际应用的过程中需要保持较高的灵敏性,确保数据获取的精确性,具有可操作性、可靠性、可重复性和再现性。应在文件中记录试验策略和试验选择的理由。在某些情况下,对于特定的器械,其生物终点评价如果需要非标准方法,应该提供更多有关于试验设计和数据解释的理论依据。

(二)海洋生物材料产品的生物学评价过程

1. 风险识别

依据器械材料、器械组件、加工制造过程、临床上接触的人体部位和接触时间及接触频次来识别器械潜在的安全风险。海洋生物材料来源的医疗器械的生物相容性与以下因素有关。

1)材料化学组成

海洋生物材料来源的医疗器械的生物相容性与其化学组成密切相关,可以影响该类医疗器械诱导的炎症反应和免疫反应的程度。用于临床的海洋生物材料多为生物大分子材料,如蛋白质、多糖等。生物大分子的分子结构、分子量等与材料的生物活性密切相关,

控制不当容易带来免疫原性风险,如位于胶原蛋白分子中非螺旋区的端肽是决定胶原蛋白免疫原性的主要结构部位。

2)加工过程残留的添加剂、助剂等

海洋生物材料来源的医疗器械在病毒灭活工艺、有效成分提取过程中常用到酸和碱等;去除原材料中的脂肪常用到有机溶剂;脱细胞工艺常用的脱细胞试剂包括表面活性剂、醇类、酸、碱、酶制剂等。为了改善海洋生物材料的机械强度,工艺中常使用交联剂,如戊二醛、碳二亚胺等。已有文献报道,这些成分有潜在的毒性。如果处理不当,在临床预期使用中,可能会从器械中迁移出来,进入人体后对人体造成危害。

3)降解

生物材料非常特殊,具有可降解特征,在实际使用的过程中,涉及不同环节,发生降解的可能性较大。植入体内后,植入物在体内降解速度的不同、降解产物的变化、降解碎片的大小均有可能导致炎性细胞的聚集等反应。

4)最终产品的物理特性

产品的表面性能,如多孔性、颗粒大小、形状、表面粗糙度和表面形态等,能影响植入反应和血液相容性。

2. 材料表征

生物学评价过程中的材料表征是至关重要的一步。器械的理化性能与其临床安全性和有效性存在直接关系,医疗器械化学组成和材料表征应先于任何生物学试验。在开始生物学试验前,应对产品组成材料的化学组成、终产品的物理特性及化学表征进行充分考虑。通过对材料的识别信息和潜在风险分析,选用适宜的方法对海洋生物材料来源的医疗器械和生物材料进行表征。材料化学表征方法可参考标准GB/T 16886.18相关内容。分析可浸提物和可沥滤物得到的化学物质的数据可以用于毒理学风险分析。当化学物质的人体暴露剂量低于毒理学阈值时,无需进行毒理学关注。

3. 生物学评价试验项目

生物学评价是基于与对照品比较后得出的差异进行分析比较、总结以及风险预测评估,可得出器械产品临床前试验开展的重要支持数据。生物学评价试验项目在具体开展的过程中,要记录医疗器械和人体接触以及使用相关的数据,参考GB/T 16886.1附录A给出的要考虑的生物学评价试验项目,选择海洋生物材料来源的医疗器械所需的生物学评价试验项目。由于医疗器械的多样性以及科学技术的发展,新型海洋生物材料和新临床用途的医疗器械将不断被开发出并用于临床,因此未来应根据海洋生物材料来源的医疗器械的具体情况考虑应做的生物学试验。目前,常用于海洋生物材料评价的生物学试验主要包括以下几类。

1)细胞毒性试验

细胞毒性试验为将供试样品或样品浸提液与细胞接触后,通过细胞生物学技术观测细胞溶解(死亡)、细胞形态变化以及细胞生长抑制和克隆形成等过程,检验供试样品潜在的细胞毒性作用。常用细胞为小鼠结缔组织和成纤维细胞株,试验方法可选择定性观察法、琼脂扩散法和浸提液噻唑蓝(MTT)法,其中浸提液MTT法可以通过细胞存活率进行可量化测定。初次用于医疗器械制造的新材料建议采用定性观察法和浸提液MTT法分别进行检验;对于已知有细胞毒性的产品,进行细胞毒性试验时通过测试不同稀释倍数的供试液,找到没有细胞毒性的浓度水平。具体试验步骤可参考GB/T 16886.5相关内容。

2)刺激试验

在具体开展刺激试验的过程中,可以通过适应模型的构建来对医疗器械的功能和可使用范围进行测试。试验的进行应与使用或接触的途径(皮肤、眼、黏膜)和时间相适应。刺激试验由一系列试验组成,根据刺激部位的不同可以分为:原发性皮肤刺激、眼刺激、口腔黏膜刺激、直肠刺激、阴茎刺激和阴道刺激。除此之外,还包括应用产品浸提液进行检验的皮内反应试验。根据产品的预期用途选择相应的试验方法,对于体内植入或与血液接触的产品可采用皮内反应试验。具体试验方法可参考GB/T 16886.10的相关内容。

3)致敏反应试验

致敏反应试验主要用来检验器械存在的接触过敏反应情况,可以通过试验获得的结果来判断潜在可溶出物是否会出现致敏反应。试验主要是考察产品与人体接触后是否产生Ⅳ型免疫反应,即迟发型超敏反应。目前对致敏作用只能通过体内试验进行测定,试验方法有三种,包括以豚鼠为动物模型的最大剂量法及封闭式贴敷法和以小鼠为动物模型的局部淋巴结试验法,其中最大剂量法更为灵敏。在新材料测试时,由于无法确定化学物质是否会透过皮肤而选用最大剂量法。封闭式贴敷法适用于局部应用产品。局部淋巴结试验法适用于组成成分简单和易于涂抹的产品,为目前化学物首选的测定法。最大剂量法宜选用年轻健康雄、雌豚鼠,雌鼠尽量选用无产并无孕的,因为怀孕期内致敏反应不敏感。最大剂量法和封闭式贴敷法由模拟迟发型超敏反应诱导和激发两个阶段组成,涉及超敏反应的全过程。具体试验方法可参考GB/T 16886.10相关内容。

4)血液相容性

在模型分析的基础上,评价血液和医疗器械是否有较高的匹配度,判断医疗器械是否会对血液正常循环造成影响。对于与血液接触的海洋生物材料产品有必要进行血液相容性试验。医疗器械可能会导致红细胞膜破坏,进而引起血浆中游离血红蛋白增加。可以通过溶血试验对上述风险进行控制评价。溶血试验在血液相容性检验中发挥着非常重要的作用,尤其是对体外医疗器械检验以及血红蛋白释放程度检验上存在明显优势,可以高效精准地评价医疗器械的溶血程度。

5)全身毒性试验

全身毒性试验是将医疗器械产品或浸提液一次、多次或重复暴露于动物体内,通过观察动物的生物学反应,来检验供试样品潜在的全身毒性。供试样品的暴露途径主要有静脉注射、腹腔注射、皮下注射、肌内注射、吸入途径和经口途径等。样品的暴露途径和剂量体积应考虑产品的预期用途、临床用量和接触时间,同时也要结合实验动物的动物福利。观察指标主要有常见的临床症状,血液学、临床生化和尿液测定,组织器官的病理学检验等。全身毒性试验涉及不同构成部分,主要是对毒性程度以及毒性类型进行试验识别,各试验方法的项目选择应与器械或材料的接触途径和接触时间相适应。具体的选择和试验操作可参考GB/T 16886.1和GB/T 16886.11。

6)遗传毒性试验

医疗器械遗传毒理学是研究医疗器械(材料)或其浸提液等的物理、化学和生物因素对有机体遗传作用的一门科学。遗传毒性试验主要是通过直接检测原发性遗传学终点或检测导致某一终点DNA损伤过程的伴随现象,来确定医疗器械(材料)或其浸提液等的物理、化学和生物因素产生遗传物质损伤并导致遗传性改变的能力。对医疗器械(材料)或其浸提液进行遗传毒性试验的目的包括:判断在每种试验系统中诱发了突变的医疗器械(材料)或其浸提液对人可能造成的遗传损伤、对哺乳动物的潜在致癌性及评价医疗器械(材料)或其浸提液的遗传毒性。

遗传毒性试验主要是一系列体外试验,至少包括三项试验,其中至少两项试验应采用哺乳动物细胞为靶细胞。试验应尽量从对DNA的影响、基因突变和染色体畸变三种水平反映出医疗器械(材料)或其浸提液对遗传毒性的影响,用哺乳动物或非哺乳动物细胞、细菌、真菌测定试验材料、器械或材料浸提液是否引起基因突变和染色体结构畸变以及其他DNA或基因变化。遗传毒性的试验方法有体外遗传毒性试验,如鼠伤寒沙门氏菌回复突变试验(Ames试验)、哺乳动物体外细胞遗传学试验、哺乳动物细胞体外基因突变试验等,以及体内遗传毒性试验如微核试验、哺乳动物体内骨髓细胞遗传试验-染色体分析、小鼠斑点试验、小鼠可遗传易位试验等。一般的遗传毒性试验包括Ames试验、小鼠骨髓细胞染色体畸变试验及小鼠精子畸变试验。

7)植入后局部反应试验

植入试验主要利用外科手术或注射等手段,将加工成一定形状的医疗器械产品/材料植入实验动物特定部位,在植入后规定的时间点取材和观察,对器械与组织或体液接触后的局部组织反应进行评价。试验前应根据产品的预期用途选择植入方式、植入周期和实验动物。植入1~4周为短期反应,首选小型啮齿动物;超过12周为长期反应,可选用兔、犬、羊和猪等平均寿命较长的动物。开展可降解材料的植入试验前,应考虑材料的降解时间,可以通过体外实时或加速降解试验对材料降解周期进行评估。一般情况下,可降解材料的植入试验应延续或超过材料的吸收终点。在可降解生物材料的体内降解过程中,依据体外试验确定的时间点,评估组织对材料的生物学反应。植入方式有皮下植入、肌肉植入和骨植入三种,植入前应根据植入方式将材料加工成特定的形状和大小。在规定的试验周期,通过人道方式处死实验动物进行取材并进行肉眼观察,观察植入部位是否发生组织结构改变,并进行拍照记录。然后通过组织切片和苏木精-伊红(HE)染色,对植入材料局部组织进行组织病理学观察,通过定量或半定量计分系统评价组织反应情况,GB/T 16886.6对试验条件有具体说明,可供参考。在对植入器械是否存在风险的评价过程中,可以把局部和整体结合起来,多维度进行评价分析,确保评价结果的客观性。

8)生物降解

任何医疗器械、器械中的组件或材料在人体内会发生潜在降解的,应提供降解信息。对于生物可降解器械,应考虑其降解产物毒理学风险和力学性能损失风险。通过在体外模拟生物降解机制,测定器械降解速率和潜在有毒性的降解产物及释放速率来估计其体内反应。体内降解试验应选择合适的动物模型进行。如果已经有可吸收医疗器械体内(外)试验比较的相关资料,降解产物的量在预知量的范围内,降解速率、降解产生的颗粒物的物理状态(如尺寸分布和形状)与临床已证明安全的器械相似,则可不进行生物降解试验。GB/T 16886.9给出了生物降解试验的基本框架。

9)免疫毒性

由于蛋白质、多糖和脂类等生物大分子最有可能具有免疫原性,作为器械植入人体,可能激发免疫应答,对免疫系统产生不良作用,所以有必要关注海洋生物材料来源的医疗器械的免疫毒性。免疫毒性试验可分为体外法和体内法。体内法在实际使用的过程中,会着重评估啮齿动物的整体状态,以及在发生炎症的情况下这类动物存在的反应情况。除此之外,还对刺激效应进行评估分析。免疫毒性检测在实际落实的过程中,主要从功能检测和非功能检测两个层面来落实,不仅要进行可描述性检测,还要对一些细胞体液的敏感特征进行检测,获取免疫毒性实验数据信息。GB/T 16886.20给出了医疗器械免疫毒性评价的一般原则、免疫毒性评价的方法指南和免疫毒理学知识等内容。

4.生物学评价报告

具有理论知识和实践经验的评价专家将按照医疗器械生物学评价的策略和程序,严格遵循可接受性实施准则,获取表征数据。除此之外,还需要对已经获得的数据进行解释,判断数据由来;还需要收集其他一些相关数据,完成理论论证。结合器械临床的预期使用与风险-收益比分析,得出医疗器械总体生物学是否安全的结论,形成最终的生物学评价报告。

四、海洋生物材料产品的动物实验

(一)开展动物实验的一般原则

开展动物实验前,应该论证其可行性和必要性。动物实验是在设计开发阶段的一个手段,应确定是否需要开展动物实验,如果通过体外测试就能验证设计不符合要求,则不必开展动物实验;开展动物实验应考虑福利伦理原则及风险管理原则,需要对涉及的数据信息进行充分合理的整理,判断产品安全水平高低。可以通过数据收集详情结果,来对同类动物实验数据的安全性进行判断,确保研究结论的合理性与可靠性,从而减少动物实验环节。

对于海洋生物材料,特别是壳聚糖防粘连产品,想要确保这类生物材料的防粘连功能是否满足要求,就需要借助活体动物来进行实验。在实验过程中,需要构建分析模型,借助活体动物的实际特征来展开实验。首先选定适宜的手术部位,接着进一步了解发生的粘连情况,划分不同的粘连类型,对粘连严重程度进行评估,更好地为临床医学的应用提供有效数据支持。还需要进一步观察粘连情况发生是否具备持续性,以及带来的后果和影响。

(二)开展动物实验前的分析

在选择动物实验之前,需要结合动物实验目的,从可行性、有效性、安全性三方面进行考虑,设计动物实验方案。

1.可行性

可行性指产品设计开发阶段进行的,对产品工作原理、作用机理、设计、可操作性、功能性、安全性等方面进行验证或确认,或识别新的非预期风险的研究。可行性研究可用于评估动物实验中不同研究指标的结果变异性,为安全性和有效性研究的实验设计要素(如实验动物数量等)提供设计依据。

对于部分产品如创新性医疗器械,申请人可通过可行性实验识别产品设计方面引入的所有新风险,实施相应的风险管理活动,如对产品进行完善和改进。如已有证据表明存在显著影响研究结果的学习曲线效应,在安全性和有效性研究前宜进行可行性研究。

申请人可提供可行性动物实验研究证据,作为产品设计依据的支持性资料。可行性实验并不是必须开展的实验,如对于某些具有较多研究背景信息支持的医疗器械,也可直接开展安全性和有效性研究。

2. 有效性

尽管动物与人体之间在部分医疗器械的有效性方面可能存在一定差异,但设计合理的动物实验亦可支持产品的有效性(包括性能和操作),如可吸收防粘连医疗器械的防粘连性能评价,组织修复材料引导组织重建的有效性评价,多孔涂层关节类产品或3D打印多孔结构产品的骨结合效果评价等。

3. 安全性

申请人采取风险控制措施后,部分产品安全性可适当采用动物实验研究进行评价,如含药医疗器械中药物安全性范围研究,通过组织病理学等方式的毒理学评价、产品对生物体的损伤评价,动物源性材料的抗钙化性能,外科血管闭合设备的血管热损伤研究,防粘连器械与组织粘连相关并发症的评价等。

实验目的有时是不能严格划分界限的,因此,一项动物实验可能需要同时对产品的可行性、有效性、安全性进行评价。

(三)海洋生物材料的动物实验(以海藻酸钠为例)

海藻酸钠有独特的性能,可以在人体中安全使用。然而,在实际开发应用过程中,受到技术方面的限制,其作用尚未得到充分发挥,尤其是在缓释药物以及再生医学方面的应用上具有较大的潜力。通过动物实验来了解海藻酸钠与人体细胞组织之间存在的互补作用,可以借助复合材料的形式,来达到更好的仿生修复效果,例如海藻酸盐基栓塞剂的动物实验。有研究人员利用海藻酸钠微球对中华小型猪的肾脏进行栓塞,评价海藻酸盐栓塞剂在动物体内栓塞的有效程度、降解性和生物相容性。

1. 实验动物及栓塞材料

中华小型猪 8 头,体重 40～50 kg,雌雄不限。海藻酸钠栓塞微球干燥时平均粒径为 200 μm,生理盐水溶胀后平均粒径为 600 μm。

2. 实验过程

实验动物麻醉前应禁食 12 h。肌内注射 0.8 g 氯胺酮和 1 mg 阿托品进行麻醉,并取 5 mL 前腔静脉血用作实验室检查;随后在猪耳缘静脉处埋置套管针,注射 5% 戊巴比妥钠溶液维持麻醉。将麻醉的动物固定于血管造影机检查床上并保持仰卧位,经套管针注入 4000 U 肝素钠进行全身肝素化和 1.6×10^5 U 庆大霉素预防感染。在彩色多普勒超声导引下利用 18G 穿刺针穿刺股动脉并置入 5F 导管鞘。通过引入的 5F 导管对双肾动脉注射造影剂碘海醇。所有实验动物一律选择左动脉进行栓塞手术,透视下通过导管分次、缓慢注射海藻酸钠栓塞微球和碘海醇的混合液。应注意注射速率和注射量,避免产生反流,至血流明显减慢或接近停滞时结束注射。整个过程共注入海藻酸钠微球100～200 mg,注射时间为5～10 min。栓塞完成后再次行左肾动脉造影,检查栓塞效果。手术完成后拔出导管及导管鞘,对动物进行止血处理。

8头实验动物随机分成4组,每组2头。栓塞后在第1、2、4、8周随机抽取一组进行血管造影检查和CT影像检查,观察栓塞情况。动物麻醉与静脉取血步骤与之前相同。麻醉后在彩超引导下穿刺股动脉、股静脉,分别置入5F导管鞘。先进行双肾动脉造影复查,随后将动物固定在CT机上进行肾脏CT检查。CT检查时先做平扫,随后经股静脉导管鞘以1.5 mL/kg的剂量注射碘海醇做增强双期(动脉期、实质期)扫描。CT检查后,通过静脉注射过量的5%戊巴比妥钠处死动物,解剖动物取出双侧肾脏。对肾脏进行大体观察并记录,随后将栓塞的左侧肾脏制作成组织切片进行检查。组织染色切片制备过程为:用10%甲醛溶液固定肾脏,乙醇梯度脱水,石蜡包埋,间隔5 mm、层厚7 μm进行切片,用苏木精-伊红染色后在光学显微镜下观察。对栓塞前和复查前抽取的动物外周静脉血进行及时检查。检查项目有血常规、肝功能和肾功能指标。将栓塞后各阶段血液检查的结果与栓塞前血液检查结果进行匹配比较,并做出统计学分析,当$p < 0.05$时有统计学意义。

3. 实验结果与讨论

实验过程中所有动物未发生意外死亡。术后1～2天实验动物有不同程度的精神差、食欲欠佳、活动减少,2天后饮食与活动逐渐恢复正常。

1)血管造影结果

栓塞手术前肾动脉主干及各分支显影良好、血管形态自然光滑、实质染色均匀。栓塞后即刻造影显示肾动脉中、远端阻断呈“残根”状,实质不见染色。栓塞后1周,部分肾动脉分支出现再通现象,再通血管远端明显纤细、纤曲、紊乱;肾实质染色淡、不均匀、轮廓模糊、略不规整。栓塞后2周,肾动脉主干均匀变细,动脉较大分支出现再通,但血管壁不光滑。再通血管远端仍较纤细、纤曲、紊乱;肾实质染色仍淡、不均匀,轮廓略变清晰但略不规整,肾脏出观轻度萎缩。栓塞后4周,肾动脉主干明显变细,再通血管仍纤细、纤曲、紊乱;肾实质染色淡、不均匀,轮廓较清晰但不规整,肾脏有明显萎缩。栓塞后8周,肾动脉主干继续变细,再通血管纤细、纤曲、紊乱程度与栓塞后4周造影结果相比有所减轻;肾实质染色仍淡、欠均匀,轮廓略欠规整,肾脏萎缩程度最大。

2)CT检查结果

栓塞后1周,CT平扫和增强扫描均显示被栓塞的左侧肾脏与右侧肾脏相比略有增大,形态有轻微不规则,肾皮质区域出现不规则、低密度、无明显强化的梗死部分,肾实质强化。

五、海洋生物材料产品的临床试验

(一)海藻酸盐产品的临床试验

海藻酸盐产品是一种天然植物来源的创伤性修复材料,其中海藻酸钠在药用辅料方面具有的作用更加多样化,可以当作成膜材料来使用。在试剂制备中,海藻酸钠产品发挥的作用也比较突出。可以借助海绵材料来对创面进行修复,尤其是在严重的烧伤、烫伤后的组织修复上,海藻酸钠和甘油的作用更加突出,可以达到良好的受损组织修复效果。通过实验分析可以得知,为了有效避免细菌感染带来的负面影响,可以借助凝胶膜来对皮肤起到良好的功能性修复作用,成膜后,可以直接用清水清洗。除此之外,海藻酸钠还可以作为包扎材料来使用,止血效果比较理想;还可以用来治疗表皮坏死。

其他海藻酸盐的功能也比较多样化,能够起到药物缓释作用。除此之外,还可以用于食管炎的治疗;对肛部损伤组织进行放射治疗,可以帮助患者减轻习惯性便秘带来的痛感。

海藻酸盐敷料是开发较早的伤口愈合辅料,尤其是在手术之后,可以起到良好的伤口止血作用,并且有着非常好的透气性,没有毒性物质,使用非常安全,也不会对伤口带来刺激。海藻酸盐可以起到凝血功能强化作用,减少细菌滋长,确保术后伤口清洁,对上皮生长起到很好的促进作用。之所以会出现压疮,主要是因为局部软组织长期处于缺血、缺氧的状态,导致组织发生溃烂,还涉及其他不同的影响因素。有研究结论认为,可以借助海藻酸钠来制作术后创伤修复敷料,把伤口腐肉组织逐渐转化为红色组织,完成新生肉芽组织的生长,逐渐缩小伤口面积,减少渗液量,修复一个多月,伤口组织就可以生长好,减少压疮发生的概率。在换药的过程中,患者不会感到非常大的疼痛感,即便是组织发生运动,也不会脱落。海藻酸钠敷料的主要成分可以与人体内组织液中的 Ca^{2+} 产生化学反应,形成凝胶,构建良好的物理屏障,对于伤口恢复起到很好的促进作用。

（二）壳聚糖产品的临床试验

壳聚糖在医学方面的研究由来已久,现在研究的范围越来越宽。在海洋生物材料研究中,壳聚糖的功能作用也比较突出,尤其是在止血、杀菌、止痛、伤口修复等方面的优势比较显著,在临床医学中得到很好的应用,被研发成为医用止血材料等医学用品。除此之外,壳聚糖在其他方面还有广阔的用途。由于其生物相容性、生物活性、生物可降解性,壳聚糖可以作为缓释剂、种衣剂、手术缝合线、体内植入型生物材料等;可制成"人造皮肤",亲和性好,柔软度适宜,与创伤面结合密实;可以吸收从伤口渗出的体液,缓解疼痛;可以作为靶向载体,直达病灶,如壳聚糖制成胶囊包裹"R68070"用来治疗溃疡性结肠炎,使其避免在酸性环境中吸收和破坏,能够到达病变结肠部位,从而取得了不错的治疗效果;把壳聚糖与磷酸钙骨水泥结合起来使用,可以达到更好的体内降解效果,还可以在很大程度上增加骨水泥的内聚力,延缓纤维细胞生长速度,降低神经瘤病变发生的可能性。

壳聚糖的生物相容性特征非常突出,在与人体融合使用的过程中,可以达到较好的吸收效果,尤其是在治疗骨组织疾病的过程中发挥着重要的作用。有研究者在研究过程中,把壳聚糖制成冻干海绵制剂,并且对壳聚糖的比例进行严格控制,可以起到良好的抑菌效果,临床应用成效比较突出,该制剂被研发成为用于治疗人体烫伤、烧伤组织的抗感染药物。有研究表明,把壳聚糖和琥珀酸按照一定的比例配制成制剂,主要用于修复眼部上皮组织,对于治疗干眼症有很好的效果。

第三节　海洋生物材料产品的注册

一、海藻酸盐产品的注册

（一）注册方案设计

1. 医疗器械分类

医疗器械产品的注册类别：应按国家药品监督管理局发布的《医疗器械分类目录》中的规定，对产品注册类别进行界定。下面以含海藻酸盐材料产品为例进行说明。

（1）作为创面敷料，若用于存在溃疡、腔洞等慢性创面的覆盖、护理和止血，抑或用于对慢性创面中坏死组织的清除时，作为第三类医疗器械管理；用于非慢性创面的覆盖和护理时，作为第二类医疗器械管理。

（2）含银海藻酸盐敷料，若产品所含的银盐仅为复合在海藻酸盐上增加抗菌功能，抗菌为辅助作用，按照第三类医疗器械管理。

（3）作为口腔治疗辅助材料，若用于制作记录口腔各组织形态及关系的印模，或者辅助获取清晰的牙齿3D图像，作为第二类医疗器械管理；若只用于技工室复制印模（制取模型的印模），或用于分离不同的牙科材料时，作为第一类医疗器械进行管理。

（4）若产品设计的预期用途，超出《医疗器械分类目录》中适应证描述范围，应按医疗器械产品分类界定工作流程，对产品进行分类界定；如产品属于创新型医疗器械，应按照《创新医疗器械特别审批程序》规定进行相应认定及审批。

2. 医疗器械产品命名

2021年，国务院发布《医疗器械监督管理条例》（国务院令第739号），其中第三十七条规定，医疗器械应当使用通用名称。通用名称应当符合国家药品监督管理部门制定的医疗器械命名规则。

国家食品药品监督管理总局（现国家药品监督管理局）参照药品通用名称命名的格式和内容，组织制定了《医疗器械通用名称命名规则》（国家食品药品监督管理总局令第19号）（以下简称《规则》），于2015年12月21日发布，2016年4月1日起施行。

《规则》规定医疗器械通用名称由一个核心词和一般不超过三个特征词组成。通用名称除符合《规则》规定的相应要求外，还不应含有"型号、规格""图形、符号等标志""人名、企业名称、注册商标或者其他类似名称""绝对化、排他性的词语"及"说明有效率、治愈率的用语"等9项禁止性要求。

海藻酸盐为主要材料的医疗器械可命名为：藻酸盐敷料、银离子藻酸盐敷料、藻酸盐医用膜、藻酸盐伤口敷料、海藻酸钙敷料、藻酸盐印模粉、医用海藻酸钙敷料、海藻酸钙无菌敷贴、海藻酸钠口腔用水凝胶、藻酸钙银纤维敷料、吸收性藻酸钙敷料、薄型藻酸银敷料等。

3. 医疗器械注册单元

为加强医疗器械产品注册工作的管理和指导，进一步规范医疗器械注册申报和技术审评工作,国家食品药品监督管理总局组织制定了《医疗器械注册单元划分指导原则》,对如何划分注册单元进行了明确规定。海藻酸类医疗器械产品,在注册前期规划的过程中,应对产品注册单元的划分进行详细全面的分析,确保产品注册单元划分符合国家医疗器械注册法规的要求。

4. 医疗器械适应证界定

医疗器械产品设计初期,应根据所设计产品的预期用途对产品适应证进行界定。对医疗器械预期用途的描述,可参考已上市的同类产品,同时应符合《医疗器械分类目录》中对应同类产品的描述;如预期用途与《医疗器械分类目录》中对应产品的预期用途范围不符,企业应同时进行医疗器械分类界定工作。

5. 医疗器械性能指标设计与要求

《医疗器械监督管理条例》第七条规定:医疗器械产品应当符合医疗器械强制性国家标准;尚无强制性国家标准的,应当符合医疗器械强制性行业标准。并且,在注册管理方面,明确规定"医疗器械强制性标准已经修订,申请延续注册的医疗器械不能达到新要求的"不予延续注册。

企业可以在医疗器械产品技术要求中直接采用推荐性标准,也可以通过其他方法证明产品符合安全有效的要求。如果企业在产品技术要求中引用了推荐性标准的性能指标和检验方法,即企业把推荐性标准作为本企业承诺的技术要求,则其上市的医疗器械必须符合产品技术要求及引用的推荐性标准的要求。

指导原则是供申请人和审查人员使用的指导文件,不涉及注册审批等行政事项,也不作为法规强制执行。申请人应依据产品的具体特性确定其中内容是否适用,若不适用,需具体阐述理由及相应的科学依据。如有能够满足法规要求的其他方法,也可以采用,但应提供详细的研究资料和验证资料。

海藻酸盐产品因富含藻酸无机盐,其主要特点是高吸收性、成胶性,适用于具有中到大量渗出液的创面。藻酸盐纤维敷料吸收大量的伤口渗出液后,其中的 Ca^{2+} 与伤口渗液中的 Na^+ 进行离子交换,在创面形成亲水性凝胶,使伤口维持一定的湿度。其性能指标至少包括以下内容。

(1)干燥失重:失重应不得大于25%。

(2)液体吸收量:按 YY/T 0471.1—2004 中 3.2 进行试验时,应不小于其初始质量的10倍。

(3)胶凝特性:按 YY/T 0471.1—2004 中 3.5 进行试验时,试样应形成胶凝。

(4)弥散特性:按 YY/T 0471.1—2004 中 3.6 评价其弥散性。应在随附文件中标示与藻酸盐敷料弥散性相适应的从创面上将其去除的方法。

(5)酸碱度:检验液和空白液 pH 之差应不大于1.5。

(6)灼烧残渣:按干燥品计算,残渣应为15%～37%。

(7)重金属:重金属含量应不大于 20 μg/g。铁含量应不大于 150 μg/g,砷含量应不大于 2 μg/g,镉含量应不大于 2 μg/g,钙含量应符合制造商的标称值。

(8)如产品含银:还需增加抑菌性能的相关指标。

(9)产品应无菌供应,并符合 YY/T 0615.1 的要求。

（10）生物相容性：按GB/T 16886.1进行生物学评价，结果应表明无不可接受的生物学危害。

6. 医疗器械生物学评价与风险分析

对于医疗器械的生物学考虑是医疗器械设计开发中所需全部风险管理过程的一部分。企业可参考照GB/T 16886.1/ISO 10993.1、YY/T 0316/ISO 14971等系列标准的要求，对医疗器械潜在的生物学风险进行相应的风险分析、评价和管理。

1）生物学评价

主要以产品预期使用过程中与人体的接触方式和接触时间作为依据，按GB/T 16886.1/ISO 10993.1《医疗器械生物学评价　第1部分：风险管理过程中的评价与试验》中相应要求来进行相关生物相容性评价。

以藻酸盐敷料为例，该产品由藻酸盐纤维组成，与人体接触部分的材料为藻酸盐纤维。依据GB/T 16886.1/ISO 10993.1《医疗器械生物学评价　第1部分：风险管理过程中的评价与试验》关于医疗器械与人体接触性质及接触时间的描述，本产品与人体接触性质为表面器械，可与伤口或其他损伤体表面接触。接触时间为长期、24 h至30 d。根据该标准，应进行的生物学评价内容至少包括：细胞毒性、皮内反应、皮肤致敏。

2）风险分析

进行风险分析一般分为6个部分："第一部分 综述""第二部分 确定风险评价准则""第三部分 产品安全性特征判定""第四部分 风险的评价、控制、验证""第五部分 全部剩余风险评价""第六部分 结论"。

7. 说明书、标签和包装设计

医疗器械说明书是指由医疗器械注册人或者备案人制作，随产品提供给用户，涵盖该产品安全有效的基本信息，用以指导正确安装、调试、操作、使用、维护、保养的技术文件。

医疗器械标签是指在医疗器械或者其包装上附有的用于识别产品特征和标明安全警示等信息的文字说明及图形、符号。

医疗器械说明书和标签应当符合《医疗器械说明书和标签管理规定》有关要求。《医疗器械说明书和标签管理规定》中详细说明了医疗器械说明书应包括的主要内容，医疗器械说明书中有关注意事项、警示以及提示性内容，医疗器械标签包括的内容，以及医疗器械说明书和标签不得有的内容。

涉及医疗器械说明书更改的应按照《医疗器械说明书和标签管理规定》中的规定执行。若说明书和标签不符合《医疗器械说明书和标签管理规定》要求的，由县级以上食品药品监督管理部门按照《医疗器械监督管理条例》第五十七条的规定予以处罚。

医疗器械包装设计应综合考虑产品特性、产品与包装材料相容性、预期产品灭菌方式、储存及运输环境、预期有效期、包装易用性等信息，所用包装材料应满足相关标准及法规的要求。

（二）产品验证与确认

1. 注册检验

根据《医疗器械注册与备案管理办法》的要求，申请第二类、第三类医疗器械注册，应当进行注册检验。办理第一类医疗器械备案的,备案人可以提交产品自检报告。

医疗器械检验机构应当具有医疗器械检验资质,在其承检范围内进行检验,并对申请人提交的产品技术要求进行预评价。预评价意见随注册检验报告一同出具给申请人。

尚未列入医疗器械检验机构承检范围的医疗器械,由相应的注册审批部门指定有能力的检验机构进行检验。同一注册单元内所检验的产品应当能够代表本注册单元内其他产品的安全性和有效性。

2. 生物学评价

对于需要开展生物学评价的医疗器械,应满足如下要求。

(1)出于保护人类的目的,需要进行生物学评价的医疗器械,生物学评价(特别是必要的动物实验)未开展之前不得进入临床试验。

(2)对医疗器械开展生物学评价时,应当按照 GB/T 16886.1/ISO 10993.1 给出的评价流程图开展。

(3)评价者在进行生物学评价过程中应当注重运用已有信息(包括材料、文献资料、体外和体内试验数据、临床经验),不应当局限在生物学试验上。

(4)当生物学评价确定需要进行生物学试验时,应当委托有相应生物学试验资质的检验机构来进行。

(5)在进行生物学试验时,应当:①在进行动物实验前,先进行体外试验;②按要求充分并合理地利用实验动物资源,优化实验方案,降低实验成本。

(6)应当按 GB/T 16886/ISO 10993.1 系列标准对报告的要求,出具《生物学试验报告》。

在下列情况下,制造者应当考虑进行生物安全性重新评价。

(1)制造产品所用材料来源或技术条件改变时。

(2)产品配方、工艺、初级包装或灭菌条件改变时。

(3)贮存期内最终产品发生变化时。

(4)产品用途改变时。

(5)有迹象表明产品用于人体会产生不良反应时。

3. 临床试验

医疗器械临床评价是指申请人或者备案人通过临床文献资料、临床经验数据、临床试验等信息对产品是否满足使用要求或者适用范围进行确认的过程。生产企业应按照相应规定提交临床评价资料。进口医疗器械应提供境外政府医疗器械主管部门批准该产品上市时的临床评价资料。医疗器械产品临床评价资料的准备,是每个医疗器械产品上市前注册资料准备的重要环节。如何准备临床评价资料,是否需要开展临床试验会直接影响到产品的开发周期及费用支出。企业在确定医疗器械注册方案之前,应先确定产品是否需要通过临床试验来完成临床评价。

(1)第一类医疗器械:不需要进行临床试验,根据法规的要求编制临床评价资料即可。

(2)第二类、第三类医疗器械:有下列情况之一时,应考虑在中国境内进行临床试验。

①产品预期用途及原材料、结构组成与临床试验豁免目录不同。

②未在中国上市,在境外不能提供临床试验资料(进口产品)。

有下列情况之一时,考虑在中国境内免于进行临床试验。

①产品预期用途及原材料、结构组成与临床试验豁免目录一致。

②在境外有符合药品临床试验质量管理规范(good clinical practice,GCP)要求的临床试验资料(进口产品)。

（三）产品申报注册

《关于公布医疗器械注册申报资料要求和批准证明文件格式的公告》(2021年第121号)对企业医疗器械注册申报所需资料的内容和形式提出了明确的要求。此外,国家药品监督管理局于2019年5月29日发布了《国家药监局关于实施医疗器械注册电子申报的公告》(2019年第46号),自2019年6月24日,正式启用医疗器械注册电子申报信息化系统(ePRS),实施电子申报,无需提交纸质资料。企业在进行产品注册申报时,应严格按照法规要求进行注册资料的准备和提报,并及时跟踪法规对注册资料要求的调整,根据法规变化及时调整所需准备资料的格式及相关内容。

二、壳聚糖产品的注册

（一）产品研究资料

1. 产品性能研究

在对产品性能进行分析的过程中,需要明确具体的评估指标,合理筛选评估指标,并且能够对评估标准和参照的原则进行明确,分析给出结论的依据,提供相应的参考资料。壳聚糖类产品可参考的标准包括SC/T 3403－2018《甲壳素、壳聚糖》、YY/T 1699－2020《组织工程医疗器械产品　壳聚糖》、YY/T 0953－2020《医用羧甲基壳聚糖》等。

2. 生物相容性研究

在对生物相容性特征进行分析的过程中,可以对材料的生物功能进行评价分析,主要从以下几点来落实:

(1)明确生物相容性评价所参照的执行标准和原则,阐明试验方法。

(2)对实际使用的材料进行详细描述,确定功能属性。

(3)给出生物试验实施的理由或者不实施原因。

(4)需要根据实际获得的数据信息来评价实验结果。

生物相容性研究非常有必要,在具体开展实验的过程中,要严格按照规定的标准和原则来执行,落实风险管理,做好相关准备工作,构建合理的指标评价体系,从不同维度来展开分析,并做好数据记录。

3. 生物安全性研究

壳聚糖材料主要来源于虾壳、蟹壳,属于动物源医疗器械,在生物安全性研究中需明确壳聚糖原料的来源(虾壳、蟹壳)、纯度、质量控制标准、检验检疫证明,并附验证资料。在进行原料控制时,要保证原料的可追溯性,并保留好相关的采购记录、检验检疫证明、原料的检验记录等文件。

在数据记录的过程中,还需要详细记录灭活和去除病毒工艺涉及的相关资料,对验证数据进行详细记录,严格参照相关的指导文件来执行,确保研究结论得到有效论证。

4.灭菌/消毒工艺研究

若产品无菌,需明确采用的灭菌方法,选择使用不同的灭菌方法,那么所需要匹配相关的灭菌工艺也有所不同,需要设置不同的灭菌周期,确保灭菌效果可以达到预期要求的水平。除此之外,还需要对各个批次无菌保证水平方法使用情况进行监测,明确具体的包装、密封方法。选择辐射灭菌方法后,还需要对辐射用量进行控制,减少对生态环境的不利影响。

如果消毒工作需要用户直接参与其中,那么需要对消毒方法进行介绍,要求用户掌握基本操作流程。

若产品采用辐射灭菌,可参考的标准为GB 18280系列标准。

5.产品有效期与包装研究

1)产品有效期验证

在对产品有效期进行分析验证的过程中,需要根据实际检测情况,来提供检测报告。尤其是注重稳定性研究,提供相应的关键参数数值,进行功能等方面的详细描述,确保产品使用的安全性,能够长期在无菌状态中发挥重要作用。对于有限次重复使用的医疗器械,应当提供使用次数验证资料。

产品的有效期验证在实际落实的过程中,要严格根据我国已颁布实施的相关指导原则来执行,可以着重从加速稳定性以及实时稳定性两个方面着手:

(1)加速稳定性试验非常关键,在实际验证的过程中,需要借助外在作用力的影响,判断在外在作用力下材料是否出现明显的退化。除此之外,还需要通过数据来计算退化速率程度。

(2)实时稳定性试验在开展的过程中,需要确保储存条件能够满足要求,对涉及的性能指标进行监测,识别不符合要求的性能指标,并且提出和更换该类指标,直到满足要求。

2)产品包装验证

产品包装验证也非常关键,需要严格按照国际以及国内执行的相关标准来落实。尤其是在选择包装材料的时候,应该向相关部门提交包装材料资料。通过审核之后,再进行包装材料制作。在实际选择包装材料的过程中,需要对材料的物理以及化学性能进行掌握和了解,确保和不同的物质共存不会出现毒化反应,减少有毒物质的形成,可以更好地满足包装需求。除此之外,还可以从经济性角度来进行分析,尽可能减少各个环节的成本支出,从整体上体现包装材料的优势。

比如说,在使用一些新材料制作包装材料的时候,就可以根据化学药品注射剂以及塑料包装材料相容性方面的指导文件来执行,遵循相关的实施原则,按照规定流程来完成验证环节,对材料相容性水平进行判断分析,并且做好详细的数据记录,为研究结论提供数据支持。

6.临床前动物实验

临床前动物实验研究是医疗器械安全性和有效性综合评价的重要组成部分,对临床使用到的一些医疗器械设备进行检验,判断其是否满足使用需求。尤其是在临床前动物实验过程中,一些重要的医疗器械辅助工具不可缺少。对于医疗器械是否需要开展临床前动物实验研究,需根据产品作用原理、产品设计及材料的创新程度、非临床研究的充分性、动物实验研究目的等方面综合考虑以做出判断,再根据国家药品监督管理局发布的关于动物实验研究的技术要求和操作流程来执行,对开展动物实验的必要性进行判定。

对于以壳聚糖为原材料的可吸收外科防粘连产品,应开展动物实验研究。在对活体动物模型构建的基础上,进一步探究壳聚糖的功能作用,尤其是在防粘连上是否能够起到关键作用。在动物实验的过程中,应该根据实际情况,选择合适的手术方法,明确手术部位,之后来判断可能存在的粘连类型,对实验过程中涉及的相关数据进行记录,为实验结论的获取提供数据支持。

（二）生产制造信息

在制造的过程中,严格按照生产工艺要求执行,明确具体的生产步骤,对器械制造工艺线路进行明确,严格把控操作工序,确保操作进度不会受到影响。根据操作结果来提供质量评估报告,确保按照要求完成,如果存在问题要及时汇报情况。在生产过程中,若还会用到其他一些辅助设备以及制剂,需要对这些设备以及制剂的相关参数数值进行描述和汇总。如果生产场地并不是唯一的,那么还需要对每个场地的环境情况进行详细说明。

（三）临床评价资料

临床评价可以选择3种路径,包括临床豁免、同品种比对和临床试验。

1.临床豁免

对列入免于进行临床试验的医疗器械目录的产品可以进行临床豁免。截至2022年,经检索发现,壳聚糖类医疗器械未在临床豁免医疗器械目录中。因此,壳聚糖类产品可能无法通过临床豁免的形式进行临床评价。

2.同品种比对

同品种医疗器械是指与申报产品在性能要求、制作工艺、结构原理、符合的国家/行业标准、预期用途等方面基本等同的已获准境内注册的产品。通过同品种医疗器械的临床数据进行临床评价首先需要证明拟申报的器械在对比项目中无显著性差异。另外,在产品性能无差异的基础上,通过同品种医疗器械的临床数据来评价拟申报产品的安全性、有效性。由于已上市产品的生产工艺、临床试验数据等属于企业的技术秘密,一般无法获取,且在提供资料时需要提供授权使用的文件,且壳聚糖类医疗器械曾有不良事件的报道,因此,对于壳聚糖类产品,一般很难通过同品种比对的方式展开临床评价分析。

3.临床试验

根据我国颁布实施的有关医疗器械注册管理的规章制度,在对壳聚糖进行临床试验的过程中,要严格按照相关的质量管理规范来执行和落实,并且要满足相关要求,注意以下相关事项。

1）明确临床适用范围

对临床适用范围进行明确,这涉及具体的选择范围。注意在临床范围确定的过程中,可能会存在不满足要求的情况,需要进行着重考虑,合理筛除,确保范围确定的合理性。

2）评价指标选择

只有选择合适的评价指标，才能够最大限度地确保评价结果的合理性与有效性。因此，需要在临床试验的过程中，对指标进行合理筛选，把定性分析和定量分析结合起来，达到更加高效的评估效果。

3）研究设计和假设

在研究设计和研究假设的过程中，需要将模拟申报的器械与上市器械比对，判断其参数、性能等方面是否都能够满足要求，实现预期目标。

4）类型比较

根据实际检验结果，划分不同的检验类型，明确具体的检验标准和执行原则。

5）样本量选择

在具体实验的过程中，需要合理控制样本量，使其控制在合理范围内，确保研究结果的客观性与有效性，可以更好地验证理论的正确性。在确定样本量大小的时候，需要明确产品特性，提高显著性水平，对研究类型进行明确，确保研究结果具有统计学意义，更好地指导临床医学。

6）统计分析方法

应明确采用的统计分析方法。人口学指标、基线数据一般需选择合适的统计指标（如均数、标准差、中位数等）进行描述以比较组间的均衡性。

随机对照设计的试验，其主要终点有效率的组间比较选择使用卡方检验法更加合理，可以落实相关差值的计算，确保可信区间控制在合理范围内。在次要指标评价的过程中，通常采用统计描述和差异检验进行统计分析。

在实际实验操作的过程中，可能会因为各种不同的原因导致不良事件的发生。在这样的情况下，落实组间比较能够达到更好的比较分析效果。

7）患者随访

患者随访非常重要，可以了解患者术后的实际恢复情况，获得持续可靠的信息数据。

4. 产品风险分析资料

产品风险分析非常有必要，能够分析出产品可能带来的风险和损失，帮助决策者做出正确的决策。产品风险分析需要严格按照要求来执行落实，根据审查指导文件和流程来实施。对壳聚糖产品的属性特征进行分析，了解产品属性特点，能够根据实际风险管理情况来完成评审工作，确保风险管理计划得到有效落实，分析可被接受的风险，再编制相关的产品计划，确保信息管理的合理性与有效性。

壳聚糖类产品风险管理需要得到有效落实，应严格按照风险管理以及器械使用要求和规则进行落实，在实际执行中，着重从以下几个层面来考虑：

（1）对影响产品安全的因素进行分析，并且根据壳聚糖产品安全判定文件要求来评价。

（2）对壳聚糖产品实际应用中可能带来的风险进行明确，参照执行标准完成相关资料的填写。

（3）风险控制方案的制定建立在风险因子识别和分析的基础上，能够从不同维度来展开分析，评估安全水平是否达到要求，确保制定方案的可行性。

（4）遵循风险可接收原则，采取合理有效措施，预防和控制风险带来的负面影响，确保壳聚糖产品可以得到推广和应用。

5.产品技术要求

技术分析非常关键，可以判断医疗器械产品技术编写是否合理。需要遵循技术编写原则，在合法合规的情况下，能够达到技术编写的实际要求。选择合适的检验方法，对医疗器械的属性、使用安全等因素进行分析，确保成品功能性可以得到保障，确保评价性内容合理，能够出具出场检验的材料。

壳聚糖类产品非常特殊，有其自身的属性，涉及不同的技术指标，需要得到的技术性指标主要包含以下几点。

（1）外观和尺寸要求：外观、装量、尺寸。

（2）壳聚糖原料技术参数要求：应参考 YY/T 1699—2020 的方法检测。其中，至少应包括以下内容：壳聚糖的鉴别采用傅里叶变换红外光谱法，计算壳聚糖脱乙酰度、壳聚糖动力黏度、壳聚糖有机溶剂残留量、壳聚糖蛋白质残留量。

（3）最终产品的性能要求：产品的重金属含量、产品的 pH、产品中壳聚糖的含量、产品中其他辅料的含量、产品中添加剂的限度、产品的抗菌/抑菌效果（若宣称有）。

（4）敷料的附加要求：液体吸收性、透气膜敷料水蒸气透过率、阻水性、阻菌性。

（5）其他要求：微生物限度、无菌（接触创面或创口，若适用）、环氧乙烷残留量（若适用）。

第四章　海洋生物材料与骨组织修复

第一节　基本概念

一、骨

骨是一种大而硬的结缔组织,起到支持和保护各种内部器官,为身体提供完整结构的作用。骨在人体中经历着不断的重塑,并充当身体的钙库。

成人骨骼有206块,儿童骨骼较多,有213块。

（一）骨的类型

（1）短骨:跗骨、腕骨、髌骨和籽骨。

（2）长骨:掌骨、股骨、锁骨、肱骨、尺骨、腓骨和指骨。

（3）扁平骨:头骨、下颌骨、胸骨、肋骨和肩胛骨。

（4）不规则骨:椎骨、骶骨、尾骨和舌骨。

（二）骨的结构

（1）骨基质:钙化的细胞间质,为人体最大的钙库。

（2）有机部分:由胶原蛋白纤维和基质构成,后者主要包括糖蛋白和蛋白多糖,有一定的弹性和韧性。

（3）无机部分:富含钙、磷的中性盐,主要成分为羟基磷灰石结晶。

骨组织的结构如图4-1所示。

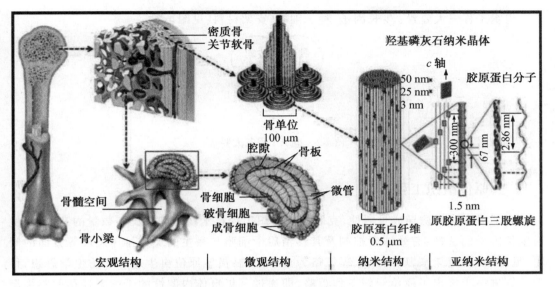

图 4-1 骨组织的结构示意图

二、骨缺损和骨不愈合

骨组织具有支持和保护机体、维持血钙平衡、集中体内 99% 的钙的功能。此外,骨髓中有大量的骨髓干细胞,可诱导分化成各种血细胞进入血液。但由衰老、糖尿病、意外事故、癌症或骨缺损(如骨质疏松、成骨不全和先天性假关节)等造成的创伤,会导致骨组织丢失。目前,同种异体骨和自体骨移植正被用来替换丢失的骨组织。然而,这些选择具有明显的缺点,如缺乏供体和宿主对移植物的免疫原性排斥反应。为了克服这些缺点,骨组织工程被用于治疗骨缺损。

骨不连或不愈合是骨组织工程的另一个主要挑战。骨不愈合是由局部免疫反应、手术引起的初始骨丢失、骨炎感染、骨髓炎和许多外科手术矫正造成的。

第二节　骨修复组织工程

一、组织工程

组织工程学(tissue engineering)是指利用生命科学、医学、工程学原理与技术,将生物活性物质(细胞、生物材料和细胞因子)通过体外培养或构建的方法,再造或者修复器官及组织的技术。此概念由美国国家科学基金会在 1987 年提出,在此后的三十多年间快速发展。组织工程学涉及生物学、医学、材料学和工程学等多学科,目前已经能够再造或修复骨、软骨、皮肤、肾、肝、消化道、角膜、肌肉、乳房等组织器官。

组织工程基本原理:将体外培养的细胞接种到可降解生物材料支架上,通过细胞之间的相互黏附、生长繁殖、分泌细胞外基质,从而形成具有一定结构和功能的组织或者器官。

组织工程三大要素：生长因子、种子细胞、支架材料（见图4-2）。

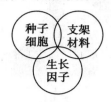

图4-2　组织工程三大要素

二、原位组织工程

为了提高材料诱导成骨活性，克服传统组织工程技术在细胞来源与数量的有限性、优质生长因子的选择、有效浓度控制及其移植后干细胞与宿主的免疫排斥反应等方面的问题（见图4-3），近年来，以组织工程策略为重要基础，借鉴原位再生理念和仿生学思想，科学家们进一步提出了原位组织工程策略，即通过募集自体内源性的干细胞迁移并归巢至损伤位点，从而改善组织再生效果及材料生物相容性，为组织修复提供了新方法。

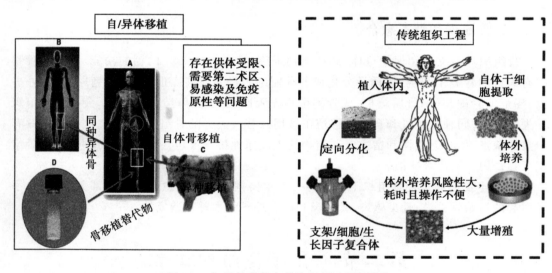

图4-3　自/异体移植和传统组织工程的缺点

原位组织工程的特点：无需植入外源性的干细胞和具有潜在风险的生长因子；将具有类似组织基质环境的生物活性支架材料植入患者的缺损区域；在人体组织自我唤醒及主动修复的作用下，通过材料自身的类骨结构和活性组成主动诱导宿主组织内源性干细胞及生长因子迁移至支架表面及内部进行增殖和分化，从而修复缺损并促进新组织再生。

原位组织工程是运用"人体自身生物反应器"原理，植入可激活内源性干细胞响应及原位诱导成骨及软骨再生的人工替代材料，动员宿主干细胞迁移、分化和增殖，进而实现损伤组织修复（见图4-4）。

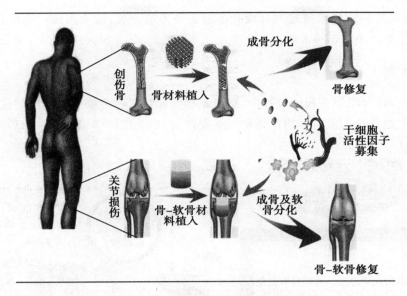

图 4-4 原位组织工程的示意图

三、骨组织工程

骨组织工程(bone tissue engineering,BTE)是指将分离的自体高浓度成骨细胞、骨髓基质干细胞或软骨细胞,经体外培养扩增后种植于一种天然或人工合成的、具有良好生物相容性、可被人体逐步降解吸收的细胞支架(scaffold)或称细胞外基质(extracellular matrix,ECM)上,这种生物材料支架可为细胞提供生存的三维空间,有利于细胞获得足够的营养物质。然后将这种细胞杂化材料(hybrid material)植入骨缺损部位,在生物材料逐步降解的同时,种植的骨细胞不断增殖,从而达到修复骨组织缺损和功能重建的目的(见图4-5)。

种子细胞 ⟶ 支架材料 ⟶ 生成新骨 ⟶ 支架材料的降解 ⟶ 骨缺损修复的完成

图 4-5 骨组织工程的发展过程

(一)骨组织工程中的种子细胞

组织工程技术将种子细胞与生物材料复合,形成与自身组织有着同样结构和功能的工程化组织,来修复自身组织缺损。种子细胞是骨组织工程中生物活性的主要提供者,理想的种子细胞需来源广泛,制备难度低,具备优秀的成骨潜能和增殖能力,能够迅速分化为成骨细胞并灵活适应各种微环境。随着组织工程的不断发展,对种子细胞的选择也经历不同的阶段,从各种单纯的组织细胞发展到使用多种具有分化潜能的干细胞。干细胞的研究大大拓展了组织工程种子细胞的来源,在组织工程的临床应用等方面取得了重大突破。

对于骨组织工程,理想的种子细胞应具有以下特点:取材容易,对机体的损伤小;在体外培养中有较强的传代增殖能力且成骨细胞表型不易丢失;植入机体后能够适应受区的生理、病理等微环境并保持成骨活性。

(二)骨修复的支架材料

在体外构建骨组织工程的过程中,组织工程支架材料作为细胞外基质替代物,起着引导细胞生长、血管长入及营养物质传输的重要作用,也是支撑细胞迁移生长形成立体组织的关键所在(见图4-6)。

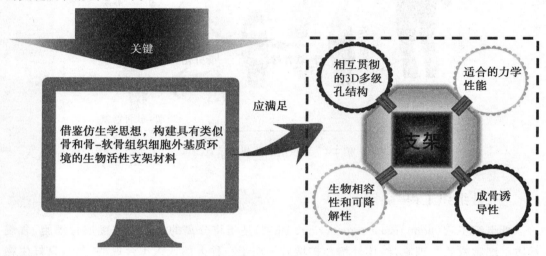

图4-6 骨组织工程支架材料

(三)理想骨组织工程支架材料的特征

1.生物相容性

组织工程中,由生物材料制作的支架在应用时首先考虑的是生物相容性。生物相容性是评判支架好坏的"金标准",决定着支架能否应用以及对生物材料的改进能否持续进行。支架具有良好的生物相容性,细胞可以在支架表面进行黏附、分化、增殖和成型。反之,支架移植体内后势必会引起免疫系统的排斥反应,造成组织的局部发炎及出血等症状,给患者带来较大的痛苦,可能阻碍愈合并使机体产生排异反应,从而造成手术失败。

2.生物降解性

组织工程的目的是通过仿生组织制备支架,支架移植体内替代病变或损伤的组织和器官,通过逐步再生从而实现组织和器官的再造。支架不是永久的植入物,因此,由生物材料制备的支架必须具有可降解性。在组织的再造过程中,降解和生成是同时发生的,这就对支架的降解速率提出了要求,支架的降解速率应与组织的生成速率相匹配。支架降解时,细胞的黏附增殖会替代降解所留下的空缺部位,这就要求所用的支架材料降解产物必须无毒,且对细胞的分化增殖不产生影响;同时,降解产物需要在不干扰其他器官的情况下排出体外。因此,移植前的体内试验应兼顾人体系统的免疫学研究。

3. 力学性能

理想情况下,支架应与植入部位具有一致的力学性能。手术期间,它的力学性能应足够在体内承重。这给血管和骨组织领域提出了挑战。例如,在骨组织领域承重骨要求同类型支架必须拥有良好的力学性能;但是,细胞的增殖需要一定的空间,因此要求支架具有较高的孔隙率。在组织工程领域,制备出具有足够力学性能的支架成为一个必须克服的重大挑战,足够的力学性能是允许完成从植入运作到完全重塑过程的必备条件。另一挑战是愈合率,在人的整个生命过程中,不同阶段机体的机能存在较大差别,造成创伤后伤口愈合速率的不同,这同样对支架的力学性能提出了要求。对于机能旺盛的机体,从骨折到愈合承重通常在六个星期内;而对于机能衰退的机体,这个过程需要更长的时间,足够的力学强度与较高的孔隙率、相匹配的降解速率的统一性是支架成功的关键。

4. 细胞招募

当创伤应激发生时,机体可以动员体内的骨髓间充质干细胞进入外周血,然后经过一个复杂的过程,最终筑巢到损伤部位,修复受损组织[1]。研究表明,患者的许多组织/器官(如骨髓、脂肪组织和骨骼肌)中都存在大量的内源性干细胞,可以募集到骨折部位进行骨再生[2]。在骨损伤过程中,骨髓间充质干细胞是最容易被招募的干细胞,具有很强的成骨作用[3,4]。在原位组织工程的研究过程中,研究者将重点放在刺激内源性干/祖细胞的募集上,然后设计无细胞支架来修复骨缺损,促进新骨的形成。为了诱导骨再生过程中的血管生成,原位组织工程应同时利用一系列生长因子刺激成骨和血管生成。

5. 血管化

血管化促进骨修复的作用主要包括:①血管为周围细胞提供葡萄糖、氧气等营养物质,清除二氧化碳、乳酸、尿素等代谢产物;②血管网将细胞募集到植入部位,参与组织再生过程;③骨组织的特殊血管亚型(如 H 型血管)可与骨形成过程"耦合",引导组织向其靶向发展[5,6]。虽然创伤后局部形成的缺氧微环境容易诱导骨缺损处血管生长,但这种自发过程通常过于缓慢,与组织的愈合速度不相匹配,因此会导致局部营养缺乏和严重缺氧,最终导致骨不连[7]。正常骨组织高度血管化,因此骨支架的性能取决于其诱导新血管形成的能力[8]。支架植入后,伤口愈合过程中诱导血管自发形成,经过数周形成复杂的血管网络。工程骨组织的血管化是保证其植入后存活的关键,因为血管化可以促进血管生成。为新组织提供营养供应是刺激受损组织修复的关键策略[9,10]。

6. 骨诱导性

骨诱导材料在促进骨形成过程中的作用表现在很多方面:在细胞水平上,碳酸盐磷矿层的形成可以触发干细胞/前成骨细胞向成骨细胞分化,钙离子和磷离子的释放也具有很强的细胞趋化性,它可以招募多种细胞在植入部位生长。在分子水平上,骨诱导材料可以吸附和浓缩具有骨诱导活性的蛋白质,如 BMP-2 和 BMP-7[11]。此外,在支架中加入生物活性分子细胞因子或药物等活性成分,促进成骨细胞生长,刺激细胞黏附、增殖和分化,从而促进新骨的形成[12,13]。

利用生物材料制备适合于植入的支架材料是组织工程的关键。同时满足这些关键因素的支架材料的制备是面临的一个初步挑战,这也是组织再生成功的第一步。

第三节　骨组织工程在临床中的应用

骨缺损一直是临床中的一大难题。随着组织工程技术的快速发展,用于骨损伤修复的相关技术有了新的突破,并取得了良好的效果。骨特异性支架材料既要具有较强的力学性能,又要具有较小的免疫和炎症反应,同时还能招募损伤部位周边细胞的迁移并能够促进细胞的增殖和分化。

随着骨修复材料的发展,对植入材料功能的要求越来越高。随着原位组织工程的发展,多功能骨修复支架成为研究热点。

一、用于细胞募集和成骨的功能化负载支架

相关研究表明,当创伤应激发生时,机体可以动员体内的骨髓间充质干细胞进入外周血,然后经过一个复杂的过程,最终归巢到损伤部位修复受损组织[1]。在骨损伤过程中,骨髓间充质干细胞是最容易被招募的干细胞,具有很强的成骨作用[3,4]。在原位组织工程的研究过程中,研究者将重点放在刺激内源性干/祖细胞的募集上,然后设计无细胞支架来修复骨缺损,促进新骨的形成。

传统的组织工程技术主要是在体外构建种子细胞/支架复合系统,并将其植入骨缺损部位进行修复。体内植入的外源性种子细胞由于缺乏营养、免疫炎症反应等无法黏附在支架上,这大大降低了骨组织工程修复材料的修复效果[14]。同时,种子细胞凋亡引起的外周免疫炎症反应可抑制骨修复过程[15]。原位组织工程技术主要是通过改变支架材料的特性,动员体内种子细胞进行修复。这避免了细胞在体外长期培养的过程,在骨缺损修复中具有良好的应用前景。

骨生长因子是指可以增加骨细胞生长活性,调节骨生长、分化以及重塑等多种生物学过程的因子,在骨修复过程中具有重要作用。目前,研究较多的参与骨形成的生长因子包括骨形态发生蛋白(BMPs)、转化生长因子 β(TGF-β)、成纤维细胞生长因子(FGF)、血小板衍生生长因子和基质细胞衍生因子-1α(SDF-1α)等。目前SDF-1α是促进骨修复研究比较热门的生长因子。SDF-1α可以招募内源性干细胞和祖细胞进入损伤部位进行组织修复和再生。在原位组织工程骨修复领域,许多研究者已经使用了SDF-1α结合支架招募骨前体细胞和人骨髓间充质干细胞进行异位成骨和骨缺损修复实验。Niu等人[16]在将SDF-1α/胶-原硅化物复合系统植入小鼠皮下6周后发现异位成骨。此外,Jin等人[17]采用低剂量SDF-1α/BMP结合胶原支架材料植入小鼠颅骨缺损部位4周,与对照组相比,形成较多骨基质。尽管许多研究证实SDF-1α支架具有异位成骨和修复骨缺损的能力,但SDF-1α的生物学机制支架的体内修复仍需进一步探索。

二、功能化负载支架血管化

骨形成过程与血管生成有关,因此血管化对提高大规模移植的疗效具有重要意义。成骨的关键是血液供应,血管与组织液交换物质,提供营养和废物处理。如果骨缺损血管

化不够,会导致移植中心缺氧缺血,进而导致局部骨细胞死亡,最终导致骨移植失败。因此,骨移植材料血管网络的快速形成是亟待解决的问题。

支架材料的改性包括外部多孔结构和内部支架的构建。Chiu等人[18]研究了不同孔径聚乙二醇多孔支架对移植血管形成的影响。结果表明,孔径越大,血管化程度越高。Bai等人[19]研究了不同孔径对多孔生物陶瓷材料血管化的影响,结果表明,随着孔径的增大,血管数量逐渐增加。Sun等人[20]用高分子材料构建了三维支架,表明该支架有利于血管内皮细胞的生长和增殖,具有促进血管生成的潜在能力。

充足的氧气供应和特定生长因子[如血管内皮生长因子(VEGF)]可刺激血管生成和成骨[21]。在各种支架血管化方法中,促进血管内皮生长因子的局部释放被认为是最常用和实用的方法之一。原位组织支架具有促进血管生成的潜力,通过加载能够表达血管生成基因的转染载体是另一种方法[22]。

研究表明,生物活性玻璃对新生血管的形成和软组织损伤的愈合具有重要意义。因此,它可以替代昂贵的血管生成因子。Midha等人[23]开发的由70%二氧化硅和30%氧化钙组成的生物活性玻璃多孔支架可通过破骨细胞进行重塑;支架释放的可溶性二氧化硅和钙离子可增加成骨细胞数量,支架表面可支持内皮细胞的生长和血管的形成,具有血管生成的潜力。有研究表明,生物活性玻璃还可与铜、锌、锶等微量元素混合,促进体内微血管的形成,更有利于骨的生长[24]。

三、用于骨修复的功能化负载刺激因子支架

实现骨修复材料多功能化的主要方法是制备复合材料。这种复合材料并不是通过简单的混合来达到性能互补的目的,如提高力学性能、中和降解产物的pH、提高降解率、促进细胞黏附和增殖等,而是赋予材料更多的功能。

(一)负载生长因子的支架

骨修复材料已由惰性材料发展为具有一定成骨能力的活性材料。为了进一步提高材料的生物活性和成骨能力,研究人员开始在材料表面结合生长因子。在原位组织工程中,支架可以用来传递生物分子,如转化生长因子β、骨形态发生蛋白、胰岛素样生长因子(IGF)、成纤维细胞生长因子和VEGF,促进骨组织形成或修复骨缺损。

有研究表明,负载骨形态发生蛋白2和VEGF的支架具有促进血管生成和增加新骨形成的优势[25,26]。Li等人[27]发现,纳米羟基磷灰石/胶原/聚(L-乳酸)骨形态发生蛋白2负载的支架,新骨形成速度比纯支架快。Wernike等人[28]复合5 mg/L VEGF支架在Balb/cmice小鼠骨缺损模型实验中显示,植入支架后28天血管形成增加,大孔内骨形成增加,说明增加的血管在缺损部位提供了丰富的干细胞,并直接刺激成骨细胞的迁移和分化,导致新骨形成能力更强。

(二)装载药物的支架

关节炎、骨质疏松、骨肿瘤、骨折等肌肉骨骼疾病通常需要在发病部位进行药物治疗。

然而,在药物的全身给药过程中也存在一些问题,如毒性、难以进入靶点、药物浓度无效等[29]。因此,局部缓释给药是骨病临床治疗的热点。载体与药物结合,转运至特定靶点并逐渐降解,药物可控释放,可长期维持所需药物浓度水平[30]。因此,为了引入骨诱导,原位骨组织工程支架通常装载有治疗骨缺损的药物,包括庆大霉素、万古霉素、阿仑膦酸钠、甲氨蝶呤和布洛芬,这些药物都取得了很好的效果[30,31]。

制备的载药骨支架经一段时间直接吸收后,可植入或注射治疗。具有多孔结构的材料(如TCP支架)可以通过多孔结构逐渐释放药物,延长药物的作用时间[32,33]。由Kankilic等人[34]开发的含万古霉素的PLLA/β-TCP支架被用于局部抗菌药物的递送系统。他们在体外实验中展示了支架的生物相容性,并以特定剂量释放抗菌药物。在感染的胫骨处植入该支架后,解决了植入物引发相关骨髓炎的问题,继发感染的放射信号由10.9降低到3.0。

（三）多肽支架

与氨基酸序列较长的活性蛋白相比,成骨多肽成本低,稳定性强,更适合于骨修复[34]。通常,非共价和共价方法可用于将成骨相关多肽结合到材料表面。然而,由于非共价力较弱,相关多肽往往不能有效地与材料结合,在初始阶段会引发爆炸性释放,因此多肽的作用不能明显发挥[35,36]。共价方法可以有效地提高多肽与材料之间的作用力,延长植入后的相互作用时间,控制分子取向,使功能化表面具有更高的稳定性,更有利于多肽在体内的缓释,从而发挥多肽的作用[36]。然而,以往的研究表明,活性分子与材料的共价结合会在一定程度上影响材料的活性,不同的共价结合可能对生物分子的活性产生不同的影响[37,38]。

近年来,将骨生长因子与胶原结合域结合,产生胶原特异性融合蛋白是胶原基骨修复材料发展的一种新方法[39]。该方法为生长因子提供了合适的载体,使其在骨缺损部位持续稳定释放,且不会改变生长因子的天然生物活性。大鼠体内试验表明,与同一时间应用相同浓度的碱性成纤维细胞生长因子(bFGF)相比,脱矿骨基质携带胶原结合域bFGF可加速大鼠股骨缺损处新骨的形成[39]。

四、用于骨修复的功能化负载基因支架

虽然基因治疗的效果不是很显著,但也取得了一些研究成果,包括通过调节生长因子和转录因子来显示骨诱导的特点[40-42]。Malek-Khatabi等人[42]通过微混合平台制备了编码人骨形态发生蛋白(BMP-2)的pDNA和壳聚糖间的纳米复合物(NCs),并将NCs固定在金属蛋白酶敏感肽修饰的聚己酸内酯(PCL)纳米纤维支架上。结果表明,利用微流控技术合成的基因转移纳米复合材料在原位骨组织工程中具有巨大的应用潜力,在再生纳米医学领域具有广阔的应用前景[42]。另有研究表明,将载胶原骨形态发生蛋白9基因导入骨髓间充质干细胞,植入骨缺损小鼠中,这种基因疗法对骨缺损有很好的修复效果[43]。

第四节 海洋生物材料在骨修复中的应用与开发

海洋生物种类丰富,蕴含巨大的原料资源(见表4-1)。海洋生物材料具有抗氧化、抗肿瘤和抗微生物等优点,而且该材料容易提取,水溶性好,可降解,动物源性疾病风险、宗教伦理风险低,近年来得到越来越多的关注。海洋生物的皮、骨和外壳等组织是海洋生物材料的重要来源。目前,市场上应用的海洋生物材料多为具有生物活性并可降解的大分子,部分材料可以制成组织工程支架、生物敷料等高风险医疗器械。因此,应对海洋生物医用材料的风险管理予以关注。

表4-1 医用海洋生物材料的来源和分类

分类	材料	来源
海洋多糖类材料	壳聚糖、海藻酸盐、卡拉胶、岩藻聚糖	虾/蟹壳、海藻
海洋蛋白类材料	胶原蛋白	鱼皮
海洋无机类材料	碳酸钙、羟基磷灰石	珊瑚、鲍鱼壳、牡蛎壳和海虹壳

一、海洋多糖类材料在骨修复中的应用与开发

海洋来源的天然多糖资源丰富、结构多样,具有抗炎、抗菌、抗病毒和抗肿瘤等生物活性,同时能够表现出优良的生物相容性、可降解性以及与ECM相似的结构特性。因此,基于海洋多糖的水凝胶成为组织工程支架的有力候选者之一,如富含大量羧基负离子的海藻酸盐及氨基聚阳离子的壳聚糖等,不同结构特征的海洋来源多糖在生物医用材料领域都得到了广泛应用。

(一)海藻酸钠在骨修复中的应用与开发

海藻酸钠与多价阳离子形成的离子交联网络,是制备海藻酸盐水凝胶最为常见的方法。有研究将海藻酸盐与氯化钙交联的水凝胶用于小鼠颅骨3T3(MC3T3)成骨细胞系的培养,是第一个在3D海藻酸盐基质中进行骨细胞培养的研究。在该研究中,研究者观察到长达8个月的细胞存活时间,以及含有纤连蛋白、Ⅲ型胶原蛋白和Ⅰ型胶原蛋白的细胞外基质的矿化作用。

(二)壳聚糖在骨修复中的应用与开发

壳聚糖具有显著的结构特性和丰富的生物活性,通过化学修饰可以实现特定组织功能材料的制备。已有大量研究将壳聚糖与多种天然(如丝素蛋白、明胶、透明质酸、DNA等)或非天然聚合物(石墨烯、聚乳酸、聚乙二醇等)进行交联,开发了一系列具有不同功能和性质的细胞支架材料,用于软骨、皮肤及角膜组织等快速修复和再生(见图4-7)。

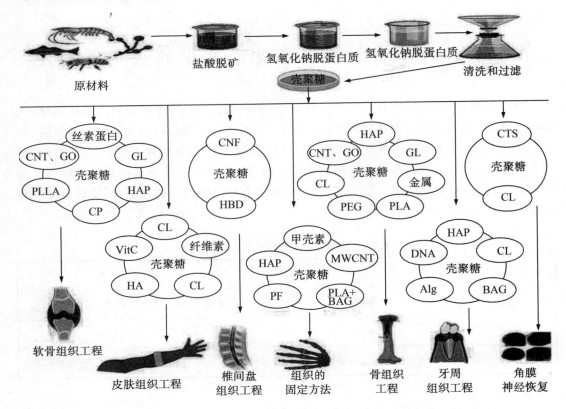

CNT—甲壳素;GO—氧化石墨烯;PLLA—左旋聚乳酸;CP—胶原蛋白;HAP—羟基磷灰石;GL—明胶;
CNF—纳米纤维素;HBD—羟丁酸脱氢酶;PEG—聚乙二醇;PLA—聚乳酸;CTS—羧甲基二酸;VitC—维
生素C;HA—透明质酸;MWCNT—碳纳米管;BAG—生物活性玻璃;Alg—海藻酸钠;CL—己酸内酯。

图 4-7　壳聚糖基生物材料在组织工程中的应用[44]

　　Wang 等人[45]用羟乙基壳聚糖和纤维素制备了具有泡沫多孔结构的新型支架。体外生物分析表明,该支架可以支持 MC3T3 成骨细胞的附着、扩散和增殖,被认为是极有潜力开发成骨组织工程支架的基质。壳聚糖和羟基磷灰石是两种具有良好骨传导性和生物相容性的可生物降解材料,已单独或组合用于骨组织工程领域[46]。据报道,壳聚糖本身可加速骨骼再生过程[47],但与其他骨替代品相比,壳聚糖的成骨活性相对较低,因此可以添加骨形态发生蛋白和转化生长因子β诱导的基因 h3(βig-h3)增强其骨再生能力[48]。Ge 等人[49]开发了具有不同质量比的壳聚糖-羟基磷灰石基质,进行成骨细胞的 3D 培养后将其植入骨缺损兔模型的股骨中。两个月后组织学检测结果显示,缺损部位出现随基质降解的再生骨,植入物不仅促进了成骨细胞增殖,而且能够支持周围组织的向内生长。Lee 等人[50]开发并对比了壳聚糖-微米羟基磷灰石(CS-mHAP)和壳聚糖-纳米羟基磷灰石(CS-nHAP)支架,作为前成骨细胞(MC3T3-E1)的骨移植支架。体内移植结果显示,CS-nHAP 支架中的骨体积、骨表面积、骨小梁厚度、骨数目及分离程度均高于 CS-mHAP 支架,表明 CS-nHAP 更适用于骨组织工程领域。

　　对于原位组织工程支架,在一定程度上恢复细胞外基质结构的复杂性,为细胞的生长和增殖提供一个合适的环境,并接收适当的信号以使细胞分化成所需的表型是非常重要的[42,51]。聚合物纳米纤维是一种独特的支架材料,可以模拟细胞外基质的三维微环境,支持细胞在体内外的生长和浸润[52,53]。它们的纤维结构为生物活性剂的功能化和(或)封装提供了大的表面积[54,55]。Frohbergh等人[56]开发了由壳聚糖和京尼平交联的电纺羟基磷灰石纤维支架,这种纤维支架结合了非负重骨力学性能和骨膜样环境,促进了成骨样细胞的增殖、分化和成熟。

(三)卡拉胶在骨修复中的应用与开发

卡拉胶(carrageenan,CRG)是一种水溶性的聚阴离子硫酸化多糖,主要从红藻中提取得到。卡拉胶主链由β-D-半乳糖和α-D-半乳糖的重复序列组成,根据不同比例的硫酸根基团分为κ-卡拉胶、ι-卡拉胶和λ-卡拉胶等。其中,κ-卡拉胶和ι-卡拉胶可形成双螺旋的三维网络结构而发生凝胶化,而λ-卡拉胶通常无法形成凝胶[57]。

基于卡拉胶能够形成磷灰石层的能力[58],其在治疗骨缺损方面的应用有着重要意义。Kim等人[59]基于三种不同卡拉胶制备了系列水凝胶,并添加硒纳米颗粒(SeNPs)用于成骨细胞培养。使用茜素红染色对成骨细胞上的钙沉积物进行定性分析,结果显示成骨细胞产生了良好的生物矿化作用,证明了卡拉胶能促进骨骼的生长发育,有望作为骨再生工程的候选功能材料。利用静电纺丝、微流控等技术制备梯度水凝胶(如黏弹性、刚度、孔隙率等物理特性表现出逐渐变化趋势),实现支架在体内不同组织区域之间的平滑过渡[60]。Cross等人[61]开发了基于明胶(GelMA)和甲基丙烯酸酯接枝卡拉胶(Mκ-CRG)的水凝胶,包埋在梯度水凝胶GelMA区域中的人间充质干细胞(hMSCs)中表现出成骨细胞的细长形态特征,而Mκ-CRG区域中的细胞则具有软骨细胞的圆形形态特征。这表明梯度水凝胶内细胞形态的变化是由凝胶调节的,进一步证实卡拉胶在软骨组织工程中潜在的应用价值。

(四)岩藻聚糖在骨修复中的应用与开发

岩藻聚糖(fucoidan)是从褐藻中分离出来的硫酸化多糖,主链为α-1,3-连接(Type Ⅰ型)或者α-1,3-与α-1,4-交替连接(Type Ⅱ型)的硫酸化L-岩藻聚糖。其组成结构随褐藻种类和采集季节不同而有所差异,而且主链分支中也可能含有葡萄糖醛酸和木糖等其他糖残基。

研究表明,岩藻聚糖具有治疗骨关节炎的潜力,通过增加碱性磷酸酶(ALP),Ⅰ型胶原蛋白表达增强,骨钙素和BMP-2等成骨细胞标志物的含量增加,促进基质中矿物质的沉积,从而有助于骨骼矿化[62]。Changotade等人[63]将低分子质量(LMW)岩藻聚糖掺入商业化生物材料,研究其在三维培养中对正常人成骨细胞分化的影响。结果显示,岩藻聚糖能够刺激成骨细胞标志物的表达,从而促进骨细胞增殖和分化。以上多项研究都证实岩藻聚糖具有应用于骨再生和骨替代物的巨大潜力。

二、海洋蛋白类材料在骨修复中的应用与开发

从海洋资源中提取生物活性化合物用于骨组织工程的进一步研究,具有巨大前景。

海洋原材料能够以低成本从副产品中分离出来,从被视为鱼类转化行业废物的产品中创造价值。

(一)海洋胶原蛋白在骨修复中的应用及发展

鱼皮和鱼骨含有大量的生物活性物质,具有潜在的应用价值,其材料特性取决于原料、来源和提取工艺。胶原蛋白和磷酸钙分别是从鱼皮和鱼骨中获得的最丰富的化合物,从鲑鱼鱼皮中分离的胶原蛋白被用于仿生矿化过程制备3D复合材料,复合材料促进成骨分化的能力证明了这些海洋来源材料的巨大应用潜力。

胶原蛋白用作组织工程材料主要有两种:单纯胶原蛋白和复合胶原蛋白。胶原蛋白作为组织工程材料的优点有:生物相容性良好、无毒性、无刺激、能促进细胞的黏附和增殖、加快创面愈合、可被人体分解和吸收、无不良反应、可塑性较好、容易被加工成形。Zhou等人[64]制备的氧化石墨烯-胶原蛋白-羟基磷灰石(GO-Col-Ap)支架呈现多孔且相互连接的结构,其表面覆盖均匀分布的骨状磷灰石(见图4-8)。结果显示,0.1%GO-Col-Ap组在体外的r-BMSCs黏附和增殖显著高于Col-Ap组,在体内的骨形成比Col-Ap组高出2倍以上。Sharma等人[65]以壳聚糖、明胶、海藻酸钠和纳米羟基磷灰石为原料,采用简单发泡法制备了新型纳米多孔复合支架。结果表明,该支架具有良好的亲水性、生物降解性和力学稳定性。支架上培养的成骨细胞具有良好的黏附性、存活率和增殖率,并能维持表型。

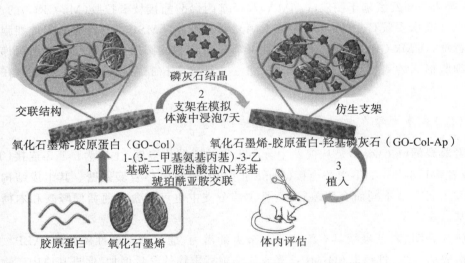

图4-8 GO-Col-Ap支架的制造及其在体内的应用[64]

(二)海洋黏附蛋白在骨修复中的应用及发展

仿贻贝分泌蛋白材料聚多巴胺(PDA)能在各种活性和非活性基质材料表面实现超强黏附和万能吸附。此外,多巴胺中具有的大量邻苯二酚和氨基活性功能基团可以将很多功能分子连接到各种材料表面,对材料实现结构调控和功能的修饰(见图4-9)。

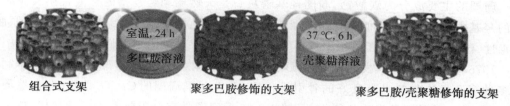

图 4-9 聚多巴胺/壳聚糖修饰的多孔支架制备示意图

采用蚌壳激发聚多巴胺涂层作为桥接层,制备了具有CS强锚定的多孔PCL/生物活性玻璃(BG)复合支架(见图4-10)。体外细胞培养表明,与表面吸附CS的复合支架相比,将CS牢牢固定在复合支架上可显著增强蛋白质吸附、细胞黏附和成骨分化。体内评估表明,与物理吸附CS相比,共价固定CS到支架表面可明显促进颅骨再生。

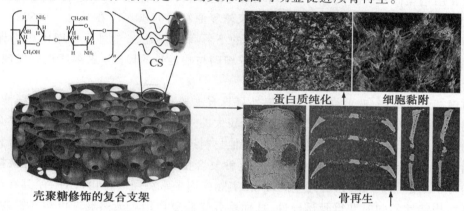

图 4-10 复合支架的体内外评价结果

三、海洋无机类材料在骨修复中的应用与开发

用于骨修复的海洋无机类材料主要分为贝壳类(鲍鱼壳、牡蛎壳、海虹壳)、珊瑚类。

(一)珊瑚类

珊瑚是海洋里的魔法师。当这一群微小的海洋有机体生长发育,它们也将海水中循环的钙元素转移到了巨大的石灰岩礁石中。这些珊瑚礁能延伸超过1600 km,为蟹、鳗鱼、海马和其他海洋生物提供家园,它们堪称是自然界的一大奇迹(见图4-11)。

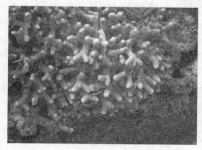

图 4-11 海洋中珊瑚的形态

珊瑚的主要成分为碳酸钙,珊瑚羟基磷灰石是天然珊瑚经复杂的热液置换反应而得到的羟基磷灰石,成分类似于骨骼。珊瑚具有疏松多孔的三维空间结构,且无免疫原性、无毒性,已被广泛用于人工骨组织材料的研究,部分成果已被应用于临床。

1975年White等人[66]发现以自然珊瑚石中的滨珊瑚为模板,经有机骨架复制技术制成的多种多孔生物材料具有良好的骨引导作用;并发现滨珊瑚的$CaCO_3$骨骼(即自然珊瑚石)不仅具有引导新骨生成的能力,且植入一年后珊瑚骨完全吸收并为新骨替代,这引起人们对自然珊瑚石作为骨生物移植材料的注意。1985年Souyris等人[67]首先报道了两种自然珊瑚石人工骨的动物实验及临床应用。1987年Guillemin等人[68]对珊瑚人工骨做了进一步的动物实验。1988年Roux等人[69]报道了珊瑚人工骨在颅颌面外科中的初步应用。Souyris等人于猪的下颌骨水平支下缘4 cm×1 cm的缺损处,用相应大小的滨珊瑚植于缺损部位并用钢丝固定。4个月后发现珊瑚被完全吸收,缺损由部分新生骨填充,组织学检查发现,再生组织为正常的下颌骨骨质,但仅修复原缺损的60%。在其另一项实验中采用另一种致密型珊瑚石芝珊瑚植于狗及狒狒的下颌骨缺损处,6个月后珊瑚体积仍保持不变,骨缺损在形态上明显修复,肉眼无法确定珊瑚与临近骨的界限。X射线检查发现,珊瑚与临近骨有一界面。

但珊瑚骨质地脆、吸收快,在骨缺损处只具有支架和骨引导作用,而无骨诱导能力,单纯珊瑚植入机体后有一定的体积丧失,对于较大的骨质缺损,仅用珊瑚难以达到完全修复的目的。因此,近年来有的学者将珊瑚与其他材料进行复合移植,以获得一种同时具备骨诱导活性和骨引导活性的新型材料,并对这种复合植骨材料的骨诱导作用和骨缺损修复效果进行了大量实验和临床研究。此外,在实际应用中常将珊瑚转化HAP,使其在保留本身优良结构特性的同时获得骨诱导性,从而增强骨修复作用。天然珊瑚可塑性较差,并且属于国家保护的珍贵自然资源,限制了其临床大规模应用。

综上所述,珊瑚、珊瑚羟基磷灰石作为细胞因子载体和细胞支架在骨缺损治疗中的研究已经取得了一定的进步,而对于临床应用,珊瑚源的材料却仍停留于填充治疗骨缺损,因此,需要进一步将珊瑚相关骨修复材料的实验性研究推广于临床。另外,现阶段对于人工骨材料有广泛研究,一些材料在研究及应用中同样取得了良好效果,而鲜有相关实验对于应用效果的优越性评估报道。为更好地服务临床,有必要对珊瑚类和多种材料加以对比研究,为临床指导和研究提供依据。

(二)贝壳类

1.鲍鱼壳在骨修复中的应用及发展

鲍鱼壳可以合成人体硬组织主要的无机成分羟基磷灰石,具有良好的生物活性、生物相容性和骨传导性,广泛应用于人体硬组织的修复。

笔者团队采用乳液模板的方法,以羧甲基壳聚糖(CMCS)和胶原蛋白(Col)的混合溶液为水相,鲍鱼壳微粒(AS)为乳化剂,聚乳酸羟基乙酸(PLGA)的二氯甲烷溶液为油相,戊二醛为交联剂,构建水包油型(O/W)乳液来制备骨修复用多孔支架。

2.牡蛎壳在骨修复中的应用及发展

牡蛎壳和骨组织并非同源,但它们的形成机制却有类似之处。2004年,《科学》杂志报道海洋贝壳(如牡蛎壳)的形成与珊瑚形成以及人体内骨盐沉积有高度相似性,证实牡蛎壳也是由粒细胞不断分泌的无机盐堆积而形成的矿物质盐,这就为将资源丰富的海洋生物贝壳类材料开发成为具有良好性能的骨修复体提供了理论上的可能。牡蛎壳具有良好的生物相容性、可降解性、骨传导性及成骨性能。此外,牡蛎壳资源丰富,结构致密,强度与皮质骨相当。

冯永增等人[70]按照一定比例混合牡蛎壳粉和消旋聚乳酸(PDLLA),并利用热致相分离法(TIPS)进行处理,可以获得多孔复合人工骨(OPCB)材料。通过对该材料的检测分析可以发现,其多种性能均良好,可以很好地满足骨替代材料的要求,包括良好的孔隙率和孔径,以及体外可降解性和较强的生物力学强度等。

张其清等人[71]以废弃牡蛎壳为原料,结合水热法、有机模板复制法和冷冻干燥法等多种技术,开发出牡蛎壳羟基磷灰石/壳聚糖复合多孔骨修复支架材料。理化表征显示,所制备的骨修复支架材料具有适宜的孔隙率和优良的通透性。体外细胞和动物体内植入试验结果显示,该材料具有良好的生物相容性,可作为骨科、整形外科、口腔科、五官科及其他外科手术中的器官再造和修复的材料。

3.海虹在骨修复中的应用及发展

海虹又称贻贝,是一种双壳类的软体动物。Zhang等人[72]利用蜂窝状软体动物壳衍生有机模板(OTMS)中生长的聚多巴胺(pDA或PDA)调控羟基磷灰石(HAP或HA)微球,成功开发了一种新型三维多孔仿生构建体(HA/pDA-OTMS)(见图4-12)。多巴胺作为贻贝足蛋白中的主要黏附成分,能在多种无机和有机材料表面快速自聚合并形成紧密黏附的PDA涂层,由此产生的PDA具有多功能性的特点,可作为二级反应平台。PDA与HA具有紧密的晶格匹配性,并且具有很强的结合Ca^{2+}和PO_4^{3-}的能力,有利于在模拟体液中形成仿生羟基磷灰石。因此,PDA-OTMS将有助于HA在蜂窝状软体动物壳源性有机模板中生长。

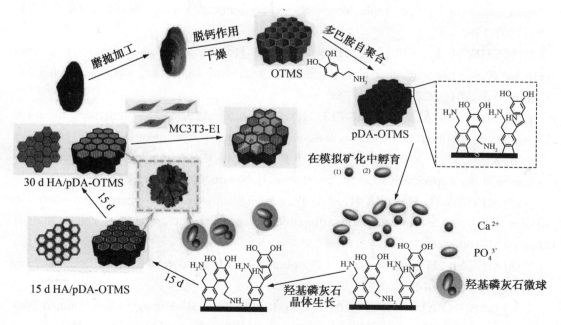

图4-12 PDA-OTMS的制备及形成仿生羟基磷灰石的示意图

第五节 展　望

　　我国现有的海洋虾/蟹壳、鱼皮和贝壳等大多作为废弃物堆放,这存在对生态环境材料资源浪费和产生二次污染的问题。充分利用海洋生物材料、环境材料、组织工程技术、生物制造技术,将我国沿海来源广泛的海洋资源优势转变为具有自主知识产权的新型环保型骨修复材料,对解决骨科临床面临的骨材料严重不足的难题具有重要的现实意义和广泛的临床应用前景。

参考文献

[1] FU W L, XIANG Z, HUANG F G, et al. Coculture of peripheral blood-derived mesenchymal stem cells and endothelial progenitor cells on strontium-doped calcium polyphosphate scaffolds to generate vascularized engineered Bone[J]. Tissue Engineering Part A,2015,21(5-6):948-959.

[2] KAMALI A, ORYAN A, HOSSEINI S, et al. Cannabidiol-loaded microspheres incorporated into osteoconductive scaffold enhance mesenchymal stem cell recruitment and regeneration of critical-sized bone defects[J]. Materials Science & Engineering C-Materials for Biological Applications,2019,101:64-75.

[3] EVANS C H, PALMER G D, PASCHER A, et al. Facilitated endogenous repair:Making tissue engineering simple, practical, and economical[J]. Tissue Engineering,2007,13(8):1987-1993.

[4] CHEN F M, WU L A, ZHANG M, et al. Homing of endogenous stem/progenitor cells for in situ tissue regeneration:Promises, strategies, and translational perspectives[J]. Biomaterials,2011,32(12):3189-3209.

[5] CARLIER A, VAN GASTEL N, GERIS L, et al. Bringing regenerating tissues to life:The importance of angiogenesis in tissue engineering[J]. Angiogenesis,2014,17(3):735.

[6] KUSUMBE A P, RAMASAMY S K, ADAMS R H. Coupling of angiogenesis and osteogenesis by a specific vessel subtype in bone[J]. Nature,2014,507(7492):323-328.

[7] MEHTA G, MEHTA K, SUD D, et al. Quantitative measurement and control of oxygen levels in microfluidic poly (dimethylsiloxane) bioreactors during cell culture[J]. Biomed Microdevices,2007,9(2):123-134.

[8] MCCARTHY I. The physiology of bone blood flow:A review[J]. J Bone Joint Surg Am,2006,88(Z3):4-9.

[9] DASHNYAM K, BUITRAGO J O, BOLD T, et al. Angiogenesis-promoted bone repair with silicate-shelled hydrogel fiber scaffolds[J]. Biomater Sci,2019,7(12):5221-5231.

[10] LIU X, JAKUS A E, KURAL M, et al. Vascularization of natural and synthetic bone scaffolds[J]. Cell Transplant, 2018, 27(8): 1269-1280.

[11] LEGEROS R Z. Calcium phosphate-based osteoinductive materials[J]. Chemical Reviews, 2008, 108(11): 4742-4753.

[12] MAO Z Y, LI Y, YANG Y Q, et al. Osteoinductivity and antibacterial properties of strontium ranelate-loaded poly (lactic-co-glycolic acid) microspheres with assembled silver and hydroxyapatite nanoparticles[J]. Frontiers in Pharmacology, 2018, 9: 368.

[13] NIEVETHITHA S S, SUBHAPRADHA N, SARAVANAN D, et al. Nanoceramics on osteoblast proliferation and differentiation in bone tissue engineering[J]. International Journal of Biological Macromolecules, 2017, 98: 67-74.

[14] DASHNYAM K, PEREZ R, LEE E J, et al. Hybrid scaffolds of gelatin-siloxane releasing stromal derived factor-1 effective for cell recruitment[J]. Journal of Biomedical Materials Research Part A, 2014, 102(6): 1859-1867.

[15] ZHANG X, ZHANG Y. Tissue engineering applications of three-dimensional bioprinting[J]. Cell Biochem Biophys, 2015, 72(3): 777-782.

[16] NIU L N, JIAO K, QI Y P, et al. Intrafibrillar silicification of collagen scaffolds for sustained release of stem cell homing chemokine in hard tissue regeneration[J]. Faseb Journal, 2012, 26(11): 4517-4529.

[17] JIM Q M, GIANNOBILE W V. SDF-1 enhances wound healing of critical-sized calvarial defects beyond self-repair capacity[J]. PLoS One, 2014, 9(5): e97035.

[18] CHIU Y C, CHENG M H, ENGEL H, et al. The role of pore size on vascularization and tissue remodeling in PEG hydrogels[J]. Biomaterials, 2011, 32(26): 6045-6051.

[19] BAI F, WANG Z, LU J X, et al. The correlation between the internal structure and vascularization of controllable porous bioceramic materials in vivo: A quantitative study[J]. Tissue Engineering Part A, 2010, 16(12): 3791-3803.

[20] SUN J, WANG Y, QIAN Z, et al. An approach to architecture 3D scaffold with interconnective microchannel networks inducing angiogenesis for tissue engineering[J]. J Mater Sci Mater Med, 2011, 22(11): 2565-2571.

[21] MICHEL J, PENNA M, KOCHEN J, et al. Recent advances in hydroxyapatite scaffolds containing mesenchymal stem cells[J]. Stem Cells International, 2015, 2015: 305217.

[22] LI L, LU H, ZHAO Y, et al. Functionalized cell-free scaffolds for bone defect repair inspired by self-healing of bone fractures: A review and new perspectives[J]. Mater Sci Eng C Mater Biol Appl, 2019, 98: 1241-1251.

[23] MIDHA S, VAN DEN BERGH W, KIM T B, et al. Bioactive glass foam scaffolds are remodelled by osteoclasts and support the formation of mineralized matrix and vascular networks in vitro[J]. Advanced Healthcare Materials, 2013, 2(3): 490-499.

[24] HOPPE A, GULDAL N S, BOCCACCINI A R. A review of the biological response to ionic dissolution products from bioactive glasses and glass-ceramics[J].

Biomaterials,2011,32(11):2757-2774.

[25] SCHORN L, SPROLL C, OMMERBORN M, et al. Vertical bone regeneration using rhBMP-2 and VEGF[J]. Head & Face Medicine,2017,13(1):11.

[26] REN Q,CAI M,ZHANG K,et al. Effects of bone morphogenetic protein-2（BMP-2） and vascular endothelial growth factor（VEGF）release from polylactide-poly（ethylene glycol）-polylactide（PELA）microcapsule-based scaffolds on bone[J]. Braz J Med Biol Res, 2017,51(2):e6520.

[27] LI J, HONG J, ZHENG Q, et al. Repair of rat cranial bone defects with nHAC/PLLA and BMP-2-related peptide or rhBMP-2[J]. J Orthop Res,2011,29(11):1745-1752.

[28] WERNIKE E, MONTJOVENT M O, LIU Y, et al. Vegf incorporated into calcium phosphate ceramics promotes vascularisation and bone formation in vivo[J]. European Cells & Materials,2010,19:30-40.

[29] XUE B, ZHANG C, WANG Y H, et al. A novel controlled-release system for antibacterial enzyme lysostaphin delivery using hydroxyapatite/chitosan composite bone cement[J]. Plos One,2014,9(12):e113797.

[30] BOSE S,TARAFDER S. Calcium phosphate ceramic systems in growth factor and drug delivery for bone tissue engineering: A review[J]. Acta Biomaterialia,2012,8(4):1401-1421.

[31] VERRON E,KHAIROUN I,GUICHEUX J,et al. Calcium phosphate biomaterials as bone drug delivery systems: A review[J]. Drug Discovery Today, 2010, 15 (13-14): 547-552.

[32] ZHANG C,WANG J X,FENG H H,et al. Replacement of segmental bone defects using porous bioceramic cylinders: A biomechanical and X-ray diffraction study[J]. Journal of Biomedical Materials Research,2001,54(3):407-411.

[33] KANG Y Q, REN L L, YANG Y Z. Engineering vascularized bone grafts by integrating a biomimetic periosteum and beta-tcp scaffold[J]. Acs Applied Materials & Interfaces,2014,6(12):9622-9633.

[34] KANKILIC B,BILGIC E,KORKUSUZ P,et al. Vancomycin containing PLLA/beta-TCP controls experimental osteomyelitis in vivo[J]. J Orthop Surg Res,2014,9:114.

[35] COSTA F,CARVALHO I F,MONTELARO R C,et al. Covalent immobilization of antimicrobial peptides（AMPs）onto biomaterial surfaces[J]. Acta Biomaterialia, 2011, 7 (4):1431-1440.

[36] SONG S H, LEE S J, RHEE S H. Synthesis of biodegradable poly（epsilon-caprolactone）-organosiloxane hybrid with carboxylate groups[J]. Journal of Biomedical Materials Research Part B-Applied Biomaterials,2012,100b(5):1289-1297.

[37] MOEINZADEH S, BARATI D, SARVESTANI S K, et al. Experimental and computational investigation of the effect of hydrophobicity on aggregation and osteoinductive potential of BMP-2-derived peptide in a hydrogel matrix[J]. Tissue Eng Part A, 2015, 21(1-

2）：134-146.

[38] LIEB E，HACKER M，TESSMAR J，et al. Mediating specific cell adhesion to low-adhesive diblock copolymers by instant modification with cyclic RGD peptides[J]. Biomaterials，2005，26(15)：2333-2341.

[39] UCHIDA K，MATSUSHITA O，NARUSE K，et al. Acceleration of periosteal bone formation by human basic fibroblast growth factor containing a collagen-binding domain from Clostridium histolyticum collagenase[J]. Journal of Biomedical Materials Research Part A，2014，102(6)：1737-1743.

[40] LICHTE P，PAPE H C，PUFE T，et al. Scaffolds for bone healing：Concepts，materials and evidence[J]. Injury-International Journal of the Care of the Injured，2011，42(6)：569-573.

[41] KEENEY M，VAN DEN BEUCKEN J J J P，VAN DER KRAAN P M，et al. The ability of a collagen/calcium phosphate scaffold to act as its own vector for gene delivery and to promote bone formation via transfection with VEGF(165)[J]. Biomaterials，2010，31(10)：2893-2902.

[42] MALEK-KHATABI A，JAVAR H A，DASHTIMOGHADAM E，et al. In situ bone tissue engineering using gene delivery nanocomplexes[J]. Acta Biomaterialia，2020，108：326-336.

[43] KIMELMAN-BLEICH N，PELLED G，ZILBERMAN Y，et al. Targeted gene-and-host progenitor cell therapy for nonunion bone fracture repair[J]. Molecular Therapy，2011，19(1)：53-59.

[44] ISLAM M M，SHAHRUZZAMAN M，BISWAS S，et al. Chitosan based bioactive materials in tissue engineering applications：A review[J]. Bioactive Materials，2020，5(1)：164-183.

[45] WANG Y，QIAN J，ZHAO N，et al. Novel hydroxyethyl chitosan/cellulose scaffolds with bubble-like porous structure for bone tissue engineering[J]. Carbohydr Polym，2017，167：44-51.

[46] DHIVYA S，SARAVANAN S，SASTRY T P，et al. Nanohydroxyapatite-reinforced chitosan composite hydrogel for bone tissue repair in vitro and in vivo[J]. J Nanobiotechnology，2015，13：40.

[47] EZODDINI-ARDAKANI F，NAVABAZAM A，FATEHI F，et al. Histologic evaluation of chitosan as an accelerator of bone regeneration in microdrilled rat tibias[J]. Dental Research Journal，2012，9(6)：694-699.

[48] KIM I S，PARK J W，KWON I C，et al. Role of BMP，beta ig-h3，and chitosan in early bony consolidation in distraction osteogenesis in a dog model[J]. Plastic and Reconstructive Surgery，2002，109(6)：1966-1977.

[49] GE Z G，BAGUENARD S，LIM L Y，et al. Hydroxyapatite-chitin materials as potential tissue engineered bone substitutes[J]. Biomaterials，2004，25(6)：1049-1058.

[50] LEE J S, BAEK S D, VENKATESAN J, et al. In vivo study of chitosan-natural nano hydroxyapatite scaffolds for bone tissue regeneration[J]. Int J Biol Macromol, 2014, 67: 360-366.

[51] KON E, DELCOGLIANO M, FILARDO G, et al. Novel nano-composite multilayered biomaterial for osteochondral regeneration a pilot clinical trial[J]. American Journal of Sports Medicine, 2011, 39(6): 1180-1190.

[52] CHEN X, GLEESON S E, YU T, et al. Hierarchically ordered polymer nanofiber shish kebabs as a bone scaffold material[J]. Journal of Biomedical Materials Research Part A, 2017, 105(6): 1786-1798.

[53] SALIFU A A, LEKAKOU C, LABEED F H. Electrospun oriented gelatin-hydroxyapatite fiber scaffolds for bone tissue engineering[J]. Journal of Biomedical Materials Research Part A, 2017, 105(7): 1911-1926.

[54] AGARWAL S, WENDORFF J H, GREINER A. Progress in the field of electrospinning for tissue engineering applications[J]. Advanced Materials, 2009, 21(32-33): 3343-3351.

[55] BHARADWAZ A, JAYASURIYA A C. Recent trends in the application of widely used natural and synthetic polymer nanocomposites in bone tissue regeneration[J]. Materials Science & Engineering C-Materials for Biological Applications, 2020, 110: 110698.

[56] FROHBERGH M E, KATSMAN A, BOTTA G R, et al. Electrospun hydroxyapatite-containing chitosan nanofibers crosslinked with genipin for bone tissue engineering[J]. Biomaterials, 2012, 33(36): 9167-9178.

[57] CAMPO V L, KAWANO D F, DA SILVA D B, et al. Carrageenans: Biological properties, chemical modifications and structural analysis — A review[J]. Carbohydrate Polymers, 2009, 77(2): 167-180.

[58] KIM I Y, IWATSUKI R, KIKUTA K, et al. Thermoreversible behavior of kappa-carrageenan and its apatite-forming ability in simulated body fluid[J]. Materials Science & Engineering C-Materials for Biological Applications, 2011, 31(7): 1472-1476.

[59] KIM J, LEE K Y, LEE C M. Selenium nanoparticles formed by modulation of carrageenan enhance osteogenic differentiation of mesenchymal stem cells[J]. J Nanosci Nanotechnol, 2016, 16(3): 2482-2487.

[60] KHANARIAN N T, HANEY N M, BURGA R A, et al. A functional agarose-hydroxyapatite scaffold for osteochondral interface regeneration[J]. Biomaterials, 2012, 33(21): 5247-5258.

[61] CROSS L M, SHAH K, PALANI S, et al. Gradient nanocomposite hydrogels for interface tissue engineering[J]. Nanomedicine, 2018, 14(7): 2465-2474.

[62] CHO Y S, JUNG W K, KIM J A, et al. Beneficial effects of fucoidan on osteoblastic MG-63 cell differentiation[J]. Food Chemistry, 2009, 116(4): 990-994.

[63] CHANGOTADE S I, KORB G, BASSIL J, et al. Potential effects of a low-

molecular-weight fucoidan extracted from brown algae on bone biomaterial osteoconductive properties[J]. Journal of Biomedical Materials Research Part A,2008,87(3):666-675.

[64] ZHOU C,LIU S,LI J,et al. Collagen functionalized with graphene oxide enhanced biomimetic mineralization and in situ bone defect repair[J]. ACS Appl Mater Interfaces,2018, 10(50):44080-44091.

[65] SHARMA C,DINDA A K,POTDAR P D,et al. Fabrication and characterization of novel nano-biocomposite scaffold of chitosan-gelatin-alginate-hydroxyapatite for bone tissue engineering[J]. Mater Sci Eng C Mater Biol Appl,2016,64:416-427.

[66] WHITE E W,WEBER J N,ROY D M,et al. Replamineform porous biomaterials for hard tissue implant applications[J]. Journal of Biomedical Materials Research,1975,9: 23-27.

[67] SOUYRIS F, PELLEQUER C, PAYROT C, et al. Coral, A new biomedical material-experimental and 1st clinical investigations on madreporaria[J]. Journal of Maxillofacial Surgery,1985,13(2):64-69.

[68] GUILLEMIN G, PATAT J I, FOURNIE J, et al. The use of Coral as a bone-graft substitute[J]. Journal of Biomedical Materials Research,1987,21(5):557-567.

[69] ROUX F X, LOTY B, BRASNU D, et al. Reconstruction of the anterior skull basis with coral grafts[J]. Neurochirurgie, 1988,34(2):110-112.

[70] 冯永增,徐华梓,彭磊,等. 三维多孔牡蛎壳/消旋聚乳酸复合人工骨的研制及其相关性能的检测[J].中国生物医学工程学报,2009,28(01):90-95.

[71] 张其清,薛启煌,邢永振,等. 一种牡蛎壳羟基磷灰石多孔骨修复材料及其制备方法[P].中国,CN108159497A,2018-06-15.

[72] ZHANG M, ZHANG J, BAN L, et al. Polydopamine regulated hydroxyapatite microspheres grown in the three-dimensional honeycomb-like mollusk shell-derived organic template for osteogenesis[J]. Biofabrication,2020,12(3):035022.

第五章　海洋生物材料与口腔医学

第一节　引　言

口腔健康是一个人总体健康状况的重要组成部分,早在十几年前世界卫生组织就将其列为健康的十大标准之一。口腔疾病是当今世界上最常见的疾病之一,不良的饮食和卫生习惯均可能导致口腔异味、牙龈出血、牙痛、龋齿。值得注意的是,口腔癌患者中有90%以上是吸烟者,相比不吸烟者,他们患牙周病的概率高出5倍。此外,酒精也是国际癌症研究所公认的致癌物,与呼吸消化道(口腔、咽、喉和食管)癌症以及结肠癌等有关。虽然现代医疗科技比较发达,口腔护理方法全面具体,国民口腔护理意识也不断提高,但是也很难避开"有钱"也可能买不到口腔健康这样的窘境。而且随着经济生活水平的不断提高,居民饮食习惯发生了较大改变,过多食用高糖食物和饮料,使得我国口腔健康水平持续下降。据全国口腔健康流行病学调查结果显示:虽然国民对口腔问题的重视程度逐渐上升,但仍然处于相对较低的水平,亟须引起重视。

口腔材料是指用于修补牙齿缺损、替代牙列缺失和修复颌面部组织器官缺损的材料,使其恢复解剖形态、功能和美观,同时也用于口腔预防保健等多种用途。口腔材料的品种繁多,材料的质量影响口腔修复体的质量。在当今材料学与科学技术快速发展的浪潮中,新型材料陆续出现,使临床治疗修复技术有了新的突破,也更加显示了材料对口腔医学发展的促进与推动作用。生物技术和相关新生物材料的发展是现代牙科领域研究和临床创新的一个主要领域,特别是在口腔外科方面。在当今的组织工程时代,随着组织再生和可植入材料的性能、安全性和有效性的发展,生物材料的研究在很大程度上促进了治疗策略的改进和口腔康复治疗新方法的提出。

浩瀚的海洋是人们开发利用的巨大宝库,从海洋生物中提取的多糖、蛋白质、脂类等物质,由于量大易得、分子结构独特,以及广泛的用途而备受关注,许多国家在这方面开展了相当深入的研究,并在工、农、医等领域得到广泛的应用,其组成材料经亿万年进化出的精巧结构与优异性能是启迪人类研发新材料的源泉。尤其在海洋药物和海洋生物制品的研究与产业化方面,全球海洋生物产业正处于早期快速发展阶段,已成为发达国家竞争最激烈的领域之一。随着海洋经济上升为国家发展战略,海洋科技创新能力的不断增强,海带、虾皮、蟹壳这些来源丰富的天然生物再生资源正以各种方式被开发应用,这一变革颠覆了人们的传统思维,成为社会可持续发展的重要动力。本章就几种海洋生物材料在口腔医学上的开发应用方面进行深入探讨,旨在寻找最有潜力开发的海洋生物材料。

第二节　口腔健康面临的问题

一、牙体牙髓

牙齿作为人和动物口腔内用于咀嚼食物的器官,由牙冠和牙根两部分组成(见图5-1)。牙冠最外层的白色半透明组织为牙釉质,它保护着牙齿内部的牙本质和牙髓组织。根部覆盖着牙骨质,牙本质构成牙齿的主体。牙齿的发育和生成是一个极其复杂的过程,涉及一系列细胞群之间的相互作用和不同分子的调控。与牙齿硬组织相关的疾病统称为牙体病,主要有下面几种类型:龋齿、牙体非龋性疾病、牙髓病。

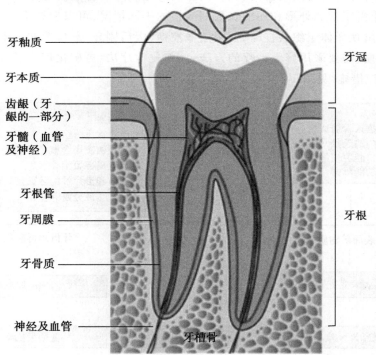

图 5-1　牙齿硬组织结构

（一）龋 齿

龋齿俗称虫牙、蛀牙,是人类发病率极高的疾病。世界卫生组织已将龋齿与肿瘤、心血管疾病并列为人类三大重点防治疾病。龋齿具有预防效果好、早期治疗痛苦较小、损害较小、费用较低的特点。

龋齿是主要由细菌为主的多种原因复合作用下,导致牙齿硬组织发生持续损坏而形成的一种慢性疾病。作为口腔主要的常见病之一,也是人类最普遍的疾病之一。未经治疗的龋洞不能为自体所修复,如果牙齿被龋蚀到一定程度,龋洞得不到及时的人工修复,病变进一步向深层发展,可以感染牙齿内部的牙髓组织,甚至进入根尖周组织,引起更为严重的机体的炎症性病变,还有引发口腔癌的风险。龋齿是一种慢性细菌感染性疾病,细菌和牙菌斑、食物以及牙所处的环境都是致龋因素。例如,含糖食物(特别是蔗糖)进入口腔后,促使龋菌在牙菌斑内发酵产酸,这些酸会侵蚀牙面结构薄弱的地方,牙的无机物被溶解破坏后引发了龋齿。在这个过程中,致龋菌、牙菌斑、糖类、易感的牙都是引发龋齿的必要条件。

根据龋损的程度不同将龋齿分为浅龋、中龋、深龋。其中,浅龋是龋损涉及釉质或牙骨质的浅层,特征是釉质有棕色或黑褐色斑点或斑块,随后出现表面损伤;中龋是指龋蚀从釉质发展到牙本质,随龋损的扩展,在牙本质中形成浅层龋洞;深龋是指龋蚀深入牙本质,靠近牙髓,造成牙髓损伤,可能出现牙髓组织的病变。

龋齿治疗的目的是终止龋齿的发展,去除龋齿组织并尽可能多地保留健康的牙体硬组织,以恢复牙齿正常的外形和功能。根据龋损的不同情况,可以选择不同的处理方式。早期釉质龋未出现牙体组织缺损时,可采用像控糖、饭后刷牙、漱口等非手术型治疗。一旦出现组织缺损,需要采用修复治疗的方法,例如化学疗法、再矿化疗法、窝沟封闭,以及其他修复性治疗措施(见图5-2)。

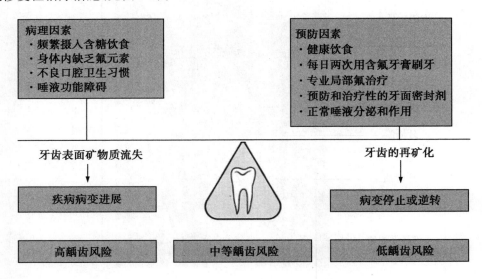

图 5-2　平衡龋齿的病理及保护因素[1]

（二）牙体非龋性疾病

常见的牙体非龋性疾病包括牙齿敏感症、四环素牙和楔形缺损。

牙齿敏感症通常由牙釉质完整性受损使得牙本质暴露引起,其原因可能包括磨损、酸蚀、楔形缺损以及牙颈部外露等。患者主要表现为对冷、热、酸、甜以及机械刺激产生的敏感反应,而去除刺激后疼痛消失。牙齿敏感的治疗方法较多,常见的有使用药物涂擦牙齿表面,可生成沉淀,堵塞牙本质小管,减少对外界刺激的传导。另外,还可以考虑充填治疗等方法。

四环素牙通常是在牙齿发育的矿化过程中接触到四环素类药物,导致与牙齿硬组织形成四环素正磷酸盐复合物沉淀,引起牙齿变色。这种沉积物呈荧光淡黄色,沿增长线呈条带状沉积。

楔形缺损是牙齿唇颊侧牙颈部硬组织被缓慢消耗而造成的缺损。对于严重的牙齿缺失情况,越来越多的人选择种植牙这种口腔医学界公认的缺牙首选修复方式。相比于传统的修复方式,种植牙有着极高的可预期性和成功率。不过,种植牙还是有别于自然牙的牙体与牙周关系。种植牙是由下部种植体和上部修复体两部分组成,种植体作为种植牙的关键部分决定了种植牙的质量。因此,需要探索选用与人体生物相容性极好、机械相容性高的可操作性生物材料,以确保种植牙的成功和长期稳固。

（三）牙髓病

牙髓病是由牙体组织病变扩散到牙髓或受到强烈的外部刺激而引起的口腔疾病,包括牙髓炎、牙髓坏死和牙齿脱落等。其中,牙髓炎最常见,一般继发于深龋或者其他严重的牙体缺损。根管治疗术是国际上治疗牙髓病最常用的有效方法之一,它采用专用的器械并结合化学方法对根管进行清理、消毒和灭菌,通过充填根管和封闭牙冠,达到控制感染、修复缺损、防止发生根尖周病变的目的。

二、牙周疾病

牙周疾病（periodontal disease）,广义上指发生在牙周支持组织的各种病理情况,主要包括牙龈病和牙周炎;狭义上仅指造成牙周支持组织破坏的牙周炎。

牙周组织疾病是几个世纪以来一直困扰人类的最常见的慢性疾病之一,主要包括牙龈病和牙周炎两大类。牙周病不仅危害口腔健康,而且还与全身系统性疾病密切相关。牙周炎会引起牙周支持组织的破坏,进而造成牙齿缺失。我国牙周病患者人数较多,牙周病的患病率居于龋齿以上,而且随着年龄的增加而逐渐升高。全国调查数据显示,大多数成年人患有中度牙周炎,它不仅会导致牙齿支持组织的病理改变,而且如果不及时治疗,还可能导致牙齿脱落。据统计,高达15%的人口在其生活中受到牙周炎的影响。牙周病的临床治疗成为国际关注的难题,牙周缺损组织的修复更是人们面临的严峻挑战。由于牙周组织疾病的病因比较复杂,因此,牙周炎引起的牙周组织缺损的治疗也是人类面临的一项医学挑战。

（一）主要病因

1.菌斑
菌斑是黏附于牙齿表面的微生物群,不能用漱口、水冲洗等去除。
2.牙石
牙石是沉积在牙面上的矿化的菌斑。

3.创伤性咬合

在咬合过程中,若咬合力过大或方向异常,超越了牙周组织所能承受的咬合力,致使牙周组织发生损伤的咬合称为创伤性咬合。

4.其他

包括食物嵌塞、不良修复体、口呼吸等因素。

(二)自我诊断方法

通过观察牙龈色泽、质地以及有无出血现象可以进行自我诊断。正常牙龈呈粉红色,质地柔软致密,表面存在点状色彩。如果牙龈呈暗红色,质地柔软肿胀,表面色彩消失,且在进食、刷牙、触碰时容易出血,那么这可能是牙龈炎的症状。若不及时治疗可能逐渐发展为牙周炎,最终导致牙齿松动及丧失。

(三)牙周炎概念

牙周炎是一种常见的慢性炎症性疾病,其特征是牙齿的支撑结构(牙周韧带和牙槽骨)遭到破坏。牙菌斑中的微生物引发牙周支持组织感染,导致牙周支持组织的炎症、牙周袋的形成、进行性附着丧失和牙槽骨吸收,最终导致牙齿松动和被拔除。

(四)牙周疾病的治疗目标

牙周疾病的治疗目标包括:彻底清除菌斑、牙石等病原刺激物,消除牙龈炎症,争取适当的牙周组织再生,建立功能齐全的良好牙列。牙周疾病治疗的最终目标是可预测的被牙周炎破坏的功能性附着体的再生,至少涉及三种独特的组织,包括牙骨质、牙周韧带(PDL)和牙槽骨。传统的牙周治疗侧重于炎症的控制,虽然可以预防或延缓疾病的发生,但却很难实现牙周再生。而将合适的细胞移植入牙周骨缺损中,似乎是促进牙周组织再生的有力策略。2004年,有研究者成功从人的牙周膜中获得成体干细胞,并将其命名为牙周膜干细胞(periodontal ligament stem cells,PDLSC),为牙周组织再生提供了重要的生物学证据,成为牙周再生研究的新起点。此后,牙周组织工程与再生的研究受到越来越广泛的关注。

三、其他类型

(一)牙齿畸形

牙齿畸形是指儿童在生长发育过程中由先天的遗传因素或后天的环境因素造成的牙齿、颌骨、颅面的畸形,如牙齿的排列不齐、上牙前突、下巴前翘、嘴巴歪偏等。

(二)牙渍、牙斑、牙结石和口腔异味

在日常生活中,如果不注重口腔卫生,口腔内会有很多细菌。这些细菌附着在牙齿表面,它们与食物中的蛋白质和分解过程中产生的副产品混合,形成一层黏性薄膜,称为牙菌斑。如果没有及时清除牙菌斑,随着食物和唾液中的矿物质和色素沉积,细菌膜堆积到

一定厚度,就会形成褐色甚至黑色的沉积物,最终钙化形成牙结石。牙结石会不断刺激牙周组织,并会压迫牙龈,影响血液循环,引起牙周组织病菌感染,造成牙龈发炎、萎缩,最终破坏牙周支持组织,导致牙齿最终被拔除。

(三)牙体缺损、牙列缺损及缺失

牙体缺损是由于龋齿、外伤或者其他原因导致牙齿表面出现不同程度的缺损。而牙列缺损指的是牙齿从牙列当中脱落缺失。牙体缺损通常用补牙的方式修复,即用一些专业的牙科材料把牙洞补住。牙列缺损要用修复的方式解决,通常被称为牙齿镶嵌,根据具体情况选择不同的修复方式来恢复牙齿形态和功能。

第三节　海洋生物多糖类材料在口腔医学上的应用与开发

海洋生物多糖是生命有机体的重要成分,具有抗肿瘤、抗病毒、抗凝血和抗炎活性等有益特性,在医疗保健、化妆品、食品工业和农业中具有重要应用价值。从海洋藻类中提取的天然多糖具有独特的物理和化学性质,具备作为生物医用材料的基本要求,例如甲壳素、壳聚糖等多糖类生物材料被广泛应用于生物医学和生物技术领域。

一、壳聚糖在口腔医学上的应用

壳聚糖具有杀菌止痒的功能,带正电荷的阳离子团对口腔滋生的细菌、油脂的负离子具有亲和作用,以达到杀菌、抑菌、消炎的效果。迄今为止,国内已申请的壳聚糖相关专利已超五千多例,其中40%以上的壳聚糖基生物医用产品被应用于外伤处理。此外,壳聚糖还广泛应用于食品和保健品制造,也是一种环保型的抗菌剂,可食用,其安全性毋庸置疑。壳聚糖在止血、止痛、除臭、减少口腔溃疡等方面具有卓越的效果,市面上已有以壳聚糖为主料的口胶、牙膏、漱口水等产品。目前,壳聚糖在口腔医学领域中的应用研究已涉及骨缺损修复、菌斑控制、牙周再生等诸多方面。

(一)口腔护理

目前市面上的漱口水主要分为非药用性和药用性漱口水,前者主要用于清新口气,减少口腔异味,抗菌作用较弱;而药用性漱口水中添加了洗必泰(氯己定)、复合碘剂等抗菌药物,具有更显著的抗菌效果,但长期使用可能增加牙齿及口腔黏膜着色的风险,还可能导致口腔菌群失调。与市售漱口水相比,含水溶性壳聚糖的漱口水具有更低的毒性和更高的抗菌活性。

壳聚糖对变形链球菌和短乳杆菌具有显著的抑制作用,它能有效地干扰细菌的黏附和生物膜的形成。此外,含壳聚糖的漱口水也有止痛消炎的作用。一项研究表明,用羧甲基壳聚糖漱口水治疗的实验组的缓激肽浓度明显低于对照组。因此,含壳聚糖的漱口水在促进伤口愈合、减少溃疡大小和治疗复发性口疮性口炎方面比市售漱口水具有更好的效果,其疗效与曲安奈德治疗复发性口疮的疗效相当。

含壳聚糖的漱口水具有抗菌活性、止痛和抗炎作用,是一些商业药用漱口水的天然有效替代品。国内已有公司将壳聚糖抗菌技术成功地运用在漱口水领域,开拓了中国市场的新蓝海。该类产品采用的是纯天然壳聚糖生物抗菌技术,壳聚糖吸附于口腔黏膜上,形成一层薄薄的保护膜,疗效稳定,又无任何抗生素问题,不仅能够有效平衡口腔菌环境、减少牙菌斑的形成、保持清新口气,还可以强效抑制链球菌(导致口腔溃疡)、罗氏菌(导致龋齿),保护牙龈健康(减少红肿、出血),预防牙石形成,让牙齿中的细菌无法干扰体内的健康生态环境。

除了漱口水,还可以在牙膏中加入壳聚糖。一项研究表明,含壳聚糖牙膏释放的口腔抗菌物质可有效穿透厚厚的成熟生物膜层,使菌斑指数降低 70.47%,细菌计数降低 85.29%[2]。几十年来,氟化物一直是预防龋齿最重要和最受欢迎的牙剂。然而,氟斑牙的高患病率仍然是一个问题。蜂胶基壳聚糖清漆(PCV)可以作为预防性牙科用氟化物清漆的替代品。在体外研究中,壳聚糖通过抑制釉质中矿物质元素的释放来干扰釉质脱矿的过程。当壳聚糖与蜂胶结合使用时,显示出促进抗菌效果的协同关系[3]。含壳聚糖的洁齿剂在正畸治疗中也能有效防止牙套周围的釉质脱矿。此外,还发现含有壳聚糖的口香糖可以减少牙釉质脱钙,并保持唾液中的抑菌水平[4]。

(二)牙体、牙髓疾病治疗

龋齿是一种因细菌感染而引起的牙体硬组织进行性缺损的疾病,细菌感染和牙体硬组织脱矿的交替进行是龋病进展的主要原因,目前对壳聚糖的防龋应用主要集中于抑菌和促矿化两方面。

牙髓疾病包括牙髓炎、牙髓变性和牙髓坏死,其中以牙髓炎最为常见,其主要致病因素为微生物感染,也会受到其他理化因素、生物学因素等的影响。壳聚糖在牙髓疾病方面的应用集中于对牙髓炎的治疗,其在活髓保存术和根尖诱导成形术中有广阔的应用前景。

1. 修复材料

壳聚糖可以作为黏合剂来提高牙齿修复体的临床性能。有人用甲基丙烯酸改性的脱乙酰壳多糖(Chit-MA70)作为"蚀刻-冲洗"黏合剂体系的底漆在人的牙齿上进行了测试,发现 Chit-MA70 与修复材料共价结合,并与脱矿牙本质相互作用。Chit-MA70 显示出即刻的黏结强度,并且在牙科修复体的热机械循环处理过程中没有降低黏结强度。因此,改性壳聚糖作为"蚀刻-冲洗"黏合剂体系的组分可以有效提高牙齿修复体的耐久性。

壳聚糖还可用作丙烯酸基托的牙科黏合剂,以对抗常见真菌如白色念珠菌。念珠菌对义齿基托的黏附是义齿性口炎的病因,耐药念珠菌感染已成为老年人和免疫功能低下患者中更普遍的问题。一项研究表明,与较低分子质量的壳聚糖和羧甲基纤维素相比,高分子质量的壳聚糖对大多数念珠菌具有较高的抗真菌活性,并且完全抑制白色念珠菌对丙烯酸义齿基托的黏附,对牙龈成纤维细胞的存活和增殖没有毒性作用。这项研究的结论是:高分子质量壳聚糖是一种水溶性和生物相容性的生物聚合物,具有抗真菌特性,可以抑制白色念珠菌对丙烯酸义齿的黏附,并且具有足够的保留性,可用作义齿黏合剂。使用壳聚糖涂层作为义齿黏合剂的另一个好处是在牙槽外科手术后壳聚糖可促进血液凝固和伤口愈合。一项研究发现,4%的壳聚糖醋酸酯溶液显示出较好的黏度,使可摘丙烯酸假牙的厚度相对均匀至60°角,这在临床上可用作伤口敷料或口服药物。

2. 根管治疗

壳聚糖对牙髓的治疗效果证明,壳聚糖不仅不会引起牙髓组织的坏死,而且修复的牙本质结构更紧密,封闭性更好。壳聚糖很可能成为新的生物型牙髓治疗药物,提高盖髓术、根管充填术的疗效。

壳聚糖也可以作为临时修复材料或牙髓治疗中的封闭剂掺入氧化锌丁香酚(ZOE)中。根管治疗失败的常见原因之一是由冠状渗漏引起的再感染。ZOE经常被用作冠状密封剂,以防止继发感染。ZOE的抗菌作用是由于丁香酚的释放,但这种作用随着时间的推移而减弱。由于丁香酚随着时间的推移而释放,并且由于其对人成骨细胞的细胞毒性作用,不建议增加丁香酚的含量,因此将壳聚糖掺入ZOE中,以观察其对表皮葡萄球菌、变形链球菌和粪肠球菌的抗菌作用。本研究结果表明,变异链球菌对丁香酚的敏感性最高。这项研究支持壳聚糖可以加入ZOE中,以增加和维持抗菌效果。

3. 牙髓再生

在传统的牙髓治疗中,通常所有的牙髓组织都被去除;与传统的牙髓治疗方法不同,再生性内治疗的目标是牙髓结缔组织、根性牙本质、血管化和神经支配再生。在这一过程中,用于在根管中输送活性分子和细胞的支架至关重要,并且是再生牙髓治疗的主要决定因素之一。以壳聚糖为支架的纤维素水凝胶在这一过程中发挥出关键作用,不仅可防止牙髓细菌生长,还有助于牙髓形成。纤维蛋白-壳聚糖水凝胶在纤维蛋白网络中不仅表现出强有力的抗菌作用,同时保持了与正常牙髓组织相似的牙髓活力、成纤维细胞样形态和胶原蛋白的增殖。研究还指出,壳聚糖基支架具有诱导矿化的能力,有利于牙髓再生和牙本质形成。壳聚糖基支架含有磷酸三钙,可促进骨桥蛋白和碱性磷酸酶等矿化标志物的高表达,并促进人牙周膜细胞(HPLCs)形成牙本质。此外,壳聚糖基支架还促进牙髓干细胞的增殖、迁移和成牙本质细胞的分化。另一项研究使用优化的壳聚糖/碳点水凝胶,并评估其对牙髓干细胞增殖的影响。结果表明,与氢氧化钙糊剂相比,壳聚糖水凝胶表现出较高的细胞增殖率。这项研究得出以下结论:壳聚糖/碳点水凝胶可以作为氢氧化钙或三抗生素糊剂的替代品用于再生牙髓治疗。

(三)牙周疾病治疗

1. 牙周炎

菌斑细菌及其产物是牙周病的主要致病因素,因此减少菌斑形成和抑制致病菌有利于预防牙周病的发生。壳聚糖制成可溶性凝胶、膜剂、滴剂用于牙周病治疗,能促进牙周上皮生长和组织修复,为牙周病治疗提供新方法。

基于海棠素的水凝胶可以与柚皮苷结合,柚皮苷是一种具有抗炎特性的天然物质。当在急性炎症的病变部位注射该复合物时,柚皮苷的主动释放在牙周组织中诱导抗炎反应。基于壳聚糖的药物载体可以很好地控制药物的释放,因此这种反应是合理的。作为抗微生物药物递送系统的凝胶和薄膜形式的脱乙酰壳聚糖制剂,具有抗牙周病原体牙龈卟啉单胞菌的抗微生物活性。将具有流动性的壳聚糖生物黏附凝胶置于注射器中,并注入牙周袋中。研究结果表明,壳聚糖对牙龈卟啉单胞菌具有抗菌活性,分子质量越大的壳聚糖抗菌活性越高。壳聚糖与洗必泰的组合也比单独使用洗必泰具有更高的抗菌活性。这项研究表明,壳聚糖膜和凝胶由于其生物黏附性和抗菌性,是一种很有前途的给药系统。

壳聚糖凝胶与甲硝唑有效地结合使用,作为一种药物载体和活性剂,辅助洁治和牙根规划牙周治疗。结果表明,口袋深度减少,没有观察到并发症。该研究表明壳聚糖作为活性抗菌剂和甲硝唑的药物载体在牙周治疗中是有效的。

2.牙周再生

牙周再生是指牙骨质、牙周韧带、牙槽骨等支撑组织的再生。引导组织再生(GTR)已被证明是一种有效的牙周再生技术。壳聚糖具有生物相容性、可生物降解性和抗菌性,作为一种水合剂,壳聚糖可以很容易地加工成各种功能形态,如膜、凝胶、纳米粒子、纳米纤维、微珠、支架和海绵等,可以作为 GTR/GBR 膜的良好基质材料。Chichiricco 等人[5]利用羧甲基壳聚糖、硅烷化羟丙基甲基纤维素和磷酸核黄素合成了一种原位光交联水凝胶(见图 5-3)。这种水凝胶系统可以注射到牙周袋,然后可以通过可见的牙科光交联。经光交联后,水凝胶显示出细胞屏障特性,因此被称为 GTR 膜的潜在候选材料。

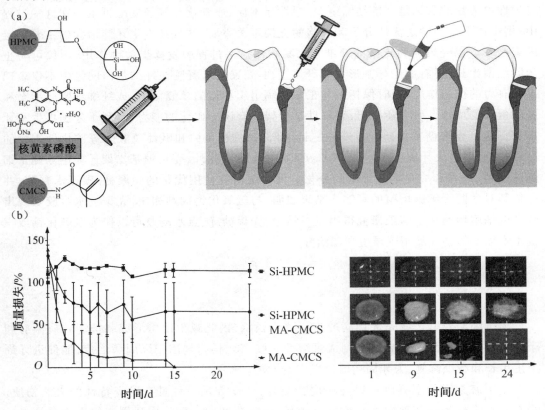

图 5-3　一种光交联可注射的阻隔膜;(a)基于光交联壳聚糖的可注射凝胶的化学原理图;
(b)GTR 膜体内外降解稳定性[5]

研究发现,负载碱性成纤维细胞生长因子(bFGF)的复合壳聚糖支架能够为 bFGF 提供良好的控释动力学和创造适合人牙周膜细胞增殖的环境。此外还有一种含生长因子bFGF的复合壳聚糖水凝胶,通过混合壳聚糖硫酸盐和N-(2-羟基-3-三甲基铵)丙基并加入β-甘油磷酸盐来制造热敏壳聚糖水凝胶。然后,向水凝胶中加入碱性成纤维细胞生长因子。将壳聚糖水凝胶和负载碱性成纤维细胞生长因子的壳聚糖水凝胶植入牙周组织缺损处,以评价其再生活性。结果表明,壳聚糖水凝胶可作为屏障,排斥上皮组织,诱导牙周膜形成新的附着。与碱性成纤维细胞生长因子结合后,壳聚糖水凝胶的组织再生能力增强。

如前所述,壳聚糖具有很强的可生物降解性,可以暂时停留在缺陷部位,被细胞降解后的降解产物可以被吸收,成为新组织再生的"基石",因此壳聚糖可以制备成支架或者多孔海绵,用于牙周疾病治疗。Amir等人[6]的研究表明,使用RGD肽修饰的壳聚糖支架,并加入由牙周韧带细胞制成的细胞片,可以显著促进牙周组织的形成。将RGD修饰的壳聚糖支架植入猕猴的牙周缺损后,牙槽骨密度增加,牙槽骨根尖至牙釉质结的距离缩短,这表明牙周附着增加和牙周组织恢复。Liao等人[7]展示了将重组人色素原(釉质基质蛋白的组成成分之一)包合到羟基磷灰石和壳聚糖介孔支架中。该支架可缓释色素原蛋白,促进牙骨质形成分化,并对核梭杆菌和牙龈卟啉单胞菌有抗菌作用。

（四）用于口腔颌面部创伤治疗

壳聚糖作为一种天然的带正电荷的多糖,其氨基与红细胞表面的各种带负电荷的蛋白质和糖脂发生静电作用,这种相互作用增加了血液的黏度,激活血小板的黏附和聚集,有利于伤口止血。

二、海藻多糖在口腔医学上的应用

（一）口腔印模材料

口腔印模技术具有悠久的历史,口腔及颌面部的印模是有关口腔组织的印模,制取印模时采用的材料称为印模材料。在临床工作中,口腔印模的质量直接影响修复的准确性和修复质量。要获得准确的印模,除了操作熟练程度外,印模材料的选择也是至关重要的。依据国际标准化组织(ISO)的规定,口腔印模材料必须首先保证其生物安全性,其次还要考虑流动相、弹性、可塑性和强度等。以海藻酸钠为代表的海洋生物多糖已成为研究最多的天然阴离子聚合物之一,因为它们具有低成本、低毒性、生物相容性、生物降解性和凝胶状模塑能力,并且具有抗病毒、降血压等多种生物活性,因此在生物医用材料中有广泛的应用研究。

海藻作为海洋有机物的原始生产者,是一种再生资源,从海洋褐藻中提取的海藻酸具有天然高效、毒性低以及交联条件温和的优点,已被广泛应用于伤口敷料和口腔印模。藻酸盐类印模材料是一种弹性、不可逆性的水胶体印模材料,主要组成成分有海藻酸盐、硫酸钙、硅藻土、滑石粉等。因藻酸盐印模材料具有良好的流动性、弹性、亲水性,并且有易于使用、价格便宜、凝固时间短、与模型材料不发生化学反应等优点,所以是目前口腔修复科最常用的印模材料之一。

琼脂作为印模材料,可利用凝胶和溶胶之间的转化,成为可逆性水胶体印模材料。温度对琼脂的凝胶作用影响很大,当温度降低,溶胶态的琼脂的黏度随之增大,失去流动性,形成冻状半固体状态,最终形成凝胶。因琼脂印模材料具有良好的流动性和亲水性,故在固定义齿修复时将其作为印模材料尤为合适。1951年,有研究者第一次提出采用琼脂与盐酸盐联合制取印模,通过这种方法制取印模的精确度不仅高于藻酸盐印模材料,而且完全满足于精密度要求较高的嵌体、冠、桥的修复需要,逐渐受到广大临床工作者的关注。

(二)预防牙科

海藻多糖、海洋生物复合酶等都有很高的活性,使反应生成物呈正电性,故很容易被通常呈负电性的各类细菌、病毒所吸附,从而抑制和干预了细菌、病毒的酶系统和分裂功能,使细菌、病毒的繁殖功能丧失;加上聚多糖聚合物形成的薄膜堵塞了微生物的呼吸通道,使微生物窒息而死,并且对人体无害、可降解。Vikneshan等人[8]以从石莼中提取的硫酸化多糖为原料,合成生物源纳米硒(SeNPs)偶联物,并利用该偶联物制备漱口水。抑菌实验结果表明,SeNPs漱口水对变形链球菌、金黄色葡萄球菌、乳酸菌、白色念珠菌等口腔病原菌均具有良好的抗菌活性,且浓度为100 μL/mL时可达到较好的抗菌效果。

(三)牙周修复

Srinivasan团队[9]采用冷冻干燥技术成功制备了海藻酸盐/生物玻璃复合支架,并对其进行了表征。研究发现,该支架具有促进牙周再生所必需的特征物质和生物特性。复合支架的孔径为100~300 μm,具有可控的孔隙率和膨胀能力、有限的降解度和增强的生物矿化能力。生物玻璃的掺入不会影响MG-63和人牙周膜成纤维细胞的存活能力,也有助于支架上的蛋白质吸附、细胞附着和细胞增殖。此外,人牙周膜成纤维细胞也表现出明显的成骨细胞样行为,碱性磷酸酶活性也得到增强。所有这些结果表明,藻酸盐/生物玻璃复合支架可作为牙周组织再生的合适生物活性基质。

第四节 海洋生物蛋白在口腔医学上的应用与开发

海洋生物蛋白品质高,所含必需氨基酸,营养均衡且丰富,有着陆地蛋白资源不可取代的优越性。相较于多糖基海洋生物材料而言,蛋白基海洋生物材料的研发和转化较为滞后。目前,仅有胶原蛋白、明胶、黏附蛋白等几类材料相对成熟并初步形成成果转化。随着海洋资源开发日趋推进,如何利用高技术手段,对低值海洋生物蛋白进行高值化、资源化、生态化利用,是当前海洋生物技术高技术领域急需开展研究的内容。

一、海洋胶原蛋白在口腔医学上的应用及发展

胶原蛋白是ECM的主要成分之一,在各种生物过程中起着重要作用。与合成聚合物相比,胶原蛋白具有良好的生物相容性、低抗原性和高生物降解性。这些特性赋予了胶原蛋白广泛的医学应用前景。胶原蛋白的主要应用是作为组织工程支架。胶原蛋白支架有

许多不同的形式,如薄膜、凝胶、海绵和纤维,已被广泛制备和应用于实践。胶原蛋白支架被广泛应用于软骨、骨、皮肤、牙周组织的再生,作为细胞生长和分化的模板。胶原蛋白存在于许多海洋物种中,海洋胶原蛋白还可以与多种材料联合使用用于复杂的口腔疾病治疗。

近年来,已经建立了从南极鱿鱼和亚南极鱿鱼等海洋生物中提取胶原蛋白的技术,提取效率达到50%以上[10]。Ferrario等人[11]已经证明,来自不同棘皮动物(海胆、海星和海参)的海洋胶原蛋白(见图5-4)有开发用于引导组织再生(GTR)的棘皮源胶原蛋白膜(EDCMs)的潜力,这种膜比商用膜更薄,而且力学性能也更强于商用膜。

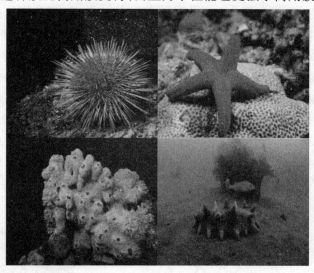

图5-4　富含胶原蛋白的海洋物种图片

近年来,海洋胶原蛋白,特别是鱼胶原蛋白,作为家畜胶原蛋白的替代品,已经在食品和化妆品领域得到广泛应用。因为鱼胶原蛋白被认为更安全,是一个潜在的巨大来源。然而,由于鱼胶原蛋白变性温度低,尚未作为生物材料在医学上应用;在人体的物理温度下,鱼胶原蛋白变性并融化。鱼胶原蛋白的热稳定性必须得到改善,才能用作生物材料。Nagai等人[12]从鲑鱼皮中提取酸溶性胶原蛋白,与1-乙基-3-(3-二甲氨基丙基)-碳二亚胺进行交联生成交联鲑鱼胶原蛋白(SC)凝胶,研究了在SC凝胶上培养的人牙周韧带成纤维细胞(HPdLFs)的生长速度和分化功能,并与猪胶原蛋白(PC)凝胶作对比。实验结果表明,HPdLFs不仅在SC凝胶上比PC凝胶生长分化快,而且在SC凝胶上培养的HPdLFs比在PC凝胶上培养的HPdLFs具有更高的碱性磷酸酶(ALP)活性。定量RT-PCR显示,在SC凝胶上培养的HPdLFs中Ⅰ型胶原蛋白(COL)、碱性磷酸酶(ALP)和骨钙素(OCN)的mRNA表达均得到提高。COL、ALP和OCN的表达被认为是生物矿化的必要条件。OCN是骨ECM蛋白之一,是晚期成骨细胞分化的标志;COL是一种典型的成纤维细胞标志物,其在SC凝胶上的表达较高,这表明HPdLFs既能产生软结缔组织外基质,也能产生硬结缔组织外基质,包括矿化组织;具有高水平的ALP活性,表明可分化为成骨细胞或成纤维细胞,也是SC凝胶支架体外培养可靠性的一个重要指标。此外,海洋胶原蛋白与人工材料黏合使用还可以有效解决二级磨牙根分叉的临床问题。

二、贻贝黏附蛋白在口腔医学上的应用

贻贝利用自身分泌的湿黏附性蛋白质牢固地固定在礁石、船体等介质表面,抵抗海水的侵蚀。研究发现,贻贝之所以具有黏附行为,6种足蛋白起到了重要作用,贻贝黏附蛋白具有"湿"黏附能力的关键是因贻贝含有DOPA的邻苯二酚基团。人们通过研究模仿贻贝黏附蛋白黏附机理,开发出了多种仿生黏合水凝胶。

口腔给药系统要求药物与黏膜保持紧密接触,避免胃肠道药物代谢。在口腔潮湿的环境中,要想发挥药效,需要药物停留足够长的时间。所以,延长局部药物在口腔湿润环境的作用时间对治疗口腔疾病具有重要的意义。Xu等人[13]开发了一种邻苯二酚基团修饰的CS(Cat-CS)水凝胶的口腔给药系统,其灵感就来自于海洋贻贝黏附蛋白的优异附着力(见图5-5)。以无毒京尼平(GP)作为交联剂制备黏膜黏附剂,修饰后的Cat-CS水凝胶相对于CS水凝胶更加致密,所以能够降低降解速度,延缓药物的释放。而Cat-CS/GP水凝胶与黏膜的黏合性也显著增强。将Cat-CS/GP制成的贴剂黏附于兔颊黏膜口腔内,3 h后检测利多卡因在兔血清中的浓度仅为1 ng/mL,这说明Cat-CS/GP与口腔黏膜具有良好的黏合性。与此同时,观察到贴剂接触的口腔组织没有炎症产生。这些结果表明邻苯二酚修饰的CS水凝胶具有良好的口腔黏膜黏附性和生物组织相容性,在口腔给药系统的开发方面具有非常广阔的应用前景。

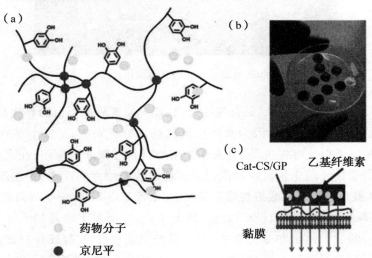

图5-5　Cat-CS/GP水凝胶:(a)Cat-CS/GP水凝胶交联示意图;
(b)带乙基纤维素保护帽的Cat-CS/GP水凝胶;(c)覆盖水凝胶的黏膜表面药物释放示意图[13]

三、海洋蛋白酶在口腔医学上的应用

虾活性提取物是一种新的活性物质,其有效成分是低分子质量糖蛋白和脂蛋白的复合物,该复合物能为口腔提供如维生素、微量元素、能量、脂肪和蛋白质等生物合成所需的活性物质(见图5-6),并且可以被身体快速利用,安全无害,已经作为一种纯天然无污染的

海洋产品应用于牙膏中。这些活性复合物不仅使口腔的新陈代谢过程正常化,从而预防了细菌的滋生,同时也可以增强免疫力。活性复合物牙膏不仅有助于消除或者减轻口腔异味,还可以除去食物残渣、软垢、牙菌斑等已经形成的损害,保持口腔的清洁、美观、健康。口腔健康者也可以通过使用该牙膏来预防损害,如口臭、牙龈炎、牙周炎、龋齿、牙周袋等问题。

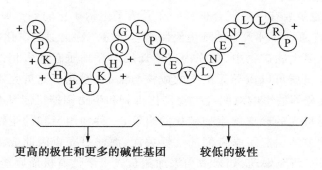

更高的极性和更多的碱性基团　　　较低的极性

图 5-6　海洋蛋白复合物活性分子示意图

口腔中的细菌会利用食物中的蔗糖进行发酵,生成右旋糖苷,而右旋糖苷黏附在口腔内表面,并相互交联形成保护性网状结构,口腔内的细菌在网状结构保护下大量繁殖,就会在牙齿表面或缝隙中形成牙菌斑。目前在口腔领域,控制致龋细菌生物膜形成的策略有多种,其中以酶解为代表的脱黏附方法,以其无毒性、无耐药性等优势,逐渐成为研究的热点。1968年Fitzgerald等人首次证实了右旋糖苷酶的防龋能力后,各国科学家纷纷对右旋糖苷酶进行了深入的研究。右旋糖苷酶可以专一性地裂解右旋糖苷分子中的α-1,6-葡萄糖苷键,可以将口腔致病微生物产生的右旋糖苷分解成低黏度的异麦芽糖和异麦芽三糖,从而去除牙菌斑,具备无毒、无耐药性、不影响口腔微生物平衡等优势。在现代生命健康产业中,各类工具酶的需求量巨大。海洋中有着极其丰富的微生物资源,随着海洋资源的进一步开发,海洋微生物已经成为开发酶制剂的重要来源。

商品右旋糖苷酶目前主要被丹麦的诺维信(Novozymes)和美国的杰能科(Genencor)公司所垄断,产酶菌株为青霉(*Penicillium lilacinum*)和毛壳菌(*Chaetomium gracile*)。美国、加拿大等国家将右旋糖苷酶应用于食品、牙膏、口香糖、漱口水、软膏、啤酒、喷射液体牙齿清洁仪等产品的生产中。但国内此前生产的右旋糖苷酶都来自陆生霉菌,不仅存在产酶时间长、稳定性差、生产成本高等问题,还存在霉菌污染等安全隐患,严重限制右旋糖苷酶的工业应用。长期以来,我国在高性能工具酶研发领域一直落后于国际先进水平。海洋微生物是人类获得新型酶的重要源泉,这些新型酶具有巨大的生物技术应用价值。目前国内已经从紫菜和海带养殖区域的海泥中筛选获得了多种生产右旋糖苷酶的海洋微生物菌株,通过多级降盐复筛,对原始菌株反复诱导驯化,获得了来自海洋微生物的右旋糖苷酶。该酶在碱性环境下稳定性优良,酶的最适作用温度低,耐有机溶剂。获得的海洋微生物源右旋糖苷酶可用于口腔保健品的右旋糖苷酶液体制剂,通过不断对右旋糖苷酶的制备方法、产量等进行优化,将其添加到牙膏、口香糖等加酶口腔护理系列产品中,必定会为海洋工具酶在口腔生物材料中的应用奠定坚实的基础。

四、贝壳水溶性有机质在口腔医学上的应用

仿生矿化(biomimetic mineralization)即模仿生物的矿化,是指在体外模拟机体环境,将生物矿化的机理引入材料的制备,以基质材料为模板,在其表面形成无机矿化物,并控制无机矿化物的形成过程及成分组成,通过合理设计能够合成出结构可控、理化性质优异、生物相容性好的多级有序的复合材料。在弄清了生物矿化的基本原理后,人们便开始进行仿生矿化,期待通过一种人为的环境复制出与天然产物类似的矿化沉积物。

在自然界的众多生物矿物中,贝壳内层珍珠层与牙釉质有许多相似之处。由于软体动物贝壳水溶性有机质可以诱导无机质的成核与结晶,因此研究贝壳水溶性有机质对贝壳的性能、结构、成分等的影响对明确生物矿化机制和生物调控机制具有重要的意义。受到自然界软体动物贝壳的珍珠层生物矿化的启发,一种利用温和的生物相容性条件获得样品的仿生再矿化方法引起了学者们的广泛关注,海洋贝壳也因此成为生物矿化领域主要的研究对象之一。研究发现,如果适当添加鲍鱼壳水溶性有机质则能稳定更多的钙、磷离子,可形成有序排列的磷灰石晶体(见图5-7),这为牙釉质缺损的自愈再矿化提供了一种新思路,可用于开发一种具有临床应用潜力的新型牙科材料[14]。

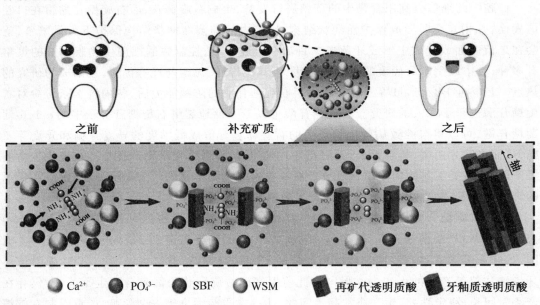

图5-7 鲍鱼壳水溶性有机质调控牙釉质羟基磷灰石再矿化机制[14]

第五节 海洋生物无机类材料在口腔医学上的应用与开发

海洋来源无机类(如珊瑚、鲍鱼壳、牡蛎壳等)生物材料的制备与应用已成为当前生物材料领域的研究热点之一,其中磷酸钙基生物陶瓷已用于各种类型的医疗硬组织领域,如

牙科和颌面外科。海洋源性磷酸钙的研究和开发由于其广泛的临床应用而不断扩大,在高端医疗器械的开发与创新方面,具有很大的应用潜力及市场价值。

一、珊瑚在口腔医学上的应用

珊瑚由海洋腔肠动物珊瑚虫分泌的外骨骼沉积而成,其壳体主要成分碳酸钙的含量高达95%。珊瑚除了可作为装饰品,还被认为是一种独特的药用珍品,具有滋补、美容保健、促进血液循环、明目、祛热、解惊、发汗、利尿等多种医疗功效。此外,珊瑚由于其结构、成分、强度以及再吸收的特性与人体骨骼十分相似,因此珊瑚作为牙科材料以及骨骼移植物已经有30多年的历史。珊瑚粉末与抗生素膏混合后可植入牙周以修复骨缺损,还可用于根管填充。

珊瑚羟基磷灰石由于是从天然珊瑚中提取的,因此保留了天然珊瑚独特的多孔结构,不含有任何有机成分,而且还具备羟基磷灰石良好的生物活性。经处理后的珊瑚转化羟基磷灰石具有良好的生物相容性和可降解性,其三维相通的孔隙结构不仅可为种子细胞的黏附、增殖提供足够的内部空间和表面积,而且有利于营养成分的渗透和血管形成,已被用于牙周骨缺损的治疗,用于填充先天性或手术诱发的缺损[15]。

有研究通过冷冻干燥法制备了编码血小板衍生生长因子B(PDGF-B)基因质粒的多孔壳聚糖/珊瑚复合材料[16]。用RT-PCR法检测人牙周韧带细胞(HPLCs)植入支架后PDGFB和Ⅰ型胶原蛋白的表达,然后将这些支架植入无胸腺病小鼠皮下。结果表明,HPLCs在基因激活支架上比在纯珊瑚支架上表现出更好的增殖性能,PDGFB和Ⅰ型胶原蛋白在基因激活支架上表达上调,证实了珊瑚支架结合PDGFB基因在牙周组织再生中的应用潜力。

二、鱼骨/鱼鳞在口腔医学上的应用

海洋废弃物中的鱼骨除了含有微量元素外,还含有磷酸钙、钠离子、镁离子、氟离子、氯离子、钾离子和锶离子等。因此,鱼骨被认为是纳米羟基磷灰石的潜在来源[17]。另外,MTT法、碱性磷酸酶活性、模拟体液(SBF)生物矿化结果表明,与化学合成的羟基磷灰石相比,鱼鳞衍生羟基磷灰石具有更好的细胞活性[18]。

三、贝壳在口腔医学上的应用

珠母贝属贝类的珍珠层与人体骨组织相容,具有较高的力学性能、生物相容性、骨诱导和骨传导特性。利用贝壳为原料制备合成的羟基磷灰石是牙釉质的主要成分之一,因此通过其封闭牙釉质表面的小孔,可以使牙齿呈现明亮的白色外观并消除光的漫反射作用。海洋源碳酸钙材料在目前的口腔医学中主要应用于颌骨缺损修复材料、生长因子或药物载体、种植体表面涂层以及根管填充材料等。但是目前制备的磷酸钙生物材料存在机械强度较低,缺乏骨诱导性等不足,因此,目前研究的热点集中于对其改性或者与其他材料或因子复合等方面,以达到增强机械强度和骨诱导性的目的。随着对其研究的不断深入,其性能将不断提高,也将推动海洋源磷酸钙类生物材料在口腔临床治疗中的广泛应用。

第六节　展　望

　　未来,海洋生物多糖作为生命有机体的重要成分,将作为基础类材料用于研发和生产口腔类产品,对牙齿的修复和清洁带来不可估量的作用。海洋生物蛋白有着陆地蛋白无法比拟的功能价值,随着海洋资源开发日趋推进,如何运用高技术手段,将低值海洋生物蛋白进行高值化、资源化、生态化利用,成为当前海洋生物高技术领域亟须开展研究的内容。海洋生物无机类材料已经广泛应用于各种类型的医疗硬组织,随着研究的不断深入,将在高端医疗器械的开发与创新方面展现出巨大的应用潜力及市场价值。尽管目前我国的海洋生物医用口腔材料行业存在一些不足,但是在经历成长期的磨砺后,经过不断完善,必将作为一个生机蓬勃的新型口腔生物医疗制品行业来回馈社会。

参考文献

[1] PITTS N B, ZERO D T, MARSH P D, et al. Dental caries[J]. Nature Reviews Disease Primers,2017,3:1-16.

[2] RESENDE A H M,FARIAS J M,SILVA D D B,et al. Application of biosurfactants and chitosan in toothpaste formulation[J]. Colloids and Surfaces B-Biointerfaces, 2019, 181: 77-84.

[3] WASSEL M O, SHERIEF D I. Ion release and enamel remineralizing potential of miswak, propolis and chitosan nano-particles based dental varnishes[J]. Pediatric Dental Journal,2019,29(1):1-10.

[4] HAYASHI Y, OHARA N, GANNO T, et al. Chewing chitosan—containing gum effectively inhibits the growth of cariogenic bacteria[J]. Archives of Oral Biology, 2007, 52 (3):290-294.

[5] CHICHIRICCO P M, RIVA R, THOMASSIN J M, et al. In situ photochemical crosslinking of hydrogel membrane for guided tissue regeneration[J]. Dental Materials, 2018, 34(12):1769-1782.

[6] AMIR L R, SOEROSO Y, FATMA D, et al. Periodontal ligament cell sheets and RGD-modified chitosan improved regeneration in the horizontal periodontal defect model[J]. European Journal of Dentistry,2020,14(2):306-314.

[7] LIAO Y, LI H X, SHU R, et al. Mesoporous hydroxyapatite/chitosan loaded with recombinant-human amelogenin could enhance antibacterial effect and promote periodontal regeneration[J]. Frontiers in Cellular and Infection Microbiology,2020,10:180.

[8] VIKNESHAN M, SARAVANAKUMAR R, MANGAIYARKARASI R, et al. Algal biomass as a source for novel oral nano-antimicrobial agent[J]. Saudi Journal of

Biological Sciences,2020,27(12):3753-3758.

[9] SRINIVASAN S, JAYASREE R, CHENNAZHI K P, et al. Biocompatible alginate/nano bioactive glass ceramic composite scaffolds for periodontal tissue regeneration [J]. Carbohydrate Polymers,2012,87(1):274-283.

[10] SILVA J C, BARROS A A, AROSO I M, et al. Extraction of collagen/gelatin from the marine demosponge chondrosia reniformis (Nardo, 1847) using water acidified with carbon dioxide-process optimization[J]. Industrial & Engineering Chemistry Research, 2016, 55(25):6922-6930.

[11] FERRARIO C, LEGGIO L, LEONE R, et al. Marine-derived collagen biomaterials from echinoderm connective tissues[J]. Marine Environmental Research,2017,128:46-57.

[12] NAGAI N, MORI K, SATOH Y, et al. In vitro growth and differentiated activities of human periodontal ligament fibroblasts cultured on salmon collagen gel[J]. Journal of Biomedical Materials Research Part A,2007,82A(2):395-402.

[13] XU J K, STRANDMAN S, ZHU J X X, et al. Genipin-crosslinked catechol-chitosan mucoadhesive hydrogels for buccal drug delivery[J]. Biomaterials,2015,37:395-404.

[14] XING H R, YANG F M, SUN S J, et al. Green efficient ultrasonic-assisted extraction of abalone nacre water-soluble organic matrix for bioinspired enamel remineralization[J]. Colloids and Surfaces B-Biointerfaces,2022,212:112336.

[15] CAO L, LI X K, ZHOU X S, et al. Lightweight open-cell scaffolds from sea urchin spines with superior material properties for bone defect repair[J]. Acs Applied Materials & Interfaces,2017,9(11):9862-9870.

[16] ZHANG Y F, WANG Y N, SHI B, et al. A platelet-derived growth factor releasing chitosan/coral composite scaffold for periodontal tissue engineering[J]. Biomaterials, 2007, 28(8):1515-1522.

[17] VENKATESAN J, ANIL S. Hydroxyapatite derived from marine resources and their potential biomedical applications[J]. Biotechnology and Bioprocess Engineering,2021,26 (3):312-324.

[18] HORTA M K D, MOURA F J, AGUILAR M S, et al. In vitro evaluation of natural hydroxyapatite from Osteoglossum bicirrhosum fish scales for biomedical application [J]. International Journal of Applied Ceramic Technology,2021,18(6):1930-1937.

第六章　海洋生物材料与创伤组织修复

第一节　引　言

皮肤作为人体的第一道防线,是一个非常复杂且多功能的器官,覆盖身体几乎所有的部位。作为最大的人体组织,皮肤是维持体内平衡和防止外界微生物入侵的屏障,在体温调节、体液平衡、免疫监视和伤口愈合中起着重要作用。

一、皮肤的结构

皮肤的结构如图 6-1 所示,它是由表皮层、真皮层和皮下组织三部分组成。

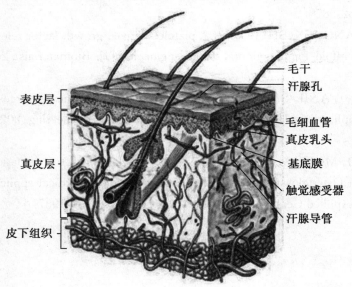

（1）皮肤由表皮和真皮构成,平均厚度1~4 mm。
（2）皮肤是人体最大的器官,成人皮肤面积约2 m²,占体重的16%。
（3）皮肤的功能:保护、感觉、免疫、排泄废物、调节体温等。

毛干
汗腺孔
毛细血管
真皮乳头
基底膜
触觉感受器
汗腺导管

表皮层
真皮层
皮下组织

图 6-1　皮肤的组织结构

表皮非常薄,由五层组成:角质层、透明层、颗粒层、棘层和基底层。角质层由多层角化上皮细胞组成,具有防水、防止组织液流出、耐磨、抗感染等功能。透明层位于颗粒层表面,在细胞质中,存在嗜酸性透明角膜,其由颗粒层透明角膜细胞变性而成。颗粒层位于棘层表面,细胞质中有大小不等的透明颗粒。棘层位于基底层表面,细胞大,由许多棘突和圆形核组成。基底层是位于表皮最深处的短柱状上皮细胞,通过基底膜与深层真皮相连,其细胞小,排列有序,细胞核呈椭圆形,常含有黑色素颗粒。短柱状上皮细胞之间有黑色素细胞。黑色素细胞略圆,有树枝状突起和产生黑色素颗粒的小细胞核。黑色素颗粒能吸收紫外线并保护深层组织免受紫外线辐射,它的数量与皮肤的颜色深浅有关。

真皮相对松散,包含许多皮肤附属物,如胶原蛋白纤维、毛囊、血管和淋巴管。它由致密结缔组织组成,从乳头状层到网状层,两层之间没有清晰的边界。真皮的厚度为0.07～0.12 mm,手掌和脚底的真皮厚度约1.4 mm,眼睑和鼓膜约0.05 mm。乳头状层与表皮的黏液层相连,富含毛细血管、淋巴管、神经末梢、触觉体等感受器。网状层与皮下组织相连,富含胶原蛋白、弹性蛋白和网状纤维。它们交织成网,使皮肤更有弹性和弹力。网状层也有丰富的血管、淋巴管和神经末梢。皮肤结缔组织中的胶原蛋白和弹性纤维交织在一起,深埋在基质中。真皮的正常细胞成分包括成纤维细胞、巨噬细胞和肥大细胞。成纤维细胞分泌胶原纤维、弹性纤维和基质。网状纤维是未成熟的胶原蛋白纤维,不是独立成分。真皮的厚度与纤维组织和基质的多少,以及皮肤的紧实度、饱满度、松弛度等密切相关。近年来,越来越多的研究者通过深入了解皮肤的组成和功能来开发化妆品和护肤品[1]。

皮下组织位于真皮与结缔组织之间,由疏松的结缔组织和脂肪小叶组成。上部与真皮连接,下部与筋膜、腱膜或骨膜连接。脂肪细胞胞质透明,细胞核偏向细胞内缘。脂肪细胞聚集形成初级小叶,许多初级小叶形成次级小叶,次级小叶被纤维间隔或小梁包围,使皮肤柔软。脂肪间隔包括血管、淋巴管、神经、外分泌腺和大汗腺。皮下组织具有连接、缓冲机械压力、储存能量和保暖等功能(见图6-2)。此外,皮下组织易受创伤、局部缺血,尤其是邻近炎症的影响,可导致变性和坏死。真皮的各种损伤可以反映在皮下组织中,常见的病变是血管炎和脂膜炎。

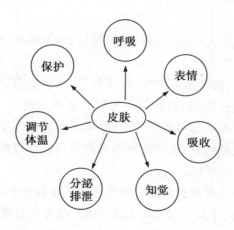

图6-2　皮肤的功能

二、皮肤修复类型

（一）医学美容

医学美容是指通过手术或非手术的手段,修复影响身体和容貌的生理缺陷或改善、塑造人体感官美感的医学交叉学科。

传统的美容大多是以侵入式的方式,或者采用一些药物来达到美白嫩肤、改善肤质的效果。经常对皮肤做护理,可能对皮肤有刺激性,皮肤的角质层会出现损坏,对抵抗外界环境刺激的能力减弱,皮肤会出现损伤、老化现象。

1963年,中国首例小血管吻合手指移植在上海成功实施,促进了小血管游离皮瓣等显微外科技术的逐渐成熟。1980年,上海市第九人民医院首次将皮肤软组织扩张器引入中国,随后在西安、上海等地研制出软组织扩张器,并利用内窥镜技术进行整形美容手术。人造皮肤重建作为一种新型创面覆盖物,解决了临床上一个重要的实际问题:皮肤来源不足。目前,通过利用生物组织工程技术重建动物器官也已经取得了初步性的成功。同时,随着药物、激光、超声波与生物材料等的进一步发展,用非手术方法进行治疗、美容皮肤都成为可能,例如:使用高强度聚焦超声波的非侵入性身体塑形、经皮脂肪去除等;使用聚焦超声波加热皮肤组织以实现紧密的皮肤黏附;使用二极管激光、光源和负压按摩,消除脂肪团,改善细胞代谢、淋巴引流和血液循环;通过单极射频阻断皱纹的神经作用,达到去皱的效果,类似于去皱肉毒素;等等。在激烈的竞争环境下,整容行业也呈现出复杂混乱的局面,主要体现在:从业者素质不高,实习队伍混乱,手术质量无法保证;部分美容机构未经国家卫生健康委员会批准超范围经营[2]。

整形外科的进步离不开相关基础医学和交叉学科的发展。畅想今后更要求人们以辩证唯物论指导思想与实践,加速知识和技能的更新。特别注意相关学科的发展结合与介入自主创新,为本学科创造和提供更多、更有效的诊疗新方法和新手段,从而推动医学美容事业的发展[3]。针对医美行业的痛点,教育部设置了"美容医学"二级学科。

1.整形

整形外科手术是指对先天缺陷(如唇裂、腭裂)或后天畸形(如瘢痕、上睑下垂)进行正常外观和物理修复的手术。

整形手术的范围很大,包括鼻部整形、眼部整形、乳房整形、全身整形、腹部整形、下颌角截骨等并发症。但若操作不当,会产生一些较严重的后遗症,例如:眼部整形后可能发生上睑下垂、肌肉无力、畏光或失明等并发症;隆鼻手术后可能发生皮肤坏死等并发症;下颌角整形手术可能导致窒息死亡;面神经损伤可能导致面部表情肌麻痹等严重并发症;脂肪移植可能导致脂肪栓塞而死亡。

整形手术期间护理不当或疏忽可能会对患者造成皮肤损伤。整形后也会出现一些问题,比如整形的一般部位由于经常使用某几类药物,很容易造成皮肤状况异常,异物放置也会导致身体的不恰当排斥,严重的还会引起皮肤溃疡、炎症和皮肤组织坏死,导致不可逆的损伤。如果手术频繁,很容易导致一些并发症,如凝血机制异常、伤口愈合延迟、严重的器官衰竭,其至危及生命。整形手术失败的原因有各种,如外科感染、体位不当、外观不良、移位、硬化、假体骨折、吸脂不均、下颌角不对称等。

2.使用正确产品的疗效

【案例1】某位女性患者面部注射部位反复感染。面部雕刻两个月后,患者在医院接受了抗感染治疗,但没有效果。经过清创和药物治疗后,从脸颊上去除了几条不同大小和长度的皱纹。部分切除后,患处好转,但仍有渗出性感染迹象,伤口无明显改善。给予"壳聚糖生物胶"外用治疗和红外辐射局部治疗1个月,伤口明显改善,逐渐愈合(见图6-3)。

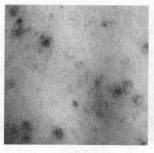

(a)修复前　　　　　　　　(b)修复后

图6-3　面部感染与修复

【案例2】海藻酸盐敷料对手术切口的脂肪液化有很好的效果。近年来,随着肥胖人群的增加和高频电动手术刀的广泛使用,肥胖患者切口脂肪液化的发生率呈上升趋势,接近6%。切口中脂肪的液化直接影响切口的正常愈合和患者的术后恢复;患者住院时间也会延长,患者及其家属的精神痛苦和经济负担同时也会相应增加,并不是所有人都可以接受[4]。如图6-4所示,为一个脂肪液化的手术切口示例。将55例腹部切口脂肪液化患者分为观察组30例和对照组25例,观察组用海藻酸盐敷料换药,对照组用碘伏纱条换药,4周后观察治疗效果。结果观察组治愈28例、显效2例,对照组治愈8例、显效4例、好转8例、无效5例,表明海藻酸盐敷料能提高手术切口脂肪液化的治疗效果。

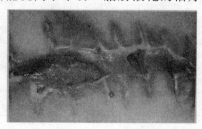

图6-4　脂肪液化的手术切口

【案例3】很多女性都会有皮肤凹陷从而显老的困扰。为了修复凹陷,市面上有很多的方法,如去美容院、购买昂贵的护肤品等,但是最终可能未达到较好的效果,既浪费了时间,更浪费了金钱。

玻尿酸(透明质酸)常被作为美容化妆品的成分及用于注射美容。当玻尿酸注入皮下组织时,会与人体内原有的透明质酸融合,吸引并"锁"住附近水分,令皮肤水润起来。如

图 6-5 所示,为眼窝凹陷注射玻尿酸后的变化。

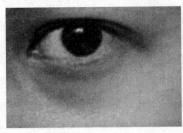 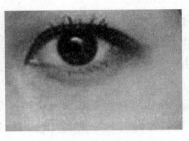

(a)眼窝凹陷 (b)注射玻尿酸

图 6-5 玻尿酸用于医学美容

【案例 4】张等人[5]将壳聚糖与聚乳酸复合,通过壳聚糖来改性聚乳酸,制备有抗菌作用的手术缝合线(见表 6-1 和表 6-2)。

表 6-1 标准缝合线的力学性能

种类	强力/cN	伸长/mm	伸长率/%
(2-0)	3269.6	51.07	20.42
(4-0)	1093.3	38.66	15.46

表 6-2 试验制得的缝合线力学性能测试

序号	根数	捻数	强力/cN	伸长/mm	伸长率/%
1	6	300	1280.5	94.50	37.79
2	6	400	1397.7	101.66	40.66
3	6	500	1147.1	85.23	34.09
4	6	600	1159.9	85.61	34.24
5	7	300	1144.9	88.46	35.38
6	7	400	1574.9	83.73	33.49
7	7	500	1383.4	89.51	35.80
8	8	400	573.1	94.05	37.61
9	8	500	1783.9	102.90	41.15
10	9	400	2040.1	96.67	38.66
11	9	500	1909.2	90.48	36.19

【案例 5】Ferrario 等人[6]以去性腺后的海胆食物垃圾为原料,提取富含糖胺聚糖的纤维状胶原蛋白,制备双层(2D+3D)胶原基类皮肤支架(CBSS),数据显示薄而致密的 2D 胶原蛋白膜减少了水分蒸发和蛋白质扩散,并起到了阻挡细菌渗透的作用。厚实的海绵状 3D 胶原蛋白支架在结构和功能上都与真皮层相似,而且具有稳定的力学性能。

（二）烧伤

烧伤是指化学物质、热、电流、辐射等对人体组织造成的损伤。临床烧伤病因主要分为热烧伤、电烧伤和化学烧伤。烧伤的严重程度取决于烧伤源的温度、烧伤面积的大小和烧伤的持续时间。根据烧伤的表现，如局部皮肤肿胀程度、疼痛程度、水泡大小、溃疡面积、创面坏死程度等，对烧伤程度进行初步评估。

目前，烧伤的病理学指标有：Ⅰ度烧伤，烧伤局部出现红斑、微肿、表面无水疱，仅伤及皮肤表皮浅层，但真皮层的生发层没有受损，烧伤后的皮肤具有较强的愈合能力；浅Ⅱ度烧伤，烧伤皮肤出现红肿，内含血浆样黄色液体，真皮层受损；深Ⅱ度烧伤，烧伤后皮肤全层受损，显微镜下观察损伤波及真皮层、皮下组织，预示着创伤难以修复；Ⅲ度烧伤，动物皮肤及其附件、肌肉骨骼已全部毁坏。深度烧伤后由于创面皮肤全部或大部分坏死，常需植皮修复。

烧伤创面的修复过程非常复杂，包括炎症反应、新生血管形成、肉芽组织形成、表皮化和结缔组织重构等。在整个创面修复中，创面局部微环境中多种细胞与细胞外基质成分、多种蛋白分子之间存在着相互牵制和相互促进等作用，同时有多种生长因子在各个环节影响创面的愈合，包括影响细胞浸润、细胞增殖、细胞外基质的降解和产生等。目前对促进植皮区皮片成活、改善愈合质量的研究相对较多，而对于供皮区术后处理技术的研究相对滞后、进展较慢[7]。

烧伤是一项世界性的健康问题，据估算每年导致约18万例人员死亡，主要集中在中低收入和低收入的国家，大约有2/3的病例来自非洲和东南亚。目前，在中低收入国家，因烫伤致死的儿童比率已超过高收入国家的7倍。非致死性灼伤是造成长时间的伤残的首要原因。目前，烧伤术后创伤修复的成功率较高，但由于伤口感染、缺少自体表皮，以及伤口愈合后的疤痕组织和挛缩仍然是临床面临的很大难题。

1.烧伤学病理指标

1）Ⅰ度烧伤

烧伤部位出现红斑和肿胀，无水疱，仅浅表皮肤受伤（见图6-6），但真皮层的生发层不受损，烧伤后皮肤愈合能力强，愈合需3～7 d，色素沉着时间短。

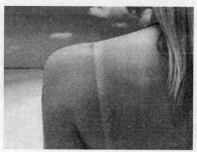

图6-6　Ⅰ度烧伤皮肤自愈后出现短期色素沉着

2）浅Ⅱ度烧伤

烧伤皮肤出现红肿；内含血浆样黄色液体，真皮层受损（见图6-7）；1～2周内愈合，一般不留瘢痕，但可有色素沉着。

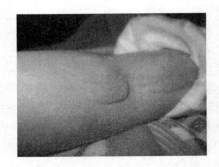

图6-7　浅Ⅱ度烧伤

3)深Ⅱ度烧伤

烧伤后皮肤全层受损（见图6-8）；显微镜下观察损伤波及真皮层、皮下组织，预示创伤难以修复；3~4周痊愈，常有瘢痕增生。

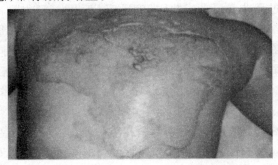

图6-8　深Ⅱ度烧伤

4)Ⅲ度烧伤

人体皮肤、附属物和骨骼肌被破坏（见图6-9）；伤口呈蜡白色或棕色，甚至炭化，疼痛消失；伤口修复依赖于皮肤移植物，通常会导致疤痕和畸形。

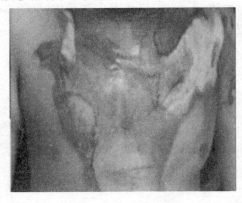

图6-9　Ⅲ度烧伤

2.烧伤学面积指标

根据烧伤的面积占比，可以把烧伤分为轻度、中度、重度以及特重烧伤（见图6-10）[8,9]。

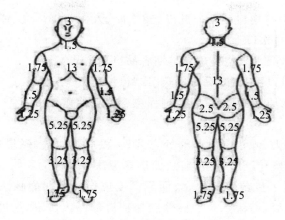

图6-10　成人体表各部位所占百分比

1)轻度烧伤

Ⅱ度烧伤面积10%以下。

2)中度烧伤

烧伤面积11%～30%,或Ⅲ度烧伤面积不足10%。

3)重度烧伤

总面积在31%～50%;或Ⅲ度烧伤面积11%～20%;或Ⅰ度、Ⅲ度烧伤面积虽不到上述百分比但已发生休克等并发症、呼吸道烧伤或有较重的复合伤。

4)特重烧伤

总面积在80%或Ⅲ度烧伤面积≥50%。

3.烧伤的病理过程

1)休克期

早期低血容量性休克,2～3 h最为急剧,8 h高峰,48 h恢复。

2)感染期

烧伤的特点是广泛的生理屏障损伤,其次是广泛的组织坏死和渗出,是微生物的良好媒介。首先48 h水肿回收期开始,此时免疫功能低迷,易感染,外界细菌广泛侵入。另一峰期为2～3周,坏死组织广泛溶解,并吸收毒素,导致大面积侵入性感染,痂下组织菌量超过10^5/g,早期即可并发烧伤创面脓毒症[8]。

3)修复期

不发生感染的浅Ⅱ度烧伤在1～2周内痂下愈合;无严重感染的深Ⅱ度烧伤尚可依赖残存的表皮祖细胞的增生和扩展自行愈合;发生严重感染的深Ⅱ度创面(因毛囊部位的表皮祖细胞被破坏殆尽)以及Ⅲ度烧伤创面,脱痂后即形成肉芽组织,若创面较大,需植皮才能愈合。

4.烧伤治疗

1)常见治疗误区

误区一:烧伤只是皮外伤,没关系,随便包扎一下就可以。

误区二:烧、烫伤不能沾冷水。民间有不少人认为烧、烫伤后不能沾冷水,否则会"火毒攻心",创面也会起疱。

误区三:用棍棒击打伤口表面。此外,烫伤时,人们常把牙膏、酱油、狗油、酒精、龙胆紫、猪油、中草药等涂在伤口上。

误区四:患者大量喝水。烧伤患者早期容易口渴。

误区五:烧伤都可以用某种"灵丹妙药"或"祖传秘方"治愈。

误区六:不管什么原因的烧伤,只要创面愈合就算治愈。

2)药物治疗

由于个体差异很大,除了常见的非处方药外,没有绝对最好、最快、最有效的药物,这些药物应该在医生的指导下进行组合,从而选择最适合个体的药物。根据烧伤程度,医生可能会建议注射破伤风疫苗。此外,大面积深度烧伤可早期静脉注射抗生素预防感染。利尿剂可帮助减轻水肿。抗酸、抗胆碱药物保护胃黏膜。血浆、生理盐水、葡萄糖液体等补充血容量及生理需要水分,治疗休克。

此外,使用具有功能性的伤口敷料也可达到良好的烧伤治疗功效。

【案例1】患者下肢被开水烫伤,I度烫伤面积约为10%。脱细胞猪皮覆盖后,未愈合的伤口用"壳聚糖生物胶"处理,两个月后痊愈。"壳聚糖生物胶"处理的部位未见明显瘢痕增生(见图6-11)。

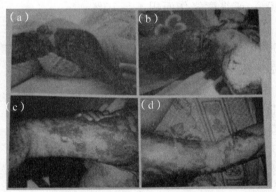

图6-11　"壳聚糖生物胶"治疗I度烫伤

【案例2】海藻酸钙敷料首次应用于烧伤供体创面,发现其止血效果良好,吸收能力约为普通纱布的3倍,清创后5 min内创面出血量为普通纱布的一半。

有研究人员对皮肤移植术后供区创面应用海藻酸钙和聚氨酯薄膜敷料进行了随机对照研究。结果发现,与对照组相比,实验组术后第1天疼痛明显减轻,术后第5天无明显差异。海藻酸钙敷料治疗效果良好,整个观察期间伤口无渗漏(见图6-12)。

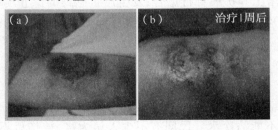

图6-12　海藻酸钙敷料治疗烧伤

【案例3】Budkevich等人[10]发现胶原基生物涂层能有效地控制伤口组织液渗出,使蛋白酶失活,保护内源性和外源性生长因子不被降解,并可作为形成患者自身结缔组织的生物基质。用胶原蛋白粉末或7%凝胶(与水胶体敷料结合)配制,可缩短烧伤完全上皮化所需的时间;该方法也许可以成为一种功能性和廉价的替代自体移植的方法。如图6-13所示,1岁女孩因沸水烫伤,Ⅱ～Ⅲ级烫伤使用该胶原蛋白粉末不同时间段的愈合情况。

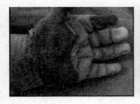 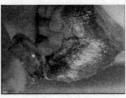 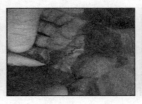 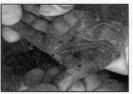

(a)烧伤第1天　　(b)第5天,使用胶原蛋白粉末　(c)第9天,伤口肉芽生成　(d)第14天,完全上皮化

图6-13　Ⅱ～Ⅲ级烫伤使用该胶原蛋白粉末不同时间段的愈合情况

【案例4】Acevedo等人[11]以鲑鱼-明胶为主要成分,研制了一种具有多孔结构的创面敷料生物材料[称为鲑鱼-明胶生物材料(SGB)],在猪的皮肤切除和植入四周后,愈合过程没有显示出明显的炎症或感染症状(见图6-14)。

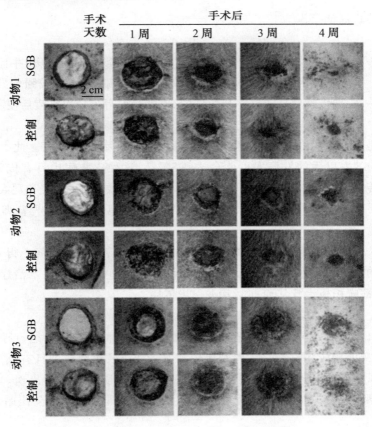

图6-14　SGB海绵敷料对于猪皮伤口的愈合效果

3）手术治疗

轻度烧伤创面可采取保守治疗,重度及较深创面需根据患者病情适当治疗。

痂皮的治疗:可以选择去痂。如果使用中药或化学结痂,要观察伤口是否有感染,防止伤口周围正常皮肤损伤。

植皮:自体皮肤移植或异体皮肤移植。

(三)传统的皮肤病

皮肤病(dermatosis)是一种常见于皮肤和其他附属脏器的病症。皮肤病的种类繁多,多种内脏发生的疾病也可以在皮肤上有所表现。皮肤病症状可分为自觉症状,如瘙痒、麻木和疼痛;他觉症状,如丘疹、结节、疤痕、脓肿、囊肿、肿瘤、水疱、大疱和血疱。

生活中常见的皮肤病包括癣、螨虫性皮炎、银屑病、疱疹、酒渣鼻、脓疱病、化脓性细菌感染、脱毛、鱼鳞病、腋臭、毛囊炎、白癜风、疤痕、雄激素炎症、婴儿尿布疹、鸡眼、雀斑、斑秃、汗疱、青春痘、湿疹、灰指甲、硬皮病、皮肤瘙痒、黄褐斑等。

中国皮肤类药物市场规模保持不断扩大的趋势。2018年,全国皮肤类药物市场规模为167.31亿元,同比增长4.3%。中国皮肤病市场2014—2018年平均每年的复合增长率为7.66%。

1.传染性皮肤病

1）水痘

水痘是一种具有传染性的皮肤病,在任何的年龄段都有可能患病,并且在儿童身上的发病率较高。水痘是由水痘带状疱疹病毒导致的急性传染病,具有较强传染性。虽然具有传染性,但是一般被传染后是能够终身免疫的,也就是说得了一次水痘后便不会再得了。

2）足癣

足癣就是人们生活中所说的"脚气",是真菌感染导致的皮肤病。此类皮肤病的发病率较高,其中18岁以后的发病率可能会达到50%。这种皮肤病也具有传染性,通过接触就能够进行传播。在日常生活当中要多注意,个人用品要收好,不要和别人混用。另外去公共场所也要做好预防,不要使用公共场所的非一次性拖鞋,也不要光着脚走路。

3）甲癣

甲癣是人们所说的甲真菌病,是由真菌感染引起的传染性皮肤病。得了甲癣后,一定要按照医生的指示控制病情并服药。除药物治疗外,还可以通过手术治疗。无论选择何种治疗方法,都应积极治疗从而抑制其进一步传播。

4）风疹

风疹是由风疹病毒导致的疾病,传染性比较强。这种疾病主要通过呼吸道飞沫进行传播,在儿童身上比较多见,在冬、春季比较高发。如果长出疹子并且有低热的情况,就要警惕是否是风疹。治疗风疹一定要对症治疗,并且要预防并发症的出现。尤其是孕妇必须要妥善处理,因为在感染风疹后可能会导致流产或早产,甚至会让胎儿出现畸形的问题。

2.治疗性药物

皮肤病的治疗方法主要是局部用药,如果药物使用不当,不但疾病没有得到很好的治疗,有时还会使皮肤恶化。

过敏性皮肤病,如荨麻疹、湿疹和特应性皮炎。根据皮疹的形态选择常用的抗组胺药(如氯雷他定、西替利嗪),局部用药如炉甘石洗剂、变性乳膏、糠酸莫米松软膏、氟他胺联合软膏等。

真菌引起的皮肤感染,如足癣、掌癣、体癣等,可用杀菌剂治疗,如外用治疗性特比萘芬、口服伊曲康唑、氟康唑、盐酸特比萘芬软膏等。

带状疱疹、单纯疱疹等病毒性皮肤病要采用抗病毒类药物治疗,口服药物有阿昔洛韦、伐昔洛韦等,外用药物有阿昔洛韦软膏、喷昔洛韦软膏、重组人干扰素软膏等。

1)皮肤外用药剂型

(1)溶液。常用的溶液有 4% 硼酸溶液、1:(5000~10000)高锰酸钾溶液、0.1% 依沙吖啶溶液等。这些溶液,大多是用于湿敷。皮肤病的湿敷主要是冷敷,其目的是通过冷敷使有渗出液的创面,渗液得到减轻,创面得到清洁。适当的湿敷方法是将 4~6 层消毒纱布(略大于伤口表面)浸泡在湿敷液中,轻轻拧干,不要滴水,然后放在伤口表面,平均 15~30 min 换一次纱布,具体情况视伤口渗出物而定。湿敷法是为了使绷带保持干净和潮湿。湿敷法的作用是让创面的渗液经过纱布进行虹吸和充分吸收。配合连续冷敷法,可使皮肤内的毛细血管扩张,使新的渗出量降低,从而实现对创面的清洗。急性湿疹、皮炎、Ⅱ度烫伤后液体表层水疱爆裂是常见的症状,但是由于可能会导致药物的吸入和毒性,所以在冬天要避免出现大面积湿感冒。

(2)洗剂。所谓的洗剂,就是用水和粉进行配比,一般情况下,水在上层,粉在瓶子底部沉积。硫磺洗剂、炉甘石洗剂等是皮肤科常见的洗剂。用药时要注意先摇匀,再用棉棒等涂抹。其药理功效除了消炎、杀菌、止痒外,还可以通过洗剂的表面水分蒸发,让皮肤的温度下降,从而起到一定的治疗效果。由于会和头发粘连,因此在头皮部分不适合使用。

(3)醑剂。它是一种醇溶性药物制剂,常用作止痒、抗癣液。使用这类药物后,由于酒精蒸发迅速,而且酒精制剂中含有止痒和去皮的药物,因此可以达到较好的治疗效果。因为这是一种敏感性药物,所以不适用于面部、黏膜和婴幼儿。尤其是具有强烈刺激和脱皮作用的癣药水,一定要在医师的指导下使用。

(4)冷霜制剂。冷霜制剂是皮肤科最常用的制剂之一。因其柔软、洁白,深受患者欢迎。治疗药物中除了含有止痒作用的止痒霜(如碧舒霜)和抗裂作用的尿素霜外,还含有可防止皮肤水分蒸发的药剂,最常见的是皮质类固醇霜(如扶雄、消炎膏松、地塞米松等)。值得注意的是,近年来,由于激素类感冒药的广泛使用,出现了一些不良反应,如过量使用激素类外用制剂,导致局部皮肤萎缩、多毛、毛细血管扩张和色素沉着,给患者造成不必要的麻烦,如果长期、大量使用局部药物也可能导致皮质类固醇柯兴氏征(肥胖、圆脸、高血压、糖尿病等),因此最好在医生的指导下使用。

(5)软膏。软膏比较油腻,因为它主要是由羊毛脂和凡士林组成。现在大多数人选择冷霜制剂去替代它。但是对于一些角化病、慢性皮肤病(如慢性荨麻疹和严重撕裂伤)以及常见的软膏如丁酸氢化可的松软膏、硫磺软膏、卡泊三醇软膏等,都比冷霜制剂更有效。

(6)硬膏、涂膜制剂。这是近年来外用配方的改进。它是在乳胶或薄膜的配方中加入药物,涂抹后使薄膜与外界空气绝缘,以利于药物的吸收,避免了因衣物摩擦而丢失药物的弊端,常用的配方包括氢可涂膜、肤疾宁、紫桂治裂膏、疗肤膜等。然而,硬霜可能会使一些患者对这类物质过敏。当然,皮质类固醇比其他制剂更容易吸收,但需要注意的是,过度吸收可能会有副作用。

2)外用药剂型选择

急性阶段无糜烂渗液时——粉剂、洗剂。

急性阶段有糜烂、大量渗液时——溶液湿敷。

亚急性阶段皮损有少量渗液时——油剂或糊膏。

亚急性阶段无渗液时——乳剂。

慢性阶段——软膏、乳剂、硬膏、酊剂、涂膜剂。

单纯瘙痒无皮疹时——乳剂、酊剂、振荡剂。

化学药是皮肤病用药的主体市场,每年保持近70%的市场份额;其次是中成药,占约30%的市场;虽然生物制品的份额不高,但每年均保持增长趋势,2016年较2015年增长了32.2%,说明生物类的皮肤病用药有着较大的增长空间和潜力,这和当下各大药企把眼光投放在生物药市场相吻合,生物药越来越受欢迎。

3)生物制品治疗

【案例1】患者被诊断为"先天性大疱性表皮松解症",因为出生时头部和远端肢体没有表皮。医生通常建议将其作为常规护理。出院后患儿每日用"生物胶"治疗,改性甲壳素是"生物胶"的核心成分。首先为患儿提供安全、持久、高效抗细菌感染的"人造表皮",防止患儿发生大规模感染,挽救患儿生命。此外,改性甲壳素可以加速患儿自体上皮组织的生长,同时平衡胶原蛋白的分泌,抑制疤痕的形成,使生长出来的自体皮肤与正常人没有区别。经过持续使用"生物胶",不到一年,孩子的大部分体表已经变得与正常婴儿无异,虽然无法完全治愈,但通过护理,孩子的生活质量得到了很大的提高,孩子和家庭的痛苦得到了缓解。

【案例2】海藻酸盐敷料具有胶凝、止血、高吸水性和提高伤口愈合能力的特性。从伤口渗出物中释放钙离子可以促进凝血酶原激活剂的形成并加速凝血过程。在伤口表面上的网状凝胶形成微酸性,厌氧或缺氧,适度湿润的微环境,有利于组织生长。它可以促进生长因子的释放,刺激细胞增殖,提高表皮细胞再生和细胞迁移的能力,促进伤口愈合。在伤口表面形成的水胶体有效地保护神经末梢免受外部刺激。换药后,不易黏附在伤口上,容易取出,减轻伤口疼痛。在湿伤环境中,伤口疼痛也明显缓解,无过敏反应等不良反应。目前,海藻酸盐敷料可有效治疗压疮[12]。

【案例3】Alves等人[13]基于壳聚糖、聚乙烯醇和牛骨粉生物复合膜在类似特应性皮炎的模型中相当程度地减轻和治疗了其引起的皮肤损伤。

(四)糖尿病足

糖尿病足是指糖尿病患者足部感染、溃疡或深部组织损伤,伴有下肢远端神经系统异常和不同程度的外周血管病变。

根据国家卫生健康委员会公布的数据,中国成年人2型糖尿病患病率已达11.4%,为1.14亿人,居世界首位。作为糖尿病最常见的并发症之一,"糖尿病足"正日益影响着糖尿病患者的健康。糖尿病足患病率已达到糖尿病总患病率的4％,患者超过450万人。

糖尿病足的发展与更大的血管并发症有关,例如糖尿病病程长和血糖控制不佳。糖尿病足也是全身表现不佳的集中表现,足部疾病越严重,患者的全身状况就越差。糖尿病足即使是截肢后,常规治疗5年患者的生存率仅44％[14,15]。

1. 糖尿病足的发展过程

糖尿病足的发展过程如图6-15所示。

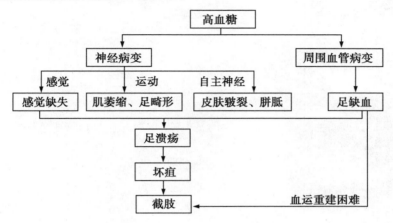

图6-15 糖尿病足的发展过程

2. 糖尿病足的临床分级

0级:存在发生足溃疡的危险,但目前还没有溃疡病症,即高危足。

1级:溃疡较浅,无感染。

2级:较深的溃疡,合并软组织炎,无脓肿或骨感染。

3级:深达骨组织,伴有骨组织病变或脓肿。

4级:局限性坏疽。

5级:全足坏疽。

3. 糖尿病足创面治疗

姑息性清创:可切除坏死组织,同时防止活动性出血和健康组织过度丢失,缩短自溶性清创时间,减少感染机会,改善深部组织引流。但是,必须注意保护肠外组织。

换药:在医院门诊进行即可,频率主要是依据伤口是否被感染,以及感染程度还有液体的渗出量确定。

如果伤口被感染,可以单独使用消毒剂如碘伏来增加换药的频率,如果伤口的死组织已经溶解并且基底肉芽组织开始增殖,可以选择药物进行消毒,以促进新组织的生长[15]。

【案例1】Lin等人[16]用甲基丙烯酸缩水甘油酯(GMA)单元和甲基丙烯酸磺酸乙酯(SBMA)链段的两性共聚物对壳聚糖软膜进行功能化处理,大大改善了软膜的亲水性,作为用于糖尿病足伤口愈合的创面敷料,优化后的材料不仅优于未经修饰的壳聚糖,而且优于商品敷料。

【案例2】Wang等人[17]设计的壳聚糖-凡士林纱布(CVG)和灵活的模拟内源性EFS的

电刺激(ES)设备的创面敷料可以通过促进血管生成、促进上皮化和抑制瘢痕形成来促进糖尿病足创面的愈合(见图6-16)。

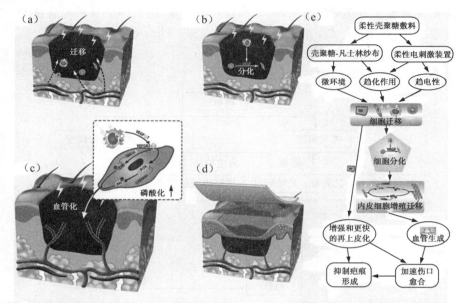

🔵巨噬细胞 ◉内皮组细胞 ╲内皮细胞 ○VEGF ✇VEGFR2 ●磷酸化 →抑制 ▣角化细胞

图6-16 使用弹性ES-壳聚糖敷料相关的愈合机制[18]

第二节　创伤组织修复

一、创伤愈合的基本过程

伤口组织修复和伤口愈合通常经历三个阶段:炎症反应,组织增生和肉芽形成,伤口收缩和瘢痕形成。

(一)炎症反应

损伤后立即产生,通常持续3~5 d,主要变化是凝血、纤溶、免疫反应、微血管过度渗透和炎性细胞(最初为中性粒细胞,其次为单核细胞)的浸润,其意义在于去除损伤因素(如病原体和其他异物)和坏死组织,以预防感染,为组织再生和修复奠定基础。

(二)组织增生和肉芽形成

伤后1~2 d时间内,伤口边缘的上皮细胞开始增殖,部分基底细胞脱离真皮层,迁移至缺损部位,进而发生有丝分裂。同时,伤口中出现富含细胞质的梭形成纤维细胞和星形肌成纤维细胞。后者与前者相似,但含有微丝,它平行于细胞长轴并黏附在细胞膜上(促进细胞收缩)。血管生成主要涉及现有血管的"发芽"以形成新的毛细血管,现有的血管环也可能伸长。

新的毛细血管主要起源于损伤部位附近的小静脉,涉及内皮细胞迁移、分化和成熟三个主要阶段。首先,受血管生成刺激物刺激的内皮细胞会产生一些蛋白酶来破坏受刺激侧的血管基底膜。约24 h后,内皮细胞穿过基底膜,向刺激物移动,开始分裂增殖,形成固体细胞团。然后,由于内皮细胞的成熟和血流的影响,新细胞束的中间部分打开,血流进入,形成新的毛细血管。新毛细血管的生长速度可达0.1~0.6 mm/d。成纤维细胞和新毛细血管的增殖组织称为肉芽组织,肉芽组织表面的成纤维细胞与毛细血管平行,肉眼看是"粒状"的,因为它是建立在毛细血管拱和周围的成纤维细胞基础上的。由于肉芽组织富含血管和炎性渗出物,呈鲜红色,湿润,易于触摸。并且,神经还没有长出来,所以没有疼痛感。肉芽组织除了可以填充和修复受损组织外,还具有很强的抗感染和吸收、清除坏死组织的能力。

(三)伤口收缩与瘢痕形成

3~5 d后,伤口的最边缘也开始向中心移动、收缩,去消除创面,进而将分开的组织恢复。这一过程就是伤口收缩,它常发生在创面尚未完全上皮化时。伤口收缩的机制是:起初,伤缘上皮细胞微纤维束收缩,因伤缘上皮呈梭形,其长轴与伤缘平行,胞浆中微纤维与细胞长轴平行,收缩时类似于钱包口收拢,故称"钱包收拢"效应(purse string effect);而后,位于伤口中央的肌成纤维细胞发生收缩,即"牵拉"效应(pull effect),逐步使伤口合拢,创面愈合。

伤口在愈合过程中,胶原蛋白纤维会增加,而成纤维细胞和毛细血管却减少,最终变成瘢痕组织,也就是常说的留疤。在此组织中,主要是纤维,几乎没什么细胞和血管。

二、创伤愈合的类型

伤口愈合可分为一期愈合、二期愈合和三期愈合。

一期愈合(初级愈合):组织损伤小,伤口边缘整齐,无感染,伤口愈合快,瘢痕呈线形愈合。

二次愈合:伤口大,组织缺损多,伤口边缘分离远,污染严重,因此只有在感染得到控制,坏死组织基本清除后才能开始组织恢复再生,这种类型的愈合会留下明显的疤痕。

三期愈合:又称延迟性初级愈合,用于严重细菌感染的伤口,不具备初级愈合条件,机体的炎症反应可以降低细菌负荷,在伤口处发挥清创作用。

三、伤口敷料的作用

止血:伤口产生时就有渗血,第一步就是需要具有一定止血作用的敷料。

抗菌、抗炎:敷料的作用主要在于破坏细菌和清除碎屑,作用于伤口组织的生长准备阶段,该阶段维持4~6 d。

促组织再生:敷料主要是起诱导体内组织再生的作用,该阶段一般维持的时间为4~24 d。

四、伤口敷料的要求

作为一种安全的促愈生物材料,必须满足以下条件:

(1)良好的组织相容性。

(2)无过敏反应,无热源。

(3)无致癌性或致畸性。

(4)无微生物生存基质。

(5)与宿主组织有一定结合能力。

(6)不引起炎症或异物反应。

(7)无抗原性,不引起免疫性或组织相关疾病。

(8)易于消毒和储存。

(9)流动性适中。

(10)放入宿主后易成型、易固定,效果持久。

五、伤口敷料的类型

(一)根据临床表现

敷料分为抗菌敷料、吸收敷料、封闭敷料、粘连敷料和清创敷料。

(二)根据物理形态

敷料有软膏、薄膜、泡沫和凝胶等物理形态。

(三)根据材料的来源

敷料有动物来源、草药来源和合成来源。

第三节　海洋生物材料在皮肤愈合中的应用

地球总表面积中海洋面积占70.8%,海洋生物的数量则占地球生物总数的80%以上。我国拥有大量的海洋生物,但是却存在着大量的资源流失问题,大量鱼类、虾的副产物包括皮、骨、鳔、头和鳞等部位被废弃。仅是我国,每年就有两百万吨的鱼类废弃物被丢弃,而这些副产物要是能被回收,将会带来很大的好处。海洋生物材料是近十几年来被人类重视开发的新天然材料资源,主要为生物大分子。海洋来源的生物材料,如甲壳素、海藻酸钠、胶原蛋白等,没有携带哺乳动物的疾病和传染病的风险,具有良好的生物相容性、可降解性、生物活性和加工性能,可作为皮肤愈合材料使用。随着科技的不断发展,海洋生物医药产品的开发与利用具有广阔的市场潜力。海洋中常见的物质有甲壳素、海藻酸钠、壳聚糖、玻尿酸、胶原蛋白等,其中以胶原蛋白为主[19]。

一、甲壳素

甲壳素是一种由N-乙酰葡萄糖胺构成的线型多糖,通过β-1,4-糖苷键连接而成,是自然界中唯一存在的碱性多糖[20]。其广泛分布于虾、蟹等甲壳类动物外壳和海藻类植物中(见图6-17),是世界上仅次于植物纤维素的存量第二多的生物资源。甲壳素的结构与纤维素非常相似,其降解产物生物相容性良好。甲壳素可通过脱去乙酰基转化为壳聚糖,提高其应用潜力。甲壳素是自然界中唯一存在的带正电荷的动物性纤维碱性多糖,是人类唯一可以食用的带正电荷的动物纤维。甲壳素具有调节免疫、活化细胞、抑制老化、预防疾病、促进伤口愈合、调节人体生理活动等功能。

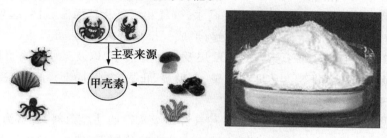

图6-17　甲壳素的来源以及提取的甲壳素成分

"生物胶"即改性甲壳素创面修复凝露,作为可植入的安全抑菌性临时替代皮,具备各种单纯功能性载药敷料的外用抗菌和促愈合作用,衍生出新型的无菌湿性创面修复手段,广泛应用于各种类型的皮肤创面,实现了集镇痛、止血、安全抗细菌性感染、平衡修复和快速愈合于一体的功效。该产品已应用于临床多年,一般涂抹于渗出液较少或形状不规则的创面后形成液体膜,干燥后为一层透明的固态膜,可提供不利于有害菌生长但有利于上皮细胞生长的湿润环境,有效地闭合创面并抑制瘢痕成纤维细胞的过度增生,目前已广泛应用于烧伤外科、普外科及骨科等科室。

甲壳素伤口敷贴中含有可溶性甲壳素,具有良好的生物相容性和生物降解性,以及止血、抑制细菌、抵抗感染、促进伤口愈合、防止瘢痕形成、缓解疼痛的作用。

二、壳聚糖

壳聚糖是甲壳素脱N-乙酰基的产物,一般而言,N-乙酰基脱去55％以上的产物就可称为壳聚糖,或者说,能在1％乙酸或1％盐酸中溶解1％的脱乙酰甲壳素就被称为壳聚糖。事实上,脱N-乙酰度为55％以上的甲壳素,就能在稀酸中溶解[21]。

壳聚糖痔疮凝胶适用于外伤创面、痔疮切除术后创面修复及护理,能够促进创面愈合,是应用广泛的肛肠科器械。壳聚糖痔疮凝胶以壳聚糖为主要成分,加入明胶、聚乙烯醇、甘油、乳酸、纯化水等制成。

液体伤口敷料的主要成分是从海洋生物中提取的壳聚糖经化学修饰后得到的一种氨基糖类化合物,再与硅胶类抗菌剂配合使用,可以达到很好的保湿、抑菌和阳离子吸附效果,具有成膜、抗辐射等特性,与壳多糖及其他几种甲壳类化合物相比,具有更好的抑菌性。该产品具有物理抗菌性,不会引起细菌的抗药性,不会使黏膜的自然性质发生变化,不会刺激皮肤,也不会对正常的细胞造成伤害。

三、海藻酸盐

褐藻糖胶是一种长链多糖。该共聚物由 β-D-甘露糖醛酸及 α-L-古洛糖醛酸的结构单元通过1,4-糖苷键聚合形成不同的线型嵌段共聚物。它主要来源于褐色海藻。不同的金属离子都可以与海藻酸结合,从而形成各种海藻酸盐。海藻酸盐具有良好的生物相容性和较强的凝胶能力,可通过物理和化学手段优化材料特性,提高材料的细胞相容性。很多海藻酸盐都可以应用在伤口的凝胶敷料中,它可以保持潮湿的外部微环境,而且可以降低外部微生物袭击的风险;也可以与壳聚糖、纳米硅等材料复合,以提高抗菌性能;还可以制成伤口修复膜,与凝胶相比,该膜可以提高水、氧气和二氧化碳的渗透性,起到物理保护作用。比如,海藻酸钠能和精油混合在一起,形成一层愈合的薄膜,可以生产出用于创伤愈合的纳米光纤,其主要分布于藻类的胞壁层及胞间黏液中,以及某些具有黏性的真菌中,例如伪单胞菌、固氮真菌等。它具有可靠、高吸湿、止血、缓解局部疼痛、胶凝、促进恢复、抑菌、消除或减少瘢痕形成的功效。

海藻酸盐医用敷料(见图6-18)是一种具有高吸水性的功能敷料,含有海藻酸酯,当与创面的渗透液接触时,会产生一种柔软而又清澈的胶状体,可使创面恢复,并减轻创面的疼痛。

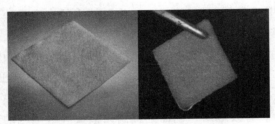

图6-18　海藻酸盐医用敷料

海藻酸钙伤口敷料由99%的海藻酸钙纤维和1%聚山梨醇酯20制成,海藻酸钙纤维与伤口分泌物中出现的钠盐接触后即转变为凝胶物质,为伤口创造一个湿润环境。该类产品适用于覆盖中量至大量渗出液或渗血的浅表伤口,其中条状的海藻酸钙伤口敷料还适用于腔道伤口。

四、透明质酸

透明质酸(HA)是一种主要的细胞外基质,它的主要成分是1,4-D-葡萄糖苷酸类以及1,3-N-乙酰葡萄糖。与其他黏多糖不同,它不含硫酸根基团。透明质酸分子能携带自身体积500倍以上的水分,是目前所公认的最佳保湿成分,广泛应用在保养品和化妆品中。HA对细胞的亲和能力极强,能加速细胞的附着、转移、分化、增生,可以对伤口进行修复。早期通过从人脐带、鸡冠、哺乳动物血清、牛眼玻璃体、鲨鱼皮肤和鲸软骨中提取;现在可通过多以葡萄糖作碳源,蛋白胨为氮源并与其他营养物质组成培养基,接种链球菌属类菌,提纯获得。目前,从海洋生物中获取透明质酸还处于起步阶段,但是海洋生物来源的透明质酸和目前常用的透明质酸在材料结构和性能方面非常相似,有很大的开发空间。

透明质酸敷料以1.0～2.0 mg/mL透明质酸原液为主要原料,由无纺布或蚕丝布材料的膜材组成,再用铝箔袋封装而成。透明质酸钠玫瑰油凝胶糖果由山梨糖醇液、食用明胶、玫瑰花(重瓣红玫瑰)、葡萄籽油、沙棘果油、玫瑰油、透明质酸钠、甘油等构成。

五、胶原蛋白

胶原蛋白维持细胞外基质的生物学功能,并为维持组织的生理功能发挥着关键的作用。哺乳动物中的胶原蛋白含量最高,大约30%。同时,在海洋生物体内,如鱼皮、鱼鳞、鱼骨和鱼肌肉等部位也广泛存在着胶原蛋白。海洋生物来源的胶原蛋白与陆地动物来源的结构相似,都是由3条α-肽链组成,呈典型的三维螺旋结构,甘氨酸(Gly)约占氨基酸总量的1/3,其氨基酸组成中脯氨酸和羟脯氨酸含量的总和明显低于陆地哺乳动物源性胶原蛋白。相较于陆地动物来源的胶原蛋白,海洋生物来源的胶原蛋白在提取工艺、安全性方面具有更大优势,但热稳定性较低,因此需要对其进行改性,以提高材料的稳定性和机械强度。胶原蛋白按其三维结构可划分成28种不同的类型,其中从海洋生物中获取最多的是Ⅰ型胶原蛋白,主要应用于组织工程领域;Ⅱ型胶原蛋白主要从鱼软骨和水母中获取;海绵是Ⅳ型胶原蛋白的主要来源。胶原蛋白具有精氨酸-甘氨酸-赖氨酸组成的功能域,可以促进细胞募集和增殖,具有良好的生物相容性。目前,海洋来源的胶原蛋白在伤口愈合和组织再生中的应用潜力巨大。例如,有研究者利用罗非鱼皮制成胶原海绵应用于组织损伤修复;从鳕鱼皮获取的高纯度Ⅰ型胶原蛋白的分子结构和氨基酸组成与哺乳动物相近,而且具有良好的细胞相容性,可以应用于组织工程领域;海洋胶原蛋白也可以应用于硬组织损伤的修复,如骨修复等。胶原蛋白具有促进伤口创面的生长愈合、活血、减少局部疼痛、抑菌、杜绝或减少疤痕形成等功能。

胶原蛋白美容口服液由胶原蛋白等成分组成,里面还有丰富的鱼类提炼而成的骨胶原精华,每天坚持使用可以增加皮肤弹性,增强皮肤保湿能力。类人胶原蛋白修复敷料具有保湿、隔离作用,主要用于抑制和缓解皮炎、湿疹、异位性皮炎、激素依赖性皮炎、皮肤干燥症、敏感性肌肤、痤疮和激光治疗术后等各种原因引起的皮肤炎症反应。此外,还能加快伤口的愈合和皮肤的恢复,减少病程,减少炎症后黑点和疤痕的形成。

六、脂肪酸

磷脂形式的脂肪酸是质膜结构中最基本和最重要的成分。质膜中存在的多不饱和脂肪酸(PUFAs),除了具有在质膜形成中的结构作用外,还负责调节细胞间的相互作用和细胞内的信号转导。同时,ω-3多不饱和脂肪酸和ω-6多不饱和脂肪酸还参与了几种膜磷脂合成的脂质体的生物合成,从而能够刺激上皮细胞的增殖,这是伤口愈合过程中的一个初步事件。多不饱和脂肪酸是许多脂类介质的主要前体,这些介质在炎症中具有关键功能,包括血管收缩、趋化、黏附和细胞激活。因此,已经进行了大量的研究,来确定海洋来源的脂肪酸作为伤口愈合剂的能力。例如,鳕鱼(肝脏)油富含多不饱和脂肪酸,已作为伤口愈合促进剂通过局部给药的方式对其进行了研究。一种油和聚氨酯水凝胶创面敷料已经在全层小鼠皮肤创面的愈合中进行了检验,并促进了创面加速愈合。此外,从软体动物(紫贻贝)和腹足动物(静脉拉帕纳)中提取的脂质缩短了 Wistar 大鼠皮肤烧伤创面的愈合时间。此外,有学者展示了海参粗提物中的脂肪酸对伤口愈合的潜在作用。另一项重要的研究是在俄亥俄州立大学进行的,研究对象为人类。本研究评价了海洋来源的 ω-3 多不饱和脂肪酸对健康人体皮肤创面血清中促炎细胞因子和创面完全愈合时间的影响。研究人员还指出,多不饱和脂肪酸似乎能增加伤口部位的促炎细胞因子的产生,因此在皮肤伤口愈合的治疗应用中具有潜在的应用价值。

不均衡的饮食中含有过多的饱和脂肪酸、动物油或胆固醇,而多倍不饱和脂肪酸,如身体不能自己产生的 ω-3 多不饱和脂肪酸,往往吸收不够。ω-3 深海鱼油产品有助于降低血液黏稠度,预防血栓形成,调节血脂,增强心脑血管健康及肾脏功能,提高头脑敏锐度和反应速度;ω-3 多不饱和脂肪酸(EPA 和 DHA)是大脑、神经的重要组成成分,有助于健脑益智、降低胆固醇,同时也有助于增强机体免疫力。

鳕鱼油滋润霜富含人体皮肤所需的营养成分,能加速细胞新陈代谢,加速人体皮肤伤口自愈。它富含的五大营养成分(不饱和脂肪酸、微量元素、蛋白质、牛磺酸、氨基酸)能穿过三大表皮层,直达基底层。

七、其他生物活性化合物

由于海洋生物化合物具有良好的生物活性和安全性,许多研究已经从海洋生物中筛选出能促进伤口愈合的新型活性化合物。海藻衍生化合物在多种治疗应用中可能具有良好的生物活性,在伤口愈合和皮肤组织再生应用中显示出良好的效果。例如,岩藻多糖是在海藻细胞壁中发现的硫酸化多糖,据报道,它在伤口愈合和皮肤组织工程替代品的形成方面具有突出的功效。

褐藻糖胶是来自褐色海藻表面的黏滑成分,而这些褐藻均来自海蕴和裙带菜孢子叶或昆布等食材中,它们都为水溶性的食物。从化学角度来说,褐藻糖胶是一种高分子多糖体,其主要成分是褐藻多糖硫酸酯。褐藻糖胶在自然界中,作为褐藻类植物光合作用的独特产物,深藏于褐藻类植物的细胞中。褐藻糖胶的提取需要经过一系列复杂的提取工艺,筛除无用的、有害的物质,才能获得纯粹、稀少的海之精华——褐藻糖胶。

某婴儿润肤油的有效成分为甘蔗提取物、角鲨烷、神经酰胺、氨基酸表面活性剂、海藻糖;其中海藻糖小分子保湿剂提高皮肤营养吸收,保护修复皮脂层,缓解角质硬化,能进一步滋润宝宝肌肤,使宝宝肌肤柔嫩有光泽。

石莼属绿藻多糖是从绿色海藻细胞壁中提取的硫酸化多糖,它们在组织工程应用中受到了相当高的关注。然而,石莼属绿藻多糖是一种在伤口愈合和皮肤组织工程应用中未得到充分利用的材料,但最近也被建议用于伤口敷料。除了这些在伤口愈合应用中最常见和最深入研究的材料外,还有大量未被开发的、数量众多的重要海洋生物材料可以用于伤口愈合和皮肤组织工程。例如,服用海藻粗提物的雄性大鼠表现出更快的伤口收缩和上皮化过程,以及更快的毛发生长速度。因此,这也可能为研究人员提供研究无声海洋生物群的例子,以确定适合伤口愈合和皮肤组织再生应用的新化合物。此外,许多从海洋环境中提取的用于伤口愈合的传统药物还没有得到系统的研究。有研究者研究了海洋软体动物这一用于多种治疗的药物对伤口愈合的影响及其抗菌作用。含有软体贝壳粉的软膏在外用时显示了良好的创面愈合性能和抗菌效果。一些从海洋生物中提取的氨基酸也显示出良好的伤口愈合性能。一项研究评价了从两种软体动物[紫贻贝(地中海贻贝)和罗巴纳文蛤(硬壳蛤蜊)]中提取的氨基酸的抗炎作用。通过组织学研究,这些提取物在大鼠的皮肤烧伤中显示出显著的诱导愈合过程,缩短了愈合时间,促进了血管、胶原蛋白纤维、基底细胞和干细胞的生成。

第四节 展 望

21世纪,由于生物分子学的飞速发展,生长因子创面敷料正日益受到重视。它既可以弥补常规创伤敷料的不足,又可以通过加入生长因子来加速创面的修复,改善创面的修复效果,从而达到新的疗效。

现代研究已经证实,向伤口局部注射适量的外源性生长因子可以加速伤口组织的愈合。然而,单独使用生长因子的伤口敷料不能取得令人满意的临床效果,因为虽然生长因子可以促进伤口快速愈合,但在伤口抗菌、渗透吸收和维持伤口潮湿环境方面存在明显缺陷,需要与其他药物协同工作。如学者们使用重组牛成纤维细胞生长因子联合海藻酸盐敷料治疗老年人慢性溃疡创面,可以为伤口生长提供最适宜的潮湿环境,并极大地发挥其生物学效应。碱性成纤维细胞生长因子促进伤口上皮形成,这也得到了笔者研究结果的支持。笔者的研究结果表明,两者结合可以显著减少伤口组织液渗出,加速愈合,减轻疼痛,提高患者的生活质量[22]。

当前,创面包扎技术发展迅猛,已有了多元化的发展态势,但同时也存在着现实问题。目前,医用敷料还是以传统的绷带为主,已有许多实验证明,新的创面包扎不但能缩短缝合期、减少换药次数、降低病死率,而且能改善愈合创面形态,减轻医师的劳动强度及创面并发症,降低了患者的经济压力,提高了其社会价值。海洋生物材料主要是生物活性大分子,它可以改变人体微环境并在与人体接触后诱导促愈合,也可以用作药物输送系统,类似于皮肤组织,可用作组织工程支架,以满足愈合需求。

海洋医药原料以活性大分子为主,其成分及分子结构直接关系到使用的安全性。

依据物料的使用、与人的接触情况、接触的时机等因素,可研制符合物料及制品理化特性的新产品,其中,生产工艺及品质的管理非常关键。

通过对现有的资料进行全面的收集,对其进行全面的科学应用、物理特性、生物兼容性的评估以及对其进行临床评估,将是今后发展的一个重要方向。

材料、分子、细胞、免疫学等学科高效地对组织工程学和其他学科进行安全性评价,能够科学、高效地选择、发展和改善海洋生物医疗器械,使源自海洋生物材料的医疗器械更安全、更有效,并确保人们使用的安全性。这也证实海洋生物材料的应用与交叉学科发展密不可分。

参考文献

[1] 张军. 不同白内障手术术式对角膜神经损伤及伤口愈合的影响[J]. 中国实用眼科杂志, 2002, 1(11): 806-809.

[2] 伍尚敏, 鲁开化, 程传贤. 我国整形美容外科及医学美容技术发展的辩证思考[J]. 医学与哲学(临床决策论坛版), 2010, 31(10): 62-63.

[3] 常相帝, 李登任, 彭涛, 等. 慢性肾脏病患者心理状态研究进展[J]. 医学与哲学(临床决策论坛版), 2010, 31(10): 55-63.

[4] 岳洋. 治疗妇产科腹部切口脂肪液化患者的临床分析[J]. 中国医药指南, 2017, 15(8): 53-54.

[5] 张慧, 俞巧珍, 赵倩倩, 等. 壳聚糖对聚乳酸手术缝合线的改性研究[J]. 上海纺织科技, 2019, 47(4): 9-11.

[6] FERRARIO C, RUSCONI F, PULAJ A, et al. From food waste to innovative biomaterial: Sea urchin-derived collagen for applications in skin regenerative medicine[J]. Marine Drugs, 2020, 18(8): 414.

[7] 向鹏君, 季晖, 顾铭, 等. 糖尿病创面的炎症机制研究进展[J]. 药学研究, 2017, 36(11): 667-670.

[8] 王雪欣. 严重烧伤患者围手术期成分输血情况和影响因素分析[D]. 天津: 天津医科大学, 2018.

[9] ANDREE L, YANG F, BROCK R, et al. Designing biomaterials for the delivery of RNA therapeutics to stimulate bone healing[J]. Mater. Today Bio, 2021, 10: 100105.

[10] BUDKEVICH L I, MIRZOYAN G V, GABITOV R B, et al. Collost Bioplastic Collagen Material for the Treatment of Burns[J]. Sovremennye Tehnologii V Medicine, 2020, 12(1): 92-96.

[11] ACEVEDO C A, ELIZABETH S, ORELLANA N, et al. Re-epithelialization appraisal of skin wound in a porcine model using a salmon-gelatin based biomaterial as wound dressing[J]. Pharmaceutics, 2019, 11(5): 196.

[12] 郭旭东. 皮肤病的药物治疗研究进展[J]. 黑龙江医药, 2011, 24(6): 943-945.

[13] ALVES N O, DA SILVA G T, WEBER D M, et al. Chitosan/poly(vinyl alcohol)/bovine bone powder biocomposites: A potential biomaterial for the treatment of atopic dermatitis-like skin lesions[J]. Carbohydrate Polymers, 2016, 148: 115-124.

[14] 兰君珠. 糖尿病合并皮肤病的综合治疗效果分析[J]. 临床医药文献电子杂志, 2019, 6(18): 34-35.

[15] 黄映珍. 2型糖尿病患者糖尿病肾脏病进展的危险因素分析[D]. 广州: 南方医科大学, 2018.

[16] LIN H T, VENAULT A, CHANG Y. Zwitterionized chitosan based soft membranes for diabetic wound healing[J]. Journal of Membrane Science, 2019, 591: 117319.

[17] WANG X F, LI M L, FANG Q Q, et al. Flexible electrical stimulation device with Chitosan-Vaseline（R）dressing accelerates wound healing in diabetes[J]. Bioactive Materials, 2021, 6(1): 230-243.

[18] 谷涌泉. 中国糖尿病足诊治指南[J]. 中国临床医生杂志, 2020, 48(1): 19-27.

[19] 史建峰, 柯林楠, 王春仁, 等. 海洋生物医用材料的临床应用和安全性评价[J]. 中国药事, 2020, 34(6): 680-686.

[20] 李步云, 杨一峰, 吴忠仕, 等. 改性甲壳素生物修复膜临床观察试验总结[J]. 中国医疗前沿, 2008(6): 59-60.

[21] 陈路, 夏先学, 蒋科. 骨髓间充质干细胞与壳聚糖复合修复关节软骨损伤[J]. 中国组织工程研究, 2015, 19(45): 7254-7258.

[22] 杜天乐, 刘东林, 景春晖, 等. 创伤敷料对促进创面愈合的研究进展[J]. 医学综述, 2015, 21(6): 969-971.

第七章 海洋生物材料与药物递送系统

第一节 海洋多糖与药物递送系统

一、壳聚糖

(一)壳聚糖简介

壳聚糖(CS)是一种氨基多糖,于1859年首先作为甲壳素的脱乙酰化产物获得。实践证明,壳聚糖具有优良的生物活性、上皮通透性、黏膜黏附性、易降解性和生物相容性。因此,它作为药物载体得到了广泛的开发,包括水凝胶、珠、片、膜、微球、纳米粒子、纳米纤维、纳米复合材料等。然而,将壳聚糖用于药物递送系统有几个缺点,主要缺点是由于氨基的部分质子化,其在生理pH下的溶解度差,从而在蛋白水解酶存在下引起药物在肠和胃液中的全身前代谢。为了克服这些固有的缺点,壳聚糖的各种衍生物,如羧化、不同的缀合物、硫醇化和酰化壳聚糖已被用于药物递送系统。

脱乙酰程度和分子质量是影响壳聚糖性质和功能的两个基本参数,影响的特性包括溶解度、黏度、蛋白质材料凝固的反应性和重金属离子的螯合度,以及使用壳聚糖配制的薄膜的物理特性,如拉伸强度、弹性、伸长率和吸湿性。壳聚糖可溶于酸性水溶液,但不溶于水和碱性溶液。大多数多糖通常在酸性环境中呈中性或带负电荷。溶解时,氨基($-NH_2$)的葡萄糖胺被质子化为$-NH_3^+$,并且阳离子聚电解质容易与其他阴离子基团形成静电相互作用。因此,阳离子壳聚糖分子与带负电荷的表面相互作用,从而改变其物理化学特性。壳聚糖分子的这些修饰是其独特功能特性的来源。

壳聚糖药物递送载体可采用口服给药、注射给药、局部给药等不同给药方式,用于小分子药物、蛋白质药物或核酸药物的递送。

(二)壳聚糖载药微球药物释放机制

作为天然高分子材料,壳聚糖载药微球释药特性较复杂,药物不仅可从壳聚糖基体中扩散出来,壳聚糖基体本身也不断发生降解。其药物释放机制包括三种:表面释放、扩散释放、溶蚀释放(见图7-1)。

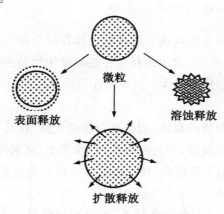

图7-1　三种药物释放机制

表面释放是指壳聚糖微球表面的药物分子接触到释放介质时,立即扩散到介质中,吸附在微球表面或靠近微球表面的药物通常都遵循这一释放机制,并且会有突释效应。

扩散释放指当壳聚糖微球与释放介质接触时,先是释放介质渗透进入壳聚糖微球,使基体发生溶胀而不是溶解,然后药物从溶胀的凝胶态壳聚糖基体扩散释放。

溶蚀释放指药物随着壳聚糖微球基体的降解而释放,其方式有两种:一种是非均匀降解,即表面降解产生的溶蚀释放;另一种是均匀降解,即本体降解产生的溶蚀释放。

一般而言,壳聚糖微球降解早期以表面降解为主,而后期以本体降解为主。

（三）影响壳聚糖载药微球药物释放的因素

1.分子质量

药物的释放速率随壳聚糖分子质量增大而减小。高分子质量壳聚糖与介质溶液接触形成的凝胶层黏度更大,药物扩散阻力更大,因而药物释放速率更慢。

2.浓度

壳聚糖浓度越高,药物从壳聚糖基质中扩散进入生物介质的速率越慢。

3.载药量

载药量越高释药速率越快;反之,所含药物越少,包裹越密实,药物释放速率越慢。

4.粒径

药物与壳聚糖载体组分比例恒定时,粒径越小则其与溶出介质接触的表面积越大,释药速率越快。

5.交联密度

在制备壳聚糖微球时,是否使用交联剂、交联剂用量、交联时间均对药物的释放产生影响。交联密度越高,壳聚糖微球包裹药物越紧密,药物释放越缓慢。

6.其他

添加剂、药物自身性质、缓释介质环境等也影响壳聚糖微球中药物的释放。

（四）壳聚糖微球在药物载体中的应用

壳聚糖载药微球的制备方法取决于微球粒径和粒径分布,药物的热稳定性、化学稳定性和溶解特征,残余溶剂的毒性,微球的释药性能和临床给药途径等。在此根据药物治疗目的的不同将壳聚糖微球在药物载体中的应用作简单介绍。

1. 普通药物载体

壳聚糖微球作为普通药物的载体,能提高药物稳定性,保持药物长期活性。目前已有多种药物可通过壳聚糖微球缓释,如克拉霉素、吲哚美辛、阿司匹林、布洛芬等。药物经过壳聚糖微球负载后缓释作用十分明显,释放时间与原药相比显著延长。

2. 生物大分子药物载体

疫苗、蛋白质类生物大分子药物在制备、贮存和释放过程中,容易受到某些不利条件的影响而失活。用壳聚糖微球作为多肽、蛋白质类药物的载体,不仅可以保护药物免受消化道酶的破坏及 pH 的影响,还能将药物缓慢释放并靶向送达体内的作用部位,从而达到长效缓释和靶向的目的。

3. 抗癌药物的载体

壳聚糖是一种阳离子多糖材料,而肿瘤细胞通常具有比正常细胞表面更多的负电荷,因此,壳聚糖微球对肿瘤细胞表面具有选择性吸附和电中和作用。另外,壳聚糖还具有一定的直接抑制肿瘤细胞的作用,通过活化免疫系统显示出抗癌活性,与现有的抗癌药物合用可增强药物的抗癌效果。

4. 营养药物载体

针对壳聚糖微球作为药物载体的研究已经有很多,但将其作为营养药物载体的研究比较少。目前,壳聚糖微球在营养物运送方面的研究主要是作为维生素载体。

（五）壳聚糖的药物递送性质

1. 阴离子给药性质

当药物释放不能通过简单的药物溶解过程,如扩散、膜层处理以及侵蚀和渗透来实现时,通常使用离子关系介导释药。例如,通过使用阴离子聚合物辅料如聚丙烯酸酯、海藻酸盐或羧甲基纤维素盐来实现阳离子药物给药。然而,在阴离子给药系统中,壳聚糖是唯一的选择。以壳聚糖为药物基质,研究阴离子药物萘普生的释药装置发现,壳聚糖与治疗剂之间的相互作用明显,并且可以形成稳定的配合物,显著提高药物摄取量[1]。一些阴离子聚合物辅料,如卡拉胶、果胶、海藻酸盐和聚丙烯酸酯可以与壳聚糖形成高密度、相对稳定的配合物。

2. 黏膜黏附性能

壳聚糖的黏膜黏附性能归因于其阳离子特性,其黏附性与阴离子聚合物赋形剂(如透明质酸、卡波姆)相比较弱[2]。由于黏附黏合作用通常在黏附聚合物内失效,因此为了获得实质性的黏膜黏附属性,聚合物应具有高内聚性。壳聚糖的内聚特性相对较弱,可以通过与多价阴离子药物、多价阴离子聚合物赋形剂以及多价无机阴离子形成复合物来改善。

聚合物的阳离子特性是由壳聚糖氨基的三甲基化提供的。例如,将三甲基化壳聚糖添加到聚乙二醇中时,其黏膜黏附性能提高了3.4倍[3]。巯基改性壳聚糖可显著改善壳聚糖的黏膜黏附性能。据报道,壳聚糖在黏液凝胶层中能够与黏液糖蛋白形成二硫键,这种现象使其成为黏膜黏附性最强的聚合物[4]。

3.胶凝性能

当壳聚糖的pH依赖性、水稳定性得到适当解决时,可以实现原位胶凝。通过使用聚丙烯酸和壳聚糖的混合物改进原位胶凝输送系统,所得配方在pH＝6.0时处于液态,在pH＝7.4下快速过渡到黏性凝胶相。通过硫代反应也可以提高壳聚糖的原位胶凝性能。

4.基因表达特性

壳聚糖还被改性用于改善其基因表达特性。例如,在不影响安全性的情况下,壳聚糖的自分支被用作改善其基因转移特性。除了11～71 kDa的自分支分子质量外,研究人员还合成了自分支三糖取代壳聚糖,并对其进行了表征[5]。结果表明,自分支壳聚糖的基因表达水平是脂质胺的两倍。在另一项研究中,硫醇化壳聚糖形成的二硫键用作稳定壳聚糖/质粒纳米颗粒复合物,从而对核酸酶具有更高的稳定性[6]。此外,由于细胞质的还原条件,质粒主要在靶细胞中释放。由于二硫键在靶细胞细胞质中断裂,导致质粒在靶位点释放。硫醇化壳聚糖/质粒纳米颗粒复合物的转染率是未修饰复合物的五倍。

与可以实现阴离子药物控制释放的小分子相反,壳聚糖可以与相对较大的聚阴离子分子(例如小干扰RNA和基于DNA的药物)形成稳定复合物。如果阳离子聚合物在配合物中的比例足够高,则可以形成表现出正zeta电位的纳米颗粒。由于这些颗粒的尺寸小且带正电荷,特别是当颗粒的尺寸小于100 nm时,可以实现内吞作用。从毒理学的角度来看,壳聚糖与其他阳离子聚合物(如聚精氨酸、聚赖氨酸和聚乙烯亚胺)相比被认为是毒性较小的聚合物。这一特性使壳聚糖成为非病毒基因递送系统的有前途的赋形剂。

5.渗透增强性能

壳聚糖的正电荷可以与细胞膜相互作用,导致相关蛋白结构重组,渗透增强。渗透增强性能在很大程度上归因于壳聚糖的结构特性,包括脱乙酰程度和分子质量。具有高分子质量和高脱乙酰化的壳聚糖在上皮通透性方面更强。各种体内研究可用于证实这种渗透增强作用。壳聚糖可以与其他渗透增强剂结合使用,由于壳聚糖作用方式与其他增强剂不同,从而产生协同效应。

(六)壳聚糖在给药系统中的应用研究

1.壳聚糖复合材料在给药系统中的应用研究

研究人员对使用壳聚糖作为药物递送材料来治疗癌症、光学疾病和结肠疾病等病症进行了许多研究。表7-1显示了关于壳聚糖复合材料用于药物递送系统的一系列研究。

表 7-1　壳聚糖复合材料在药物递送系统中的研究

壳聚糖复合材料	使用目的	发现
壳聚糖-锌-果胶复合材料	将白藜芦醇输送到结肠	在 pH=1.5、1% 壳聚糖、交联 120 min 和 3:1 的果胶/药物比例下制备的制剂显示出最佳的结肠特异性药物释放
壳聚糖低聚物-齐多夫定复合物	防止齐多夫定在血浆中代谢并延长其保留期	研究表明壳聚糖低聚物-齐多夫定复合物的平均保留时间更长,约为 1.5 h,而单独使用齐多夫定为 0.59 h
壳聚糖-环孢菌素 A	眼外疾病的管理	增强临床挑战性药物的治疗指数、在眼外疾病的潜在应用,并在 24 h 内实现外眼组织中的快速药物释放和有效治疗浓度
壳聚糖-聚电解质薄膜	皮肤药物输送	薄膜显示出良好的药物释放和经皮渗透能力

壳聚糖/碳酸氢钠水凝胶可作为药物递送的注射载体。壳聚糖/碳酸氢钠水凝胶系统表现出多孔形貌,碳酸氢钠浓度的不同对其侵蚀和药物释放速率产生不同影响。原位凝胶的形成表明,这种系统在注射给药中具有广阔的应用前景。一些人员研究了将壳聚糖低聚物-齐多夫定复合材料用于齐多夫定体外释放的药物递送系统[7]。在小鼠血浆和肾匀浆中证实了偶联物的存在。药代动力学研究表明,壳聚糖低聚物-齐多夫定偶联物的平均保留时间更长,约为 1.5 h,而单独使用齐多夫定的平均保留时间为 0.59 h。壳聚糖低聚物-齐多夫定偶联物在体内给药后在肺、脾、脑和肾中积聚(心脏和肝脏除外)。因此,壳聚糖低聚物-齐多夫定偶联物在肾脏靶向药物递送系统中具有良好的应用前景。

2.壳聚糖纳米颗粒在给药系统中的应用研究

如今,纳米医学被认为将实现癌症的检测、诊断和治疗的突破。壳聚糖纳米颗粒具有药物缓释和控释的优点,可提高药物溶解性和稳定性,增强疗效并降低毒性,在药物载体方向具有良好的应用前景。壳聚糖纳米复合材料的形成主要通过聚合物链内的化学交联。壳聚糖/二氧化硅纳米复合材料是利用壳聚糖单体上的羟基与四甲氧基硅烷反应形成的。通过油包水(W/O)乳液法和壳聚糖氨基的戊二醛交联合成负载 5-氟尿嘧啶(一种抗癌药物)的纳米球[8]。这些研究揭示了合成稳定的壳聚糖纳米颗粒的可行性,该颗粒可以捕获和递送药物。

壳聚糖的特性之一是它能够在与特殊聚阴离子接触时形成凝胶,这一过程称为“离子向异性凝胶化”,这是由于在聚阴离子介导的聚合物链内部之间形成相互交联。基于三聚磷酸钠(TPP)与壳聚糖的离子向凝胶化,壳聚糖纳米颗粒已被开发用于药物包封[9]。这种简单的技术涉及将含有壳聚糖的酸性相(pH=4~6)与含有 TPP 的碱性相(pH=7~9)混合。纳米颗粒通过壳聚糖氨基和 TPP 磷酸盐之间产生的分子内和分子间连接混合而立即形成。使用与胰岛素混合的 TPP 溶液,然后在不断搅拌下将混合物加入壳聚糖溶液中,也成功制备了负载胰岛素的壳聚糖纳米颗粒。简而言之,将不同浓度的壳聚糖和 TPP 分别溶解在乙酸(pH=4)和纯净水中。将不同体积的 TPP 溶液与 4 mL 壳聚糖溶液在室温磁力搅拌下通过注射器针头混合,悬浮液中存在壳聚糖纳米颗粒。负载胰岛素的壳聚糖纳米颗粒是在含有胰岛素的 TPP 水溶液掺入壳聚糖乙酸溶液后自发形成的。壳聚糖纳米颗粒的大小为 300～400 nm,表面正电荷范围为 +25～+54 mV。在这项研究中,令糖尿病 Wistar 雄性大鼠口服不同剂量的胰岛素负荷壳聚糖纳米颗粒,通过监测其血浆的葡萄糖水平,研究了壳聚糖纳米颗粒增强胰岛素相对生物利用度和肠道吸收的能力。稳定的带正电荷的壳聚糖纳米颗粒的粒径在 250～400 nm 范围内,并且具有高达 80% 的胰岛素结合率。体外释放研究表明,初始爆发阶段壳聚糖纳米颗粒对 pH 敏感。壳聚糖纳米颗粒对肠道胰岛素的吸收比壳聚糖在体内水溶液中的更大。注意到在壳聚糖纳米颗粒中加载 21.1 IU/kg 胰岛素后,低血糖延长超过 15 h。该方式相对于皮下注射游离胰岛素溶液的平均生物利用度高 14.9%。在另一项研究中,研究了 TPP 和壳聚糖的离子凝胶化产生的壳聚糖纳米颗粒的不同配方,还研究了使用低分子质量(LMW)壳聚糖纳米颗粒制备的药物递送系统以及使用离子凝胶技术制备的单分散体。结果表明,LMW 壳聚糖纳米颗粒与红细胞具有良好的相容性,并且易于附着在红细胞膜表面。这表明 LMW 壳聚糖的红细胞负荷可用作潜在的血管药物递送系统。

复杂的凝聚技术以前用于制备壳聚糖-DNA 纳米颗粒。在壳聚糖存在下,磷酸基团和氨基以 8:3 的比例使用。该粒径分布优化到 100～250 nm 范围。壳聚糖-DNA 纳米颗粒有可能通过核酸酶的降解部分保护包封的质粒 DNA。还有学者提出了聚结和乳液-液滴聚结方法,他们利用了乳液交联和沉淀的原理。在这种方法中,不是在稳定液滴中交联,而是通过让小壳聚糖液滴与 NaOH 液滴聚合而生成沉淀。将含有壳聚糖水溶液和待装载药物的稳定乳液置于液体石蜡中。然后,用类似的方法制备另一种含有壳聚糖水溶液和 NaOH 混合液的稳定乳液。当两种乳液在高速搅拌下混合时,每种乳液的液滴都会随机碰撞。

使用反向胶束介质可以制备具有窄尺寸分布的超细聚合物纳米颗粒。这种颗粒可以使用反向胶束液滴的水芯作为纳米反应器来制备。这些非常狭窄且单分散的反向胶束微小液滴的直径通常在 1～10 nm 之间,这使它们成为药物递送研究中潜在且有前途的纳米颗粒。研究人员使用了一种在壳聚糖纳米颗粒中封装阿霉素-葡聚糖偶联物的方法。在该方法中,应用有机溶剂溶解表面活性剂以制备反胶束。此外,有学者着眼于传递大分子,对化学修饰的壳聚糖自组装成的纳米颗粒进行了几项研究。在碱性 pH 下,可溶性壳聚糖与聚乙二醇可以通过酰胺键产生自聚集。在磷酸盐缓冲盐水中孵育后,这些聚集体可以捕获胰岛素,因为未结合的壳聚糖单体与蛋白质的阴离子残基之间产生了静电相互作用。表 7-2 显示了关于壳聚糖纳米颗粒复合材料在药物递送系统中的一系列研究。

表 7-2 壳聚糖纳米颗粒复合材料在药物递送系统中的研究

壳聚糖纳米颗粒复合材料	使用目的	发现
负载 5-氟尿嘧啶的壳聚糖纳米球	输送用于癌症治疗的 5-氟尿嘧啶	这些稳定的纳米壳聚糖颗粒可以在肿瘤细胞中捕获和递送药物

壳聚糖纳米颗粒复合材料	使用目的	发现
负载胰岛素的壳聚糖-TPP纳米颗粒	为糖尿病患者提供胰岛素	壳聚糖纳米颗粒增强了胰岛素的相对生物利用度和肠道吸收,导致大鼠血糖水平降低
壳聚糖-DNA纳米颗粒	递送封装的质粒DNA	壳聚糖-DNA胰岛素保护包封的质粒DNA免受核酸酶降解
壳聚糖纳米颗粒与多柔比星-葡聚糖复合物偶联	递送包封的葡聚糖-多柔比星偶联物	这些纳米颗粒以良好的效率靶向肿瘤细胞
用异硫氰酸荧光素标记的壳聚糖纳米颗粒-牛血清白蛋白	荧光素的输送	这些纳米颗粒显示出在眼黏膜上皮细胞上递送药物的潜力

3.壳聚糖薄膜在给药系统中的应用研究

壳聚糖还用于制备药物输送系统的薄膜。使用壳聚糖制备的薄膜已被用于口服递送许多药物,例如葡萄糖酸氯己定、5-氟尿嘧啶、米托蒽醌、阿糖胞苷和紫杉醇。一些人员研究了由壳聚糖和有机累托石(OREC,层状硅酸盐)混合物制备的纳米复合薄膜的药物递送行为[10]。以不同质量比的壳聚糖和OREC(2:1、6:1、12:1、20:1、50:1)制备壳聚糖/OREC纳米复合材料薄膜,并溶于质量浓度为 0.02 kg/L 的乙酸水溶液中,得到质量浓度约为 0.02 kg/L 的壳聚糖/OREC纳米复合薄膜乙酸水溶液。所有薄膜在初始阶段显示出相同的药物释放能力,但几个小时后,与使用纯壳聚糖制备的薄膜相比,壳聚糖/OREC纳米复合材料薄膜释放速率变得缓慢。将壳聚糖和明胶溶液混合在一起以获得两种最终聚合物浓度 F_1(质量浓度为 0.01 kg/L)和 F_2(质量浓度为 0.02 kg/L),并研究了由混合物制备的薄膜用于药物递送的性能。结果表明,只有基于明胶的薄膜由于其溶解而实现了完全的药物释放。在 30 min 内,壳聚糖过量的胶片显示出更高的药物释放能力,药物释放率高达 83%,而含有大量明胶的胶片的药物释放率为 48%。

壳聚糖的薄膜被制备用于地塞米松递送[11],其中,地塞米松的加载量为 1.5%(质量分数)。之后,将薄膜在室温下在玻璃培养皿中干燥 1~3 d,直到获得单层薄膜。使用地塞米松进行模拟程序以实现双层膜形成。释放试验表明,地塞米松-壳聚糖薄膜是地塞米松的潜在缓释载体。还发现薄膜的释放时间比传统的眼部局部给药剂型长。此外,第二层壳聚糖膜显著改变了药物释放曲线。因此,单层地塞米松-壳聚糖膜可在数小时内释放地塞米松,双层地塞米松-壳聚糖膜可在数周内释放地塞米松,二者被认为是有前景的眼部给药载体。

此外,有人员研究了壳聚糖和PEG制备的薄膜的药物释放能力。在该研究中,以盐酸环丙沙星为模型药物,并在薄膜中掺入不同浓度的该药物[12]。PEG的浓度占薄膜总量的 2.0%、3.5%、5.5% 和 8.0%(均为质量分数)。盐酸环丙沙星(0.1 g 和 0.3 g)加载到薄膜中。从控释试验中发现,盐酸环丙沙星的释放量随PEG的增加而增加,随薄膜中药物负载量的增加而减少。然而,药物的累积释放量显著增加。壳聚糖-PEG薄膜也被发现对pH和离子强度敏感。在模拟的肠液中,观察到盐酸环丙沙星浓度从100%降低到71%,薄膜厚度从35 μm增加到85 μm。

二、海藻酸盐

(一)海藻酸盐简介

海藻酸盐分子是由α-L-古洛糖醛酸盐和β-D-甘露糖醛酸盐组成的一种线型聚合物(见图7-2)。当海藻酸盐中G-嵌段含量较高时,具有更好的凝胶性能;当海藻酸盐中M嵌段含量较高时,制备的水凝胶黏附性较强,并显示出较高的生物相容性。如果G-嵌段通过肩并肩形式连接起来,中间就会有1个菱形的孔洞,孔洞的大小非常适合与二价阳离子结合。由于Ca^{2+}在临床方面被认为是安全无毒的,因此含钙交联剂是应用最广泛的交联剂。聚合物凝胶和交联是通过古洛糖醛酸中的钠离子与二价阳离子的交换来实现的,并形成类似"蛋-盒"式的结构。海藻酸盐能够与二价阳离子(如Ca^{2+})发生相互作用,可以在温和的条件下形成海藻酸盐水凝胶,用作组织工程中的药物递送载体。海藻酸盐最常见的应用之一是在药物递送系统中用作赋形剂,即在各种药物制剂中用作稳定剂。

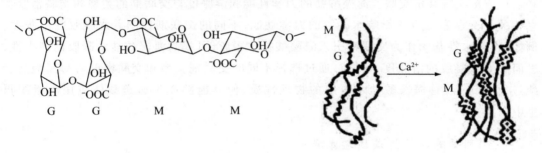

图7-2　海藻酸盐的分子结构

海藻酸盐的羧基在pH高于3~4时带负电,使海藻酸盐在中性和碱性条件下都可以溶解,促进了海藻酸盐的广泛应用。对于一些需要在肠道中优先吸收或在其他条件(如改性药物释放)下进行更多保护的药物,海藻酸盐是优选的聚合物。海藻酸盐的溶解性和pH敏感性使其成为给药系统中良好的生物材料。海藻酸钠是主要用于制药工业的海藻酸盐类型,可用于延长药物释放。在酸性环境中,藻酸羧基被质子化,从而限制药物的释放。在pH>6的条件下,海藻酸盐可以与Ca^{2+}交联,转换为凝胶;Ba^{2+}或Zn^{2+}也常用作交联剂。

海藻酸盐水凝胶通过构建伤口敷料应用于伤口愈合治疗。多项研究表明,包封在海藻酸盐水凝胶中的药物的生物利用度大于直接应用于病变部位的游离药物,从而提高了愈合伤口的功效。海藻酸盐水凝胶也广泛用于组织再生治疗和细胞包封。海藻酸盐还可用于构建用于细胞包封的胶囊,通常与细胞疗法相关,或者只是在更复杂的系统中创建细胞微培养物。例如构建了一种基于海藻酸盐的胶囊以掺入不同类型的细胞,将细胞包裹在海藻酸盐液化颗粒中,然后用壳聚糖和海藻酸盐涂覆。聚乳酸微粒与细胞共包被,以保护细胞存活,包被细胞具有较高的活力。目前,从海藻酸盐中获得的水凝胶作为组织工程和再生医学应用的合适材料具有一些优势。

海藻酸盐在纳米药物中的一些重要作用形式包括树状大分子、纳米晶体、乳剂、脂质体、固体脂质纳米颗粒、胶束和聚合物纳米颗粒,这些方式比传统药物具有包括疗效、安全性、理化性质和药代动力学/药效学特征在内的优势。

(二)海藻酸盐凝胶过程的交联方式

1.非共价交联

非共价交联的海藻酸盐水凝胶通常通过冻融、调节 pH、阴离子和阳离子聚合物来触发,交联过程温和且简单。海藻酸盐在 pH<3 时可以进行超分子组装,还可以与 Ca^{2+} 等多价阳离子交联形成水凝胶。该凝胶过程中没有共价键的参与,水凝胶内部主要通过相互作用相对较弱的作用力交联,如静电相互作用、氢键键合和疏水相互作用等。水凝胶网络的强度受到 pH、温度等因素的影响。同时,由于该过程没有外源性物质或者化学交联剂的参与,得到的水凝胶几乎无细胞毒性。

2.共价交联

海藻酸盐通过其游离的 —OH 和 —COO⁻ 官能团,与戊二醛和己二酸二酰肼等化学交联剂反应来实现共价交联。海藻酸盐的力学性能和溶胀度与交联剂的类型和交联密度息息相关。交联密度直接影响水凝胶的力学性能,不同的交联剂控制着水凝胶的溶胀度。例如,将亲水性基团作为交联剂引入海藻酸盐水凝胶,可提高海藻酸盐水凝胶的亲水性,进而影响水凝胶的溶胀度。目前,通过选择不同的交联剂类型和交联密度对海藻酸盐骨架进行修饰,改善海藻酸盐水凝胶的物理性质,使其能够作为递送载体应用于组织再生中。

(三)刺激响应性海藻酸盐水凝胶

1.温度响应性水凝胶

温度响应性水凝胶,如聚 N-异丙基丙烯酰胺是刺激响应性水凝胶的一种。将其置于水相介质中,可以在人体温度(32~37 ℃)附近发生可逆相变。在低临界溶解温度(LCST)以下,表现为亲水性,高于该转变温度,则变成疏水性,此时会导致明显的相分离,从而形成水凝胶。该水凝胶的缺点是疏水性差,在高于 LCST 时,显示出较差的弹性,并且几乎不含水。为了改善这一缺点以实现药物的定向递送,可以将单一的温度响应性材料接枝到海藻酸盐骨架上。

2.pH 响应性水凝胶

pH 响应性水凝胶,即能够通过调控 pH 来控制药物释放的水凝胶。海藻酸盐在酸性 pH 下交联形成水凝胶,而在碱性和中性 pH 时溶胀,交联断裂。因此可以通过调节 pH 使海藻酸盐发生不同程度的溶胀,然后按需释放药物。在 pH 响应的基础上,可以通过引入其他基团使水凝胶能够响应双重刺激,更好地控制药物递送。

3.光响应性水凝胶

光响应性水凝胶,即通过在生理环境中改变光强度和曝光时间来改变水凝胶的交联度,从而调节其力学性能、溶胀度以及降解速率。当暴露于紫外线或可见光时,具有烯酸酯、甲基丙烯酸酯等光引发基团的亲水/水溶性聚合物的均相键发生断裂,从而产生自由基,该自由基能够催化交联反应的发生。

(四)海藻酸盐水凝胶在组织再生中的应用

1.作为递送载体用于伤口愈合

伤口愈合是一个复杂且持续的过程,受多个因素影响。伤口愈合过程可分为三个重叠的阶段,即炎症、新组织生成和重塑。基于海藻酸盐的水凝胶是应用于伤口愈合的理想材料,其中海藻酸盐可以为伤口提供潮湿的微环境,促进重新上皮化和肉芽组织的形成,从而加快伤口闭合。而基于海藻酸盐的水凝胶在与伤口渗出液接触时由于与体液交换离子而部分溶解,导致形成可溶的凝胶结构,保护伤口免受细菌感染,还能够提供湿润的微环境,促进上皮形成和颗粒化,从而加速伤口愈合。

炎症反应是伤口愈合的第一阶段,其主要是由坏死组织或病原微生物的感染引起的,是受伤后伤口的一种保护性反应,发生在伤口形成后的2~3 d内。由于海藻酸盐水凝胶本身去除病原微生物的能力较弱,因此在使用过程中可能出现伤口感染,可以通过携带抗生素、杀菌剂等物质来减轻炎症反应。新组织生成是伤口修复的第二个阶段,发生在损伤产生后的2~10 d,包括通过角质形成细胞修复上皮细胞、通过血管生成调节剂产生新的血管以及形成主要由胶原蛋白组成的肉芽组织。为此,在新组织形成阶段,通常通过递送bFGF、PDGF、VEGF、TGF-β等蛋白质来加速伤口修复。

2.作为递送载体用于骨再生

创伤、感染、肿瘤、骨髓炎以及各种先天性疾病是导致骨缺损的重要原因,而修复骨缺损的理想方法就是原位诱导成骨。这可以通过将可分化形成骨组织的干细胞加载到可注射的海藻酸凝胶支架中实现,也可以通过递送细胞因子等蛋白质治疗疾病。

3.作为递送载体用于心脏再生

心血管疾病包括心肌梗死(MI),是全球范围内死亡率和发病率较高的疾病之一,目前心脏再生已成为一种有希望的解决方案。在各种天然、合成材料中,海藻酸盐及其水凝胶在心脏再生中具有独特的优势。海藻酸盐水凝胶可以替代心肌梗死后受损的细胞外基质(ECM),并为心脏提供必要的机械支持。同时,它们可用作微孔三维纤维支架,为移植细胞和细胞因子提供合适的微环境,从而提高移植细胞的存活率。它们还可以用作生物活性分子的载体,以增强心脏自我修复和心肌梗死后的内源性再生。目前,海藻酸盐水凝胶产品已进入临床前试验阶段,在心脏再生中具有极好的应用和发展前景。

4.海藻酸盐-壳聚糖共混药物载体材料

带正电的壳聚糖能与多糖聚阴离子形成聚电解质复合物,也可以制备成微球或微囊广泛应用于药物控释领域(见图7-3)。海藻酸钠是在褐藻中提取出来的水溶性阴离子多聚糖,能与壳聚糖通过阴/阳离子静电吸引生成聚电解质复合微纳米凝胶,该凝胶表现出不同的亲疏水性,以及在不同介质环境下的收缩或溶胀能力。利用凝胶的这些特性,将其用作药物、蛋白质等活性物质的载体,可以提高活性成分的稳定性或延长其持效期。

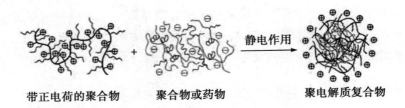

带正电荷的聚合物 　　　 聚合物或药物 　　　 聚电解质复合物

图 7-3 　通过聚电解质复合法制备载药纳米粒子

（五）海藻酸盐在给药途径中的应用

海藻酸盐已被广泛用于通过口服、肠胃外、肺部和透皮途径递送药物。使用海藻酸盐作为单一聚合物或组合聚合物，已经研究了槲皮素、异烟肼、利福平、环丙沙星、牛胰岛素和慢病毒载体的控制或持续释放递送。所有制剂均显示出药物包封率增加，溶出度和生物利用度增加，药物降解减少。一些包封在海藻酸盐聚合物中的化疗剂靶细胞穿透性增强。抗原包裹的海藻酸盐免疫反应增强。海藻酸盐也被广泛研究用于肺部药物输送。紫杉醇-海藻酸盐微粒增加了药物的位点特异性功效，同时降低了毒性。使用海藻酸盐和PLGA聚合物，研究了用于肺癌治疗的顺铂和多柔比星的可吸入颗粒给药。基于海藻酸盐的牛血清白蛋白和卡介苗疫苗已被用于研究较小的可吸入疫苗的效力保护和增强免疫效果。海藻酸盐在用于伤口敷料或伤口愈合的透皮给药中的应用显示出海藻酸盐能有效地产生高孔隙率和持续释放，并能抑制预感染。

1. 用于黏膜给药的基于海藻酸盐的杂化气凝胶微粒

将海藻酸盐制备成球形介孔气凝胶微粒，具有较大的比表面积和较强的粘接性能，用于黏膜药物递送，在微粒上装载了酮洛芬和槲皮素，实验结果表明海藻酸盐基气凝胶微颗粒具有黏膜给药应用的潜力[13]。

2. 用于眼部给药的海藻酸盐

为了开发潜在的眼部给药系统，黏膜黏附微球是延长药物在眼部滞留时间、增加生物利用度的最佳途径之一。因此，一些研究人员致力于克服眼部给药的局限性。壳聚糖-海藻酸钠微球或其他聚合物包裹的眼用药物已被广泛研究。所制备的海藻酸钠微球粒径范围适合眼用，能够提高治疗效果。

3. 用于干细胞递送的海藻酸盐

海藻酸盐作为聚合物已经用于干细胞研究。例如，从海藻酸盐微珠中控制释放大鼠脂肪来源的干细胞、使用海藻酸盐和透明质酸盐水凝胶中的软骨细胞进行软骨再生等[14]。

（六）制备用于药物递送的海藻酸盐微米/纳米颗粒的各种技术

近年来，已经开发了各种方法来制造生物活性物质的药物递送颗粒。使用超疏水表面，有可能产生适合作为药物传递系统的聚合物颗粒。这种方法可以将药物装入球形结构中，包封率接近100%。另一种合成颗粒的策略依赖于复合，基于中性和碱性 pH 下的海藻酸盐、生物活性剂和其他种类的天然聚合物如聚阳离子壳聚糖之间的静电相互作用。

海藻酸盐纳米粒子的几种制备技术介绍如下:

1.酰胺化法制备寡肽侧链海藻酸盐

通过酰胺化方法,在不同的寡肽/海藻酸钠单元摩尔比下,将海藻酸钠接枝到寡肽上,成功合成了蜂毒肽靶向药物载体。形成的寡肽-海藻酸盐纳米颗粒的平均尺寸随着寡肽含量的增加而减小,表明寡肽侧链之间的分子存在相互作用。研究结果证实,海藻酸盐中寡肽侧链的衍生为蜂毒肽提供了特异性结合位点,从而使其在癌症化疗中发挥出有效的作用。

2.乳化和离子凝胶化法制备壳聚糖/海藻酸盐纳米粒子

姜黄素-二谷氨酸(CG)是包封在壳聚糖/海藻酸盐多糖基纳米颗粒中的姜黄素前药[15]。采用O/W乳化法和离子凝胶法制备载CG壳聚糖/海藻酸盐纳米颗粒,并利用响应面法优化了制备条件。与CG在水中的分散体相比,负载CG的壳聚糖/海藻酸盐纳米颗粒显示出更好的稳定性。纳米颗粒显示出缓慢的累积释放,释放模式主要由聚合物材料的扩散和侵蚀控制。载有CG的壳聚糖/海藻酸盐纳米颗粒在人上皮性结肠直肠腺癌(Caco-2细胞)中显示出较高的体外细胞摄取,并且对Caco-2、人肝癌细胞(HepG2)和人乳腺癌细胞(MDA-MB-231)显示出较好的抗癌活性。

3.海藻酸盐/壳聚糖纳米颗粒用于维生素B_2的控制释放

研究人员使用离子型聚电解质预凝胶,用海藻酸盐/壳聚糖纳米颗粒包封维生素B_2[16]。海藻酸盐/壳聚糖纳米颗粒粒径为(104.0 ± 67.2)nm,聚合物分散性指数(PDI)为0.319 ± 0.068,包封率和负载容量值分别为$55.9\%\pm5.6\%$和$2.2\%\pm0.6\%$。在5个月期间的纳米颗粒大小和PDI显示,维生素B_2加载纳米粒子是稳定的。

4.营养药物纳米传递系统

海藻酸钠在植物油中乳化/内凝胶化制备海藻酸钠纳米/微球表面活性剂,随后添加$CaCl_2$,导致颗粒硬化[17]。在较高的油和表面活性剂含量、较高的$CaCl_2$物质的量浓度和较低的海藻酸盐浓度下,纳米颗粒的尺寸减小。此外,包封率与纳米颗粒的尺寸成反比。

5.环丙沙星的海藻酸盐/壳聚糖控释制剂

研究人员用乳化技术结合内部凝胶化方法将环丙沙星装载在海藻酸盐珠中[18]。负载环丙沙星的海藻酸盐珠的流体动力学直径和zeta电位分别为160 nm和-32 mV,负载环丙沙星并覆盖壳聚糖的海藻酸盐珠的流体动力学直径和zeta电位分别为240 nm和$+14$ mV。研究发现,用聚阳离子(如壳聚糖)覆盖海藻酸盐微珠可以减缓药物释放,从而形成pH敏感的混合控释系统。由于在低pH溶液(胃条件)中,药物从海藻酸盐珠中释放受到限制,因此包裹有壳聚糖的环丙沙星的海藻酸盐珠可以作为有效的口服药物递送系统。

用于生产海藻酸盐纳米颗粒的各种技术列于表7-3中。

表7-3　用于生产海藻酸盐纳米颗粒的各种技术

药物	聚合物	方法	大小	主要发现
重组体乙型肝炎表面抗原	海藻酸钠	离子交联	80~400 nm	尺寸和表面电荷的调整可以通过调整聚合物比例

药物	聚合物	方法	大小	主要发现
姜黄色素	海藻酸盐、壳聚糖和普朗尼克	离子凝胶化	(100±20)nm	成功制备了复合纳米颗粒
阿霉素	海藻酸盐和壳聚糖	新型离子凝胶化方法	100 nm	壳聚糖-海藻酸钠纳米颗粒比壳聚糖纳米颗粒具有更高的zeta电位和包封效率
透明质酸	壳聚糖和海藻酸盐	离子凝胶化	100 nm	低温保护剂为纳米颗粒提供了稳定性
妥布霉素	海藻酸盐和壳聚糖	等温滴定	±500 nm	高存活率和低毒性
氧化锌	海藻酸盐	逐滴泵送	120~236 nm	通过增加纳米复合材料的用量和接触时间,改善了ZnO-海藻酸盐珠对耐药细菌的灭活效果
姜黄素负载玉米蛋白	酪蛋白酸钠和海藻酸钠	液体-液体分散和包装	69.3~94.5 nm	成功地提高了包封效率和控释能力
反式肉桂醛	壳聚糖海藻酸盐	离子凝胶化和聚合电解质络合技术	166.26 nm	体积小,包封效率高
京尼平	银纳米粒子(AgNPs)-已加载明胶中的海藻酸盐脚手架	电喷雾和冻干	154~171 μm	AgNPs负载的海藻酸盐珠嵌入明胶支架,肿胀和体重减轻行为增加,作为伤口敷料无毒
万古霉素和甘油基三棕榈酸酯	油酸(OA)、壳聚糖(CHT)及海藻酸钠	高温高压均化作用、声波降解法	(202.5±3.81)nm (250.9±9.04)nm	棒状脂质聚合物杂化纳米颗粒(LPNs)具有合适的尺寸、PDI、zeta电位,较高的包封效率和抗菌活性
乳糜微粒(CM)-甲壳素	聚吡咯/海藻酸钠	氧化聚合和模板	[(117~217)±17]nm	分散体的负黏度变化导致体积海藻酸盐浓度降低

三、透明质酸

(一)透明质酸简介

透明质酸由D-葡萄糖醛酸和N-乙酰葡萄糖胺双糖单元重复连接而成(见图1-21)。在一些海洋动物组织(如鱿鱼眼、鲨鱼皮和鲸鱼软骨)中存在含量丰富的HA。HA具有良好的生物相容性、生物可降解性。透明质酸受体CD44被发现在上皮细胞、造血细胞和神经元细胞表面低表达,但在许多肿瘤细胞中过表达。此外,透明质酸的某些基团(如羟基、羧基和N-乙酰基)适合进行化学改性。因此,透明质酸及其衍生物作为药物载体有助于药物增稠、缓释、透皮吸收,提高药物靶向性。

细胞毒性药物与大分子物质偶联可以改善药物的药代动力学谱,延长药物分布、消除时间。此外,药物从载体的缓慢释放使得药物以较高的浓度和较低的血浆药物浓度留在肿瘤组织中。透明质酸和药物偶联物已被证明具有在肿瘤部位聚集和受体介导的内吞作用的双重优势。透明质酸及其衍生物已广泛应用于各种给药系统,如纳米颗粒给药系统、凝胶给药系统、阳离子聚合物基因载体系统、纳米乳液给药系统、聚电解质微胶囊给药系统、微球给药系统、薄膜给药系统等。表7-4给出了一些透明质酸应用示例。

表7-4　透明质酸应用示例

加药系统类型	装载药物	体内特征
透明质酸甲基纤维素水凝胶	胰凝乳蛋白酶、IgG、尼莫地平	28 d缓释,亚微米颗粒,药物缓释2~3 d
透明质酸微球	重组人胰岛素	延长药物在体内的保留时间和半衰期
透明质酸-异丁酸氨基乙酯纳米凝胶	胰岛素、GLP-1、EPO	释药受凝胶交联密度和降解速率的影响,且具有缓释特性
硫代透明质酸微水凝胶	EPO	7 d内药物释放稳定,血药浓度高于0.1 g/L

(二)透明质酸作为药物载体

HA在溶液中通过分子间相互作用交织成网,对药物分子起到生物黏附作用,使药物扩散速率大大减小,从而延长药效。因此,HA非常适宜用作药物载体材料。

HA具有多个特异性受体,其中CD44受体能在多种癌细胞表面过表达,HA可以与癌细胞表面的CD44受体特异性结合。因此可以使用HA将各种抗癌药物靶向递送至癌细胞内,达到药物靶向治疗的目的。HA针对的CD44过表达肿瘤有乳腺癌、结肠直肠癌、肝癌和胰腺癌。

(三)透明质酸分子质量

HA的分子质量大小影响其生物功能,根据分子质量大小,可以大致划分为三类(见图7-4):

(1)透明质酸寡糖(oHA,<25个双糖单元)。

(2)低分子质量透明质酸(LMWHA,10~100 kDa)。

(3)高分子质量透明质酸(HMWHA,>100 kDa)。

在肿瘤发展和转移过程中,oHA和HMWHA表现出抑制肿瘤生长和转移的作用,而LMWHA可加速肿瘤的发展和转移。

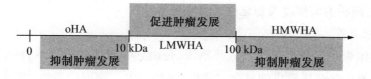

图7-4　透明质酸分子质量划分

（四）透明质酸的纳米药物递送系统

基于透明质酸的纳米系统,可以分为HA-药物偶联物、HA表面修饰纳米粒、HA纳米胶束、HA纳米凝胶以及HA聚合物纳米粒,如图7-5所示。

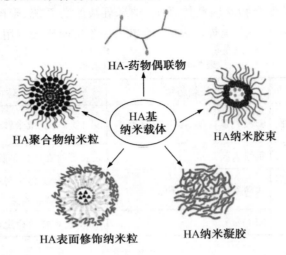

图7-5　透明质酸纳米药物类型

1. HA-药物偶联物

HA-药物偶联物是利用可消除的化学键将药物与HA偶联制备成前药,以改善药物的溶解度和药动学性质。HA主链上具有羧基、羟基和酰氨基等可修饰化学官能团,可以保证不同的抗肿瘤药物通过化学键与HA偶联制备前药。

小分子抗肿瘤药物除了可以和HA直接偶联外,还可以通过功能性交联剂偶联制备HA-药物偶联物,如含二硫键的交联剂。由于二硫键的存在,纳米粒被肿瘤细胞中高浓度的谷胱甘肽降解,从而加快药物的释放。根据肿瘤微环境特点,采用不同的交联剂,可以更好地调节药物释放速率,为HA-药物偶联物的制备提供更多选择。

2. HA表面修饰纳米系统

HA作为表面修饰材料对脂质体、碳纳米管、树枝状大分子等纳米粒子进行修饰,不仅可以提高纳米制剂的靶向性,而且可相对延长药物的体内循环时间。

3. HA纳米胶束

HA化学结构中存在多个活性官能团,可将不同的疏水链修饰到HA骨架上,以获得两亲性HA衍生物,在溶液中自组装成核-壳结构的胶束,将难溶于水的抗肿瘤药物包载进疏水核心,提高药物的溶解度及稳定性。

4. HA纳米凝胶

纳米凝胶作为一种新型的纳米载药系统,是由含多官能团的亲水性或者两亲性聚合物通过物理或者化学交联形成的具有溶胀性、小粒径的三维网状系统,可将药物包封于其内部结构中,避免药物被外界环境破坏。

5. HA聚合物纳米粒

纳米粒具有粒径小、载药量高、控制药物释放、肿瘤靶向性及体内循环时间长等优点。作为治疗肿瘤的生物疗法,siRNA的血清稳定性差、先天免疫反应和靶向性差限制了siRNA的广泛应用。透明质酸纳米粒作为一种新型载体系统,可有效地包载siRNA,增强其血清稳定性、靶向性和基因转染效率(见表7-5)。

表7-5　基于透明质酸的纳米载药递送系统

制剂类型	载体组成	研究药物	动物模型
HA-药物偶联物	HA	紫杉醇	肝癌
HA-药物偶联物	HA	喜树碱	乳腺癌
HA表面修饰纳米系统	HA,胆固醇半琥珀酸酯	多西他赛	乳腺癌
HA表面修饰纳米系统	HA,卵磷脂,胆固醇	丝裂霉素C	实体瘤、肺癌、转移性肺癌
HA表面修饰纳米系统	HA,氧化铁	阿霉素	—
HA表面修饰纳米系统	HA,介孔二氧化硅	阿霉素	—
HA纳米胶束	HA,脱氧胆酸,组氨酸	紫杉醇	异种移植乳腺癌
HA纳米胶束	HA,聚组氨酸,TPGS	阿霉素	异种移植乳腺癌
HA纳米凝胶	HA-巯基	siRNA	
HA纳米凝胶	HA,聚(β-氨基酯)	吲哚菁绿	—
HA聚合物纳米粒	HA,甲基丙烯酸二甲胺乙酯	siRNA	鳞状细胞癌、黑色素瘤
HA聚合物纳米粒	HA,聚乳酸-羟基乙酸共聚物	阿霉素,环巴胺	乳腺癌
HA聚合物纳米粒	HA,5β-胆烷酸	Cy5.5	鳞状细胞癌
HA聚合物纳米粒	HA,5β-胆烷酸,聚乙二醇5000	Cy5.5	鳞状细胞癌

使用透明质酸载药纳米粒有以下优点:增强药物的水溶性和体外稳定性;使药物具有靶向性;有效避免因过量蓄积而引发的不良反应。

(五)透明质酸用于局部/透皮给药

HA在局部和透皮给药应用中具有许多独特的优势。图7-6总结了一些利用HA在药物递送系统中通过皮肤有效递送HA本身或其他靶向分子的研究。

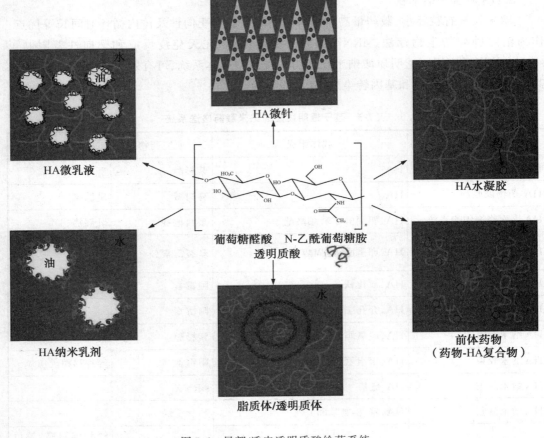

图7-6　局部/透皮透明质酸给药系统

1. 水凝胶

HA具有独特的结合和保留水的能力，在水溶液中形成高黏弹性凝胶。水凝胶的制备方法有几种，包括聚合物之间的物理相互作用（例如纠缠、静电和结晶形成），聚合物链之间通过化学反应连接，聚合物链之间通过电离辐射连接，产生主链自由基形成交联结。HA在水凝胶中主要用作凝胶剂，要达到最佳的给药效果需要考虑很多因素，包括分子质量、浓度等。此外，通过对HA的活性官能团（如葡萄糖醛酸、羧酸、羟基和N-乙酰基）进行化学修饰，可以改变和优化HA的疏水性和生物活性。

研究人员用一系列不同质量浓度（0.005 mg/L、0.01 mg/L、0.015 mg/L、0.02 mg/L）的透明质酸（800～1000 kDa）形成水凝胶，然后在水凝胶中加入黄芩苷纳米晶体（BCA-NC）。通过对小鼠腹部皮肤进行体外渗透研究，评估不同浓度HA对渗透效果的影响。结果表明，在12 h内，含有0.005 mg/L和0.01 mg/L HA的凝胶的渗透性明显高于0.015 mg/L和0.02 mg/L的凝胶，这是由于凝胶的黏度较低。因此，重要的是要平衡使用高分子质量HA来创建凝胶网络的好处与坏处，这可能有助于提高生物黏附性，以及在高浓度使用时可能导致的高黏度挑战，这可能会限制活性物质在网络中的扩散速度，从而限制渗透效果。通过研究不同分子质量的HA（5 kDa、100 kDa、1 MDa）对牛血清白蛋白(BSA)皮肤吸收的影响,发现5 kDa的HA由于其优异的水化能力、与角蛋白结构的相互作用以及蛋白质和HA的共同转运,其促渗透作用最为有效。在另一项研究中也发现了类似的结果,低分子质量(约20 kDa)的HA表现出优异的渗透性能。

2.纳米乳液

纳米乳液是一类多相胶体分散体,粒径通常在20~200 nm之间。它们主要由油相、乳化剂和水相组成。制备纳米乳液的方法主要有高能乳化和低能乳化两种。高能乳化包括高剪切高压均质、超声乳化、微流态化、膜乳化等。低能乳化包括相变温度乳化、乳化反转点和自发乳化。在这一领域,HA被用于与另一种提供烷基、氨基的分子缀合,以改变其疏水性,或被用作类似于水凝胶的递送系统中的凝胶剂。研究人员通过酯键将GMS偶联到HA(约10 kDa)上。将二氯甲烷、Tween 80和Span 20混合物、维生素E等分散相滴入连续相,脉冲超声两次制备纳米乳液。以大鼠皮肤为对照,与乙醇溶液相比,配方中维生素E的体外渗透效率提高了约60倍。利用HA制备了负载Azelaic酸(AzA)的纳米乳液,用于治疗色素沉着性皮肤病。将山梨醇单油酸酯、泊洛沙姆407和BHT一起加入米糠油中,将HA和乙二酸钠溶解在水中,然后将两相结合并均质。根据对猪耳皮肤的体外渗透研究,不含HA的纳米乳液(NAzA-b)比含HA的纳米乳液(NAzA-a)的渗透速度更快,但NAzA-a表现出更好的皮肤保留特征,特别是在表皮层,这主要是由于HA对黑色素细胞上CD44受体的亲和力。利用改性HA(约300 kDa)制备了丁哌卡因(BPV)负载的纳米结构脂质载体(NLCs),以提高透皮麻醉效果,结果表明,设计的HA基给药系统累计渗透量较高。HA的增强特性主要是由于其两亲性,其中亲水区域促进水化作用扰乱角质层,疏水区域促进渗透。

3.微乳液

与纳米乳液相比,微乳液(ME)可以通过在特定温度下将主要相混合而制备,而不需要额外的外部能量。与纳米乳液类似,HA在微乳液中主要作为共轭后的乳化剂或凝胶剂使用。以HA(200~400 kDa)为凝胶剂开发ME水凝胶,并将ME水凝胶用于体外小鼠腹腔皮肤渗透的研究表明,ME水凝胶显著增强了两种活性物质的透皮传递。

4.前体药物

前体药物策略通常用于增加药物的亲脂性。与HA及其衍生物偶联可增强药物的吸收和渗透。此外,HA及其衍生物形成的缀合物在靶向传递和缓释方面表现出优势。HA有许多官能团,在形成共轭物时很容易被修饰。研究人员制备了HA(约100 kDa)-人生长激素(hGH)缀合物,以开发一种新的受体介导的蛋白质药物传递系统。首先,HA与高碘酸钠反应得到醛改性HA;其次,将醛改性HA与hGH在室温下进行24 h的共轭反应;最后,通过透析进一步纯化所形成的共轭物。用荧光显微镜观察5周龄小鼠体内的渗透液,由于与表皮层细胞HA受体的亲和性以及与真皮层成纤维细胞上hGH受体的亲和性,结合物能够递送到小鼠的表皮和真皮层。因此,该系统展现出了广阔的应用前景。HA可作为凝胶剂用于微乳液、脂质体和水凝胶的制备。HA缀合物在不同的相互作用下形成,包括共价键和非共价键,如疏水相互作用、氢键、静电相互作用等。改性的HA缀合物可用于纳米乳液的稳定。在脂质体/透明质质体的制备过程中,HA或在超声处理前与表面活性剂混合,或在脂质体形成后添加。HA可在水相中自由分布,少量低分子质量HA被包裹在内部亲水区域中。

5. 微针

微针(MN)装置由微米大小的针组成,排列在一个小贴片上。当使用MN时,皮肤会暂时被破坏。它能够成功绕过屏障层直接到达表皮或真皮层上层。

HA是制备微针的合适材料,因为它具有生物相容性和可生物降解性。另外,由HA制成的微针用途广泛,能够装载各种形式的配方,包括纳米结构脂质、肽溶液等。值得注意的是,高分子质量的HA微针在穿透皮肤后溶解缓慢,因此通常添加诸如PVP之类的添加剂来增强溶胀和溶解以释放活性物质。研究人员通过微模压技术制造了锰来输送胰岛素。体外和体内研究均证实了HA-Mn给药系统的安全性、稳定性和给药效果。同样,研究人员将纳米结构脂质载体(NLC)纳入HA形成的微针中。为了获得NLC微针,将NLC分散体与HA(约29 kDa)溶液混合,然后放入羧甲基纤维素基板中进行干燥,生成刚性结构。作为一种生物相容性和可生物降解的材料,HA在涂抹后能够快速溶解在皮肤的细胞外液中并释放NLC。由于HA和NLC的优势,靶向活性物质能够传递到表皮和真皮层。HA微针贴剂被证明比HA精华能够更有效地输送HA。因此,它可以显著改善皮肤弹性,减少皱纹。

为了避免HA的降解,可以将交联HA作为制作微针贴片的基料,因为非交联HA容易水解降解。HA首先用1,4-丁二醇二缩水甘油醚在氢氧化钠溶液中交联,然后透析,采用微成型工艺制备微针,HA降解率明显降低。另外利用鼓风拉伸风干工艺(DAB)制备了HA基微针,以避免可能危及活性分子生物活性的恶劣条件。这种独特的输送系统由顶层和聚合物基础层组成。采用双层结构制造的微针能高效率地释放药物,因为顶层的针头表面积比底层更大,能到达皮肤更深的区域。在顶层添加活性物质和添加剂(聚乙烯醇吡咯烷酮,PVP)以增强药物释放动力学,当载体HA溶解在皮肤下面时,可以释放更多的活性物质。

6. 脂质体

脂质体主要由磷脂组成,磷脂在水相中分散时会形成膜。脂质体可根据不同的制备方法进行分类,包括反相蒸发、薄膜水化、洗涤剂消耗等;根据大小分为小、中、大;基于层状的结构,包括单层、寡层和多层囊泡。脂质体具有包封和传递亲脂性和亲水性活性物质的能力,其中亲脂性活性物质保留在脂膜中,亲水性活性物质保留在水相中。透明质酸脂质体是通过在水相中加入透明质酸对传统脂质体进行修饰而开发出来的,它具有良好的皮肤渗透和凝胶能力。

HA通常用作凝胶剂,通过与水的相互作用或阳离子脂质体与HA的静电相互作用来限制脂质体的流动性,或与活性物质形成缀合物来增强溶解度。在透明质酸脂质体的制备过程中,HA或在超声处理前与表面活性剂混合,或在脂质体形成后添加。充分水化的HA可以自由分布在水相中,少量的小分子质量HA被包裹在亲水性区域内。

研究人员采用微流态化方法设计了阳离子弹性脂质体,以HA(8~15 kDa)配合物装载低分子质量鱼精蛋白(LMWP)和生长因子(GFs),以增强GFs的经皮吸收。当GFs与透明质酸形成复合物时,观察到其对促进成纤维细胞增殖和前胶原合成结果的协同作用,并且所设计的脂质体加速了创面闭合速率,显著减小了创面大小。

为了将亲水的HA输送到皮肤深层,研究人员采用传统的旋转蒸发法制备了脂质体,分别进行了猪皮体外透皮实验和小鼠体内透皮实验。实验结果证实,与脂质体联合使用可显著提高亲水HA的皮肤吸收性能。

(六)药物释放与透明质酸纳米系统内外部环境差异的关系

1. pH敏感性

透明质酸纳米系统在酸性环境中会有更强的释放。鉴于人体的生理pH是7.4,而溶酶体最适环境的pH是5.5,因此酸性条件下激活药物释放有利于药物传递到靶向肿瘤细胞。

2. 氧化还原敏感性

在肿瘤研究中,胶束药物递送策略常见疏水药物释放缓慢和对靶位点缺乏特异性两个缺点,导致药物副作用增强,同时限制其抗肿瘤效果。如图7-7所示,共聚物通过二硫键连接,可获得具有氧化还原敏感性的纳米胶束,该胶束中的二硫键在高谷胱甘肽水平下快速断裂,可实现药物的控制释放。

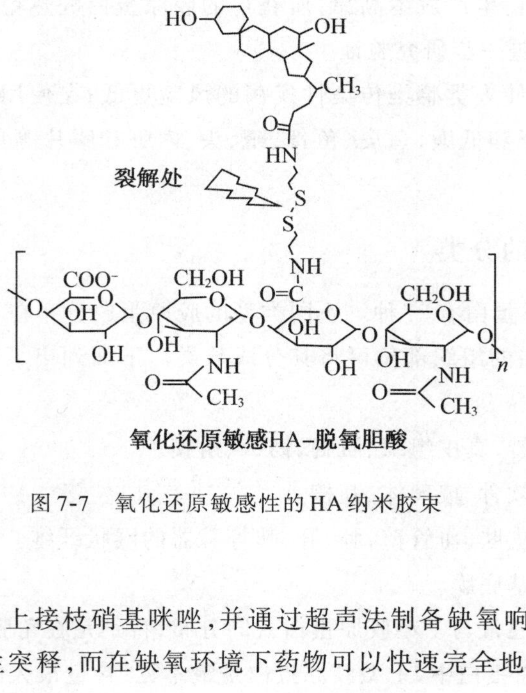

氧化还原敏感HA-脱氧胆酸

图 7-7　氧化还原敏感性的 HA 纳米胶束

3. 高强度聚焦超声

通过酰胺反应在HA上接枝硝基咪唑,并通过超声法制备缺氧响应型聚合物胶束,在常氧环境下药物不会发生突释,而在缺氧环境下药物可以快速完全地释放。

4. HA酶

HA酶是一组降解HA的内源性糖苷酶的总称,通过作用于 β-1,4-糖苷键将高分子质量HA降解为低分子质量HA。乳腺肿瘤细胞内部含有高浓度的HA酶,可以将以HA为基础的药物载体快速降解,释放药物并作用于肿瘤细胞。

第二节 海洋蛋白与药物递送系统

一、胶原蛋白简介

胶原蛋白是动物体内含量最丰富的一类三维结构高分子质量蛋白质。胶原蛋白是细胞外基质的结构蛋白,在动物体内主要起到结构支撑的作用,是构成皮肤、骨、软骨等组织结构的重要组成部分。

胶原蛋白在水产动物体内的含量高于陆生动物,而鱼皮中的胶原蛋白含量最高可超过其蛋白质总量的80%,较鱼体的其他部位要高许多。

二、胶原蛋白的来源及特点

陆生哺乳动物:可能携带疯牛病、口蹄疫、禽流感等人畜共患的传染性疾病病毒;猪胶原蛋白在伊斯兰教、犹太教信仰地区的应用也受到较大限制。

重组人胶原蛋白:生产成本高昂,所获得的胶原蛋白的热稳定性差,胶原蛋白的生物相容性、安全性还需进一步研究验证。

海洋胶原蛋白:使人类感染传染性疾病的风险更低;在使用上不受宗教信仰的约束;原料来源也更为广泛和低廉,鱼皮、鱼骨、鳍、头、内脏和鳞片等鱼类加工废弃物约占鱼质量的75%。

三、胶原蛋白的分类

目前已知的胶原蛋白有27种。不同类型的胶原蛋白分布在不同的组织中。根据胶原蛋白的特异性及存在的组织部位可将其分成数类。下面列出了较常见的5种胶原蛋白及其富集的脏器组织。

Ⅰ型胶原蛋白:骨、真皮组织、肌腱、韧带、角膜。

Ⅱ型胶原蛋白:软骨、玻璃体、髓核。

Ⅲ型胶原蛋白:皮肤,血管壁,肺、肝、脾等脏器的网状纤维。

Ⅳ型胶原蛋白:基底膜。

Ⅴ型胶原蛋白:通常与Ⅰ型胶原蛋白共同分布,特别是在角膜中。

在所有27种胶原蛋白中,Ⅰ型胶原蛋白是最常见、含量最大的一类胶原蛋白。

四、影响胶原蛋白纳米颗粒的载药率以及药物释放的因素

影响胶原蛋白纳米颗粒的载药率以及药物释放的因素有交联程度、溶解性、黏度、生物稳定性和生物降解性。

五、胶原蛋白与缓释剂

缓释剂是指能够延缓药物释放、持续释药 8 h 以上的一类制剂。许多缓释剂因控释材料的生物相容性不好而受到限制。胶原蛋白材料不仅生物相容性好,而且可通过降解机制控制药物释放速度。在药物缓释剂中,胶原蛋白或变性胶原蛋白主要被用作药物载体、赋形剂或缓释壳层等,缓释系统的形式有多种,如膜、海绵、片、微胶囊等。

六、胶原蛋白药物递送系统

1.基于胶原蛋白的小分子质量药物递送系统

胶原蛋白由于良好的生物相容性被广泛用作伤口愈合的辅助物。例如,研究人员构建了一种基于胶原蛋白水凝胶的药物递送系统,以延长抗生素的抗菌活性,其中掺入了经典的纳米粒子,即二氧化硅纳米粒子。此外,当负载不同的抗生素时,所获得的药物递送系统表现出不同的释放动力学,其中使用了两种抗生素:庆大霉素和利福霉素[19]。载有庆大霉素的二氧化硅纳米颗粒的胶原蛋白水凝胶在 7 d 内表现出惊人的药物持续释放能力,而其结构和力学性能没有任何变化。由于药物和纤维之间的不同吸附,负载利福霉素的材料作用效果相对较差。

2.基于胶原蛋白的蛋白质药物递送系统

胶原蛋白具有一系列作用位点,可以与蛋白质结合,从而提供保护蛋白质的屏障。研究人员构建了一个长期靶向释放碱性成纤维细胞生长因子(bFGF)的给药系统[20]。在该系统中,bFGF 首先被胶原蛋白包裹形成带正电荷的复合物,该复合物可以进一步与带负电荷的肝素结合。这种双亲和传递系统可以保护 bFGF 免受外界刺激的降解。体外释放试验表明 35 d 达到释放平衡,体内试验表明该材料能诱导血管生成和促进细胞增殖。

3.基于胶原蛋白的基因药物递送系统

基因传递技术是为了修复不正确的基因组基因而建立的。然而,在细胞内引入基因试剂从来都不是一件容易的事情。胶原蛋白可以保护核酸免受核酸酶或其他刺激而快速降解,因此广泛用作基因递送的载体。更重要的是,胶原蛋白药物递送系统的长期释放行为可以避免高剂量下的免疫抑制以及淋巴细胞活化。

4.基于胶原蛋白的智能药物递送系统

胶原蛋白还可用于构建刺激响应材料以及多功能材料。研究人员合成了一种胶原蛋白-聚丙烯硫醚(PPS)复合微载体,作为递送治疗剂的平台[21]。Ⅰ型胶原蛋白对金属蛋白酶(MMP)敏感,聚丙烯硫醚是以硫的存在为特征的人造聚合物,其经历了活性氧(ROS)响应的溶胀开关,从而确保了复合材料的双重刺激触发行为。在 72 h 的时间范围内,胶原蛋白-PPS 颗粒在生理环境中表现出 ROS 浓度依赖性。

第三节　海洋无机材料与药物递送系统

一、羟基磷灰石

(一)羟基磷灰石简介

羟基磷灰石是动物和人类硬组织的主要无机成分,其晶体结构如图7-8所示。贝壳的无机质主要是由方解石或文石($CaCO_3$)等矿物体形成的高度有序晶体。以珊瑚、贝壳为钙源制备的类骨羟基磷灰石存在多种形貌与尺寸,具有良好的稳定性,优异的生物相容性、界面生物活性以及其他生物活性。

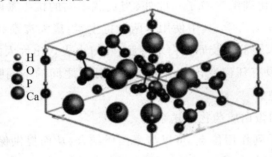

图7-8　羟基磷灰石晶体结构

纳米羟基磷灰石(nHAP)是一种纳米材料(见图7-9),具有晶粒直径小、界面大、表面自由能和结合能高的小尺寸效应,以及纳米材料特有的宏观量子隧穿等物理化学性质。

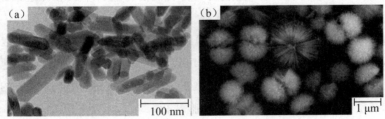

图7-9　不同形貌nHAP的TEM和SEM图

(二)nHAP的制备方法

1.原位聚合
原位聚合法是聚合物基质和羟基磷灰石直接结合的复合方法。

2.共沉淀
共沉淀法是在溶解有各种组分离子的电解液中加入合适的沉淀剂,反应生成均匀的沉淀物,通过沉淀物进行热分解,得到高纯度纳米粉体材料。

3. 溶液分散

溶液分散法是先将聚合物基体溶解在有机溶剂中制成溶液,然后将HAP粉末加入聚合物溶液中均匀分散,加热或风干除去溶剂,得到聚合物基HAP复合材料。

4. 表面接枝

表面接枝法是指通过聚合反应在nHAP表面形成聚合物薄膜,最终形成聚合物/nHAP复合粉体的核-壳结构。

5. 表面涂层

表面包覆法是在一定介质中将其他材料包覆在表面,使材料具有更好的性能。HAP可以在包衣材料表面形成核-壳结构,降低材料的表面能,使其具有良好的分散性、缓释和控释性,并且根据所选材料的不同,可以赋予材料新特性(如高弹性和抗压强度)。

(三)羟基磷灰石作为药物载体

1. nHAP作为抗再吸收药物的载体

在医疗实践中引入抗再吸收药物被视为治疗骨损伤的新方法。骨代谢紊乱常导致骨质疏松症和纤维发育不良。

1)双磷酸盐(BPs)

它是很重要的一类抗骨吸收药物。BPs包括唑来膦酸盐(ZOL)、磷酸钙(CaPs)和阿仑膦酸盐(ALN)等。对于癌症骨转移,BPs是一线治疗药物。此外,它还用于治疗骨软化病和骨质疏松症。

2)阿仑膦酸盐

CaPs-阿仑膦酸(CaPs-ALN)系统对体外骨细胞发育具有促进作用。在细胞培养基中掺入CaPs-ALN可以阻碍破骨细胞的发育和增殖,促进成骨细胞增殖。由ALN修饰的CaPs也会影响成骨细胞,与纯nHAP相比,磷酸八钙在更大程度上增强了成骨细胞的分化。使用不同类型的CaPs在体外组织培养物中可以观察到不同的炎症反应。负载ALN的nHAP可以降低肿瘤坏死因子(TNF-α)和白细胞介素6(IL-6)的产生,因此nHAP-ALN在控制系统的炎症反应中发挥作用[22]。将涂覆nHAP-ALN的钛棒植入兔子胫骨的髓腔中,结果显示钛棒具有优异的稳定性并与骨骼融合,不会发生迁移。

3)唑来膦酸盐

对骨细胞的各种体外研究探讨了nHAP与ZOL的变化。其结果类似于ALN,即促进成骨细胞分化,降低破骨细胞活性。在ZOL-nHAP的作用下,破骨细胞的促凋亡作用更为明显。一些体外试验研究了ZOL-nHAP与锶(Sr)复合材料,适当浓度的锶盐对骨组织生成有促进作用。对比研究nHAP-Sr和nHAP-ZOL对骨细胞的影响[23],结果表明,nHAP-ZOL对破骨细胞的抑制作用占优势,而nHAP-Sr对成骨细胞的刺激作用较好。通过增加nHAP-Sr的浓度,减少nHAP-ZOL的浓度,缓慢地覆盖钛种植体可以实现良好的骨修复效果。

2. nHAP作为抗癌药物的载体

尽管在预防、诊断和新的治疗技术方面取得了进步,癌症仍是目前常见的死亡原因之一。在设计新的抗癌治疗方法时要考虑的两个主要因素是:设计可以对抗癌细胞的药物,并升级现有药物的作用以减少其副作用。靶向递送抗癌药物可以减少脱靶效应,是nHAP材料的新兴应用(见图7-10)。在手术移除部分骨组织后,由于HAP机械强度较高,HAP可以填充去除的组织。

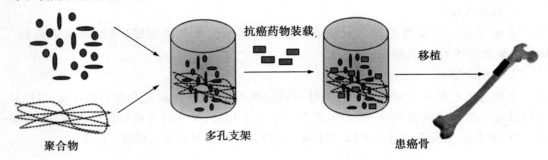

聚合物　　　　　　　　多孔支架　　　　　　　　　患癌骨

图7-10　局部抗癌药物给药示意图

通过离心将顺铂在nHAP悬浮液中加压制备微球,该微球在小鼠大腿肌肉中使用时顺铂的延长释放长达八周。此外,观察到顺铂在血液和其他器官中的分布可以忽略不计。当用该微球治疗实体骨肉瘤患病小鼠时,观察到受影响部位的药物浓度高,其他器官中的药物浓度低。给药30 d后,肿瘤的生长速度非常缓慢,在软组织和乳腺癌的情况下观察到类似的结果。进一步的研究表明,活性物质的缓慢释放长达12周。当将完全相同的药物递送系统植入小鼠实验肿瘤中时,观察到药物释放速度较慢(超过3个月)。与常规药物给药相比,局部给药nHAP-顺铂系统后肿瘤生长受到更有效的抑制。注入顺铂的nHAP微球的体外试验显示,前列腺、骨和乳腺癌细胞抑制率约50%。顺铂从nHAP悬浮液中的吸附和释放取决于合成过程中溶液的离子组成或释放过程环境。例如,由于氯离子阻碍药物吸附,在磷酸盐缓冲液具有0.9% NaCl的情况下,药物吸附较低。然而,药物解吸随着溶液中氯离子水平的增加而增强。在Tris和磷酸盐缓冲溶液中,药物解吸率都很低。即使在溶液中存在氯离子的情况下,nHAP的顺铂解吸也很慢。

除了顺铂、阿霉素,其他药物也被探索装载到以nHAP为基础的抗癌药物输送系统中。这些系统提供了nHAP颗粒的物理化学特征,如甲氨蝶呤(MTX)和阿霉素的药物释放速率对nHAP颗粒孔隙度的依赖。药物与nHAP结合可以降低治疗剂量,因此与常规剂量相比,药物毒性也会降低。

3.nHAP作为抗菌治疗的载体

由于继发性细菌感染会产生各种并发症,不受控制的继发感染可能导致假体退化或分离,因此,骨折治疗、假体植入和移植手术的成功取决于抑制继发感染。

抑制继发感染的常规技术包括局部插入载药的聚甲基丙烯酸甲酯(PMMA)微球以及静脉注射抗生素,或用聚合物药物基质涂覆金属植入物。但是,这些技术有一些缺点,例如使用PMMA微球的情况下,可以直接插入感染区域,但是,由于PMMA微球生物降解性差,需要第二次手术来去除。

一些用于治疗骨感染的有效抗菌药物包括氟喹诺酮类、头孢菌素、氨基糖苷类和糖肽。氨基糖苷类抗生素,包括阿米卡星和庆大霉素,有利于预防和治疗骨组织感染。这些药物的口服生物利用度有限,肾毒性高。对氨基糖苷类nHAP载体的合成进行研究后发现,由于碳酸nHAP与生物磷灰石相似,在抗菌药物载体应用方面具有极大优势。负载庆大霉素的碳酸nHAP介孔微球表现出良好的抗菌功效和生物相容性。此外,它们还防止了表皮葡萄球菌的黏附。研究表明,微球对庆大霉素的吸附比普通nHAP高三倍。微球的介孔微观结构控制了感染部位的药物释放。

4. nHAP作为其他药物的载体

nHAP也可用作非甾体抗炎药(NSAID)的载体,例如布洛芬、吲哚美辛、阿司匹林和萘普生等。布洛芬因其合适的分子大小、药理学特性和短半衰期而被用作模型药物。对装入布洛芬的nHAP纳米球或多孔片剂释放的药物情况进行了研究,发现球体的孔隙率控制了药物释放,其中药物释放的最初延迟是由球体上积聚的液体引起的,随后是由球体的孔隙率引起的。

nHAP也可作为将维生素输送到骨骼的纳米材料。例如,在nHAP和聚乳酸-羟基乙酸(PLGA)中负载维生素D_3,由于复合材料的缓慢降解,维生素D_3能够持续缓慢释放。这种缓释系统可用于骨质疏松症的长期治疗。另一方面,从骨替代材料中释放药物可促进成骨细胞活化和骨再生。nHAP材料可应用于维生素K_2输送,将维生素K_2负载到nHAP/胶原蛋白复合物中,通过快速释放平衡破骨细胞/成骨细胞环境。由于nHAP载体在酸性介质中的溶解度更高,因此相对于碱性pH,维生素K_2在酸性pH下迅速释放。

5. nHAP作为基因递送的载体

由于遗传物质(DNA和RNA)不稳定,因此难以将遗传物质转移到靶细胞中。而最常用的病毒样基因递送系统面临免疫原性和致病性。因此,有必要寻找其他免疫相容且无毒的载体。除了树枝状聚合物、脂质体和生物聚合物(壳聚糖)外,合成nHAP也被用作基因治疗的载体。通过研究HAP颗粒的大小和结构对基因转运系统的影响,观察到20 nm的nHAP相对于40 nm或80 nm的nHAP能够快速发生内吞作用。

带正电荷的nHAP和带负电荷的基因骨架相互作用形成nHAP基因复合物,可以诱导基因凝聚和用于遗传物质的包装。此外,它具有极高的结合效率,从而允许整合更广泛的基因调控序列,以促进表达的调节并增强对整个细胞膜基因表达的控制。这也增强了nHAP基因复合物在细胞膜上的迁移性。具有正电荷的nHAP颗粒可以相对于带负电荷的颗粒方便地在细胞中扩散,因此可以利用聚合物、羧酸、氨基酸和脂肪酸对nHAP表面进行官能团化,改变nHAP电荷,方便其在细胞中扩散。

6. nHAP作为蛋白质的载体

蛋白质吸附在nHAP表面的潜力已被用于合成基于nHAP的药物递送系统。使用的物质主要是多孔颗粒、多孔块、多孔nHAP以及掺入空心nHAP球体中的蛋白质等形式。微球显示出合适的孔隙率,从而导致药物释放缓慢。这些用于运输蛋白质的球体可以通过各种方式获得。nHAP可用于合成基质,用于控制多种蛋白质的释放,例如骨形态发生蛋白(BMP)、血红蛋白、细胞色素C、溶菌酶、白蛋白、胰岛素和生长因子。

7. nHAP作为放射性核素的载体

无机纳米载体可用于核医学的多种目的,例如,作为治疗或诊断放射性核素的载体。目前,许多无机纳米载体正在研究中,例如nHAP、纳米银、纳米TiO_2等。纳米载体的主要优点是它们的辐射稳定性和高表面积,重吸收离子,保留反冲放射性核素。

（四）羟基磷灰石药物递送系统的应用

1. 羟基磷灰石在抑制肿瘤中的应用

由于肿瘤的酸性微环境且羟基磷灰石在酸性条件下易降解,因此纳米羟基磷灰石常用作药物载体来递送抗肿瘤药物。纳米HAP结晶性好,形貌易于控制(见图7-11),并且与普通的HAP相比,纳米HAP具有更强的吸附性和更大的比表面积。通过溶液插层技术将抗癌药物5-氟尿嘧啶负载到纳米层片状羟基磷灰石(LHAP)中发现,在一定的药物浓度范围内,药物分子可以嵌入HAP的层间,并且药物释放曲线表现出pH依赖性释放行为。将LHAP作为药物载体,药物不仅可以吸附在HAP的片层表面,还可插层进入层片之间,具有较高的药物负载效率,药物释放时间更长,而且可直接将药物递送到靶细胞或靶组织中,防止药物提前泄漏。

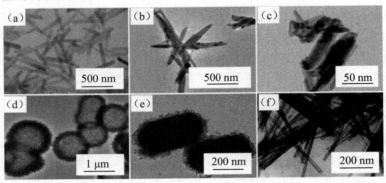

图7-11　载药纳米HAP的几种典型形貌:(a)纳米棒;(b)针状;(c)层状;
(d)中空微球;(e)空心椭球胶囊;(f)纳米管

2. 羟基磷灰石在骨修复中的应用

羟基磷灰石是最常见的磷酸钙生物陶瓷材料之一,具有良好的骨传导性,同时具有结合药物分子的能力,已被研究作为抗生素和抗菌药物的传递系统,用来诱导骨再生和预防植入物感染。与其他磷酸钙相比,羟基磷灰石的降解速率较慢,在pH=4.2~8.0范围内,羟基磷灰石在水介质中显示出更高的稳定性。羟基磷灰石与药物结合能够改善药物释放能力、提高生物活性、促进组织再生。从微观结构性质来看,介孔羟基磷灰石支架具有高比表面积和连通的孔隙网络,利于药物分子的结合,而且羟基磷灰石的粒径、形态、表面缺陷和晶界等都会影响药物的吸附和递送。可以简单地将药物注入多孔nHAP中,然后用作骨骼的靶向输送系统,以及加强新形成的骨组织的结构。这些系统可用于开发最新的药物递送体系,用于治疗和预防骨骼相关疾病,如肿瘤、癌症骨转移和骨质疏松症。此外,负载抗生素的基于nHAP的DDS可以将药物直接输送到受感染的骨组织中。

羟基磷灰石具有生物脆性,无法承受高机械载荷及缺乏有效治疗骨感染的药物洗脱动力学,因此,将功能性的生物材料与羟基磷灰石支架结合能够在促进骨修复的同时递送抗菌药物,达到更好的治疗效果。结合天然或合成生物材料优点的羟基磷灰石复合支架缓释系统,能够更好地满足骨组织工程的新需求。

二、二氧化硅

(一)二氧化硅简介

硅藻和海绵是海洋生物二氧化硅的主要来源:硅藻大量死亡后的细胞壁矿物质沉积,经成岩作用形成的矿床即为硅藻土(主要成分为二氧化硅);深海活海绵拥有成分为二氧化硅的骨针。除此之外,还有一些其他来源,如放射虫分泌而产生。

二氧化硅微球表面含有硅羟基,易于氨基、羧基或巯基等进行修饰。其中,中空二氧化硅微球具有特殊的内部空腔(见图7-12和图7-13)、吸附渗透性好、物质传递可控等优异性能,而且有独特的光、电、热、磁、光电化学、力学以及催化性能,可以储存负载并缓慢释放药物,在很多领域都有着广阔的应用前景。

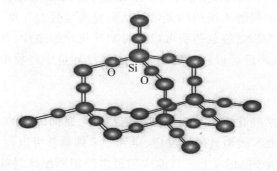

图7-12 二氧化硅晶体结构

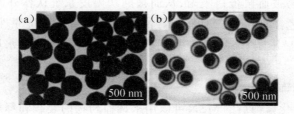

图7-13 二氧化硅微球:(a)实心微球;(b)中空微球

(二)介孔二氧化硅纳米粒

介孔二氧化硅纳米粒(MSN)具有在2～50 nm范围内可连续调节的均一介孔孔径、规则的孔道、稳定的骨架结构、易于修饰的内外表面和无生理毒性等特点,非常适合用作药物分子的载体。同时,MSN具有巨大的比表面积和比孔容。

MSN还可以制成独特的纳米管形状,此类材料区别于其他纳米管,表现为不仅有管的内、外表面,同时还有介孔孔道腔面,另外对孔道方向的调控也对载药及药物释放具有重要影响。

（三）MSN 功能化修饰

在 MSN 表面连接上不同的官能团进行功能化修饰可以调节其物理化学特性、改善生物利用度、有效装载水溶性或非水溶性药物、增加与特定细胞或靶器官的连接能力等。

1. 孔壁功能化修饰

对孔壁进行功能化修饰的主要优点是非硅基团的加入不会阻滞介孔，使进入孔内的分子能够顺利地扩散通过孔道。将表面活性剂包裹的金纳米粒（10 nm 左右）中并混悬在有机溶剂里，然后加入模板溶液里，加入硅源开始硅聚合。常用的金属或氧化物为氧化铁、铝等。这种金属核 MSNs 可以应用于抗菌、载药传递系统、核磁共振等。

目前临床上常将化疗和热疗相结合用于肿瘤治疗。金纳米粒具有特殊的光热转换性质，可以实现在肿瘤组织中的富集，进行光照热融治疗。同时金纳米粒在近红外区域有较大的光吸收系数，可以增强肿瘤组织的光信号从而提高成像对比度。制备金纳米粒包裹的 Fe_3O_4 为核心的磁性 MSN，装载药物可以同时实现化疗和热疗；此外，由于这种类型的 MSN 表面带负电荷，载药后可以在肿瘤细胞外的酸性环境中释放带正电的阿霉素，呈现 pH 依赖型释放。

2. 外部和内部表面功能化修饰

对 MSN 进行表面功能化修饰可以达到细胞特异性靶向的目的。将有机取代物三烷氧基硅烷与合成后的 MSN 表面硅醇基反应，得到的末端氨基可以与含有羧酸的靶向配体相结合，从而将配体嫁接到 MSN 上。目前应用最多的靶向配体是叶酸，这是因为叶酸受体在多种人类癌细胞上过度表达，因此在 MSN 表面连接上叶酸后可以靶向到癌细胞。

MSN 在体内容易被血浆蛋白吸附，从而被网状内皮系统认作外源物而吞噬，降低了 MSN 的靶向性。聚乙二醇（PEG）具有良好的水溶性、无毒、无抗原性和无免疫原性等优点，对药物释放无明显影响。将 PEG 包裹在 MSN 表面，产生的亲水层可以防止 MSN 被血浆蛋白吸附。

3. 孔口功能化修饰

对孔口进行功能化修饰后的 MSN 可以用来调控药物的装载和释放。通常有 3 种修饰方法：①将聚合物嫁接到 MSN 表面，通过聚合物在不同条件下的膨胀和卷曲控制孔口的开闭；②运用化合键的形成和断裂；③利用大体积基团（如金或硫化镉纳米粒）封堵孔口。

第四节　展　望

越来越多的学者都倾向于用具有生物特性的天然高分子制备药物递送载体，来封装各种药物、蛋白质和 DNA 等。海洋资源来源丰富，成本低廉，海洋来源药物载体有很好的生物相容性、生物降解性、免疫原性、稳定性，并且很多材料如透明质酸还具有缓控释及靶向性等特点，在药物递送方面具有广阔的应用前景。

挑战与机遇并存，如何设计出质量可靠、具有特定功能且生物安全性高的药物载体还需进一步的研究。目前大多数研究尚停留在体外实验阶段，有关临床实验的报道并不多见。但随着技术研究的深入，有望攻克药物载体研发的核心技术，从而打开药物递送系统的新局面。

参考文献

[1] BHISE K S, DHUMAL R S, PARADKAR A R, et al. Effect of drying methods on swelling, erosion and drug release from chitosanenaproxen sodium complexes[J]. AAPS Pharmscitech, 2008, 9: 1-12.

[2] GRABOVAC V, GUGGI D, BERNKOP-SCHNU A. Comparison of the mucoadhesive properties of various polymers[J]. Adv Drug Deliv Rev, 2005, 57: 1713-1723.

[3] JINTAPATTANAKIT A, JUNYAPRASERT V B, KISSEL T J. The role of mucoadhesion of trimethyl chitosan and PEGylated trimethyl chitosan nanocomplexes in insulin uptake[J]. Pharm Sci, 2009, 98: 4818-4830.

[4] WERLE M, BERNKOP-SCHNU A. Thiolated chitosans: Useful excipients for oral drug delivery[J]. J Pharm Pharmacol 2008, 60: 273-281.

[5] MALMO J, VRUM K M, STRAND S P. Effect of chitosan chain architecture on gene delivery: Comparison of self-branched and linear chitosans[J]. Biomacromolecules, 2011, 12: 721-729.

[6] MARTIEN R, LORETZ B, THALER M, et al. Chitosan ethioglycolic acid conjugate: An alternative carrier for oral nonviral gene delivery? [J]. J Biomed Mater Res A, 2007, 82: 1-9.

[7] LIANG Z, GONG T, SUN X, et al. Chitosan oligomers as drug carriers for renal delivery of zidovudine[J]. Carbohydr Polym, 2012, 87: 2284-2290.

[8] JANES K A, CALVO P, ALONSO M J. Polysaccharide colloidal particles as delivery systems for macromolecules[J]. Adv Drug Del Rev, 2001, 47: 83-97.

[9] GAN Q, WANG T, COCHRANE C, et al. Modulation of surface charge, particle size and morphological properties of chitosane-TPP nanoparticles intended for gene delivery [J]. Colloids Surf B Biointerfaces, 2005, 44: 65-73.

[10] WANG X, DU Y, LUO J, et al. Chitosan/organic rectorite nanocomposite films: Structure, characteristic and drug delivery behaviour[J]. Carbohydr Polym, 2007, 69:41-49.

[11] RODRIGUES L B, LEITE H F, YOSHIDA M I, et al. In vitro release and characterization of chitosan films as dexamethasone carrier[J]. Int J Pharm, 2009, 368:1-6.

[12] WANG Q, DONG Z, DU Y, et al. Controlled release of ciprofloxacin hydrochloride from chitosan/polyethylene glycol blend films[J]. Carbohydr Polym, 2007, 69: 336-343.

[13] GONCALVES V S, GURIKOV P, POEJO J, et al. Alginate-based hybrid aerogel microparticles for mucosal drug delivery[J]. European Journal of Pharmaceutics and Biopharmaceutics, 2016, 107: 160-170.

[14] FERREIRA N N, CAETANO B L, BONI F I, et al. Alginate-based delivery systems for bevacizumab local therapy: In vitro structural features and release properties[J]. Journal of Pharmaceutical Sciences, 2019, 108: 1559-1568.

[15] SORASITTHIYANUKARN F N, MUANGNOI C, RATNATILAKA P, et al. Chitosan/alginate nanoparticles as a promising approach for oral delivery of curcumin diglutaric acid for cancer treatment[J]. Materials Science and Engineering: C, 2018, 93: 178-190.

[16] AZEVEDO M A, BOURBON A I, VICENTE A, et al. Alginate/chitosan nanoparticles for encapsulation and controlled release of vitamin B_2[J]. International Journal of Biological Macromolecules, 2014, 71: 141-146.

[17] MOKHTARI S, JAFARI S M, ASSADPOUR E. Development of a nutraceutical nano-delivery system through emulsification/internal gelation of alginate[J]. Food Chemistry, 2017, 229: 286-295.

[18] KYZIOL A, MAZGALA A, MICHNA J, et al. Preparation and characterization of alginate/chitosan formulations for ciprofloxacin-controlled delivery[J]. Journal of Biomaterials Applications, 2017, 32: 162-174.

[19] ALVAREZ G S, HELARY C, MEBERT A M, et al. Antibiotic-loaded silica nanoparticle-collagen composite hydrogels with prolonged antimicrobial activity for wound infection prevention[J]. Journal of Materials Chemistry B, 2014, 2: 4660-4670.

[20] HAO W P, HAN J, CHU Y, et al. Collagen/heparin bi-affinity multilayer modified collagen scaffolds for controlled bfgf release to improve angiogenesis in vivo[J]. Macromolecular Bioscience, 2018, 18: 1800086.

[21] O'GRADY K P, KAVANAUGH T E, CHO H, et al. Drug-free ROS sponge polymeric microspheres reduce tissue damage from ischemic and mechanical injury[J]. ACS Biomaterials Science & Engineering, 2018, 4: 1251-1264.

[22] MA X, HE Z W, HAN F X, et al. Preparation of collagen/hydroxyapatite/alendronate hybrid hydrogels as potential scaffolds for bone regeneration[J]. Colloids and Surfaces B: Biointerfaces, 2016, 143: 81-87.

[23] BOANINI E, TORRICELLI P, SIMA F, et al. Strontium and zoledronate hydroxyapatites graded composite coatings for bone prostheses[J]. Journal of Colloid and Interface Science, 2015, 448: 1-7.

后 记

　　本书主体内容已在山东大学本科生、研究生教学中使用,受到教学单位和读者的好评,本书入选了山东大学高质量教材出版资助名单。

　　感谢山东省社会科学规划研究专项、烟台先进材料与绿色制造山东省实验室、材料复合新技术国家重点实验室、矿物加工科学与技术国家重点实验室、山东省自然科学基金委员会等项目和单位对本书出版的资助与帮助。

　　基于前期教学实践,我们制作了与本书配套的、可供教学参考的幻灯片等教学资源,供选择本书作为教材的老师使用。您可用本人单位邮箱将选取本书作为教材的相关凭证发送至邮箱 jdchen@sdu.edu.cn,以获取相关教学资源。

山东大学(威海)海洋生物材料教学团队

2022 年 12 月